强迫症
原理与康复

袁泽宏
袁运录 著

河北科学技术出版社
·石家庄·

图书在版编目（CIP）数据

强迫症原理与康复 / 袁运录，袁泽宏著 . -- 石家庄：
河北科学技术出版社 , 2022.7

ISBN 978-7-5717-1136-8

Ⅰ . ①强… Ⅱ . ①袁… ②袁… Ⅲ . ①强迫症—精神
疗法 Ⅳ . ① R749.990.5

中国版本图书馆 CIP 数据核字 (2022) 第 091411 号

强迫症原理与康复
QIANGPOZHENG YUANLI YU KANGFU
袁运录　袁泽宏 著

出版发行	河北科学技术出版社	
地　址	石家庄市友谊北大街 330 号 (邮编：050061)	
印　刷	固安县保利达印务有限公司	
经　销	全国新华书店	
开　本	710mm×960mm　　1/16	
印　张	26.25	
字　数	376 千字	
版　次	2022 年 7 月第 1 版	
	2022 年 7 月第 1 次印刷	
定　价	68.00 元	

推荐序1　红土地开出来的杜鹃花

第一次和作者见面，是在2016年北京国际饭店举行的"第九次全国心理卫生学术大会"上。当时我主持一个名为"经典心理疗法和后现代疗法联合督导"的专题论坛，正在寻找一位咨询师作为督导对象，经过严格的推荐和考核，最终袁运录老师胜出，上台与九位全国心理学专家进行现场对话。

"联合督导"专题论坛历时两个半小时，重点本来是经典疗法和后现代疗法的差异和比较，结果袁老师以其特定的经历、呈现的话题、激情澎湃的状态、对答如流的才情，强烈吸引了所有人的眼球，让包括我在内的九位知名心理学专家目瞪口呆。

当时袁老师给我留下两个印象：一个印象是这位来自我江西老家、带着浓郁乡土气息的基层心理辅导专家一直很勤奋，做咨询很有一套；另一个印象是袁老师和学院派专家有很大的不同，不走寻常路，不吃西方心理咨询与治疗传统技术那一套，让一直严谨、注重术语、注重流程的学院派专家疑惑颇多，还真让我为他捏一把汗。

然而，作者关于强迫症康复的思想和理念，如同红土地开出来的杜鹃花，虽不甚名贵，却清香四溢。在袁老师这里，无数患者已经并且在未来还将继续切切实实体验和感受到充满生机、布满希望、充盈色彩的春天的气息与状态。

后来，我与袁老师慢慢熟悉起来。阅读了他的几本著作，特别是《情绪心理学》这本书，我慢慢感觉到，袁老师除了关注实战以外，还非常注重理论积累和专业素养，只不过因为他自己有神经症患病经历和康复治愈体验，他会显得有些"固执"——更加坚持一些自己的观点和想法。后来得知他的真实职业是一名警察，就对他的心理辅导工作平添了一份敬意，警察工作很忙，业余心理辅导工作也很辛苦，尤其是为神经症患者做辅导，更是消耗能量。

袁老师为人质朴、实在，作为一名警察，虽然非心理学科班出身，但对心理学有着超乎寻常的热爱。据说，他坚持每天凌晨写作，十年如一日，如同愚公移山，有着老骥伏枥、志在千里的执着。

2020年10月收到袁老师发来的一条微信，他说他在疫情期间坚持值勤的同时，写了一本关于强迫症康复的书，邀请我为他的新著作写序，我欣然答应。没想到12月就收到了书稿的初稿——老袁"下手"居然这么快！看来平常还是有丰富的积累啊！

我从头至尾认真看了几遍，虽然和学院派专家的写作风格不同，但从内容来看，作者个案经验丰富，临床和写作基本功扎实。更让我感动的是文字信息所透露出来的那份担当、底气和信心，事实上，逻辑分析丝丝入扣，文字流畅清新，让我都有点爱不释手了。

强迫症是精神医学里比较难治的一种中等程度心理障碍。记得当年我在北京回龙观医院临床心理科师从于张向阳老师和吴桂英老师的时候，用森田疗法干预强迫症也是很费工夫的，远比焦虑症、恐惧症、疑病症复杂多了，一般咨询师是不敢靠近、不敢下手的，而一名业余从事心理辅导的警察，经过多年积累，居然慢慢形成了一套成熟的方案和一套完整的思路，成了辅导强迫症的行家里手。

不得不说，有过口吃和强迫症的患病经历，袁老师更加能够与神经症病患深度共情；有了神经症得以康复治愈的非凡体验，袁老师对走出神经症性冲突的泥潭、争取精神自由会更加笃定与坚定；经过博览群书的反思和总结，干预理论和要素也就更加丰富、细腻了；经过成千上万个小时的咨询积累，关于包括强迫症在内的神经症治疗的思路也就自然清晰起来了。

关于"秋水理论"这个概念，初听起来有些突兀，深究起来却有很多故事和隐喻象征，"恨若秋水""秋水无痕"也在解释范围之内。关于"秋水理论"所代表的思想，我是高度认同的。

作者关于"秋水疗法"这一章写得相当精彩，其中还特别提到了强迫症治疗中的核心思想和理念："在战略上藐视强迫症、在战术上重视强迫症，是面对现实、缓解心理压力的方略。""我们的目标是为了学习、工作和生活，而不是攻克某个'强迫拐点'。为了实现我们的目标，采用何种途径并不重要，这就是兵不厌诈的道理。""治疗强迫症，其实就是治疗人生。遇到沟坎能跨就跨，不能跨就迂回绕过。只要问题解决了，不管是正面克服（跨过去）的，还是迂回绕过的，都不值得你去研究琢磨。继续往前走，人生道路还很漫长。何必对过去之事耿耿于怀，只管安分守己做人做事。""强迫症阻挡了我们的思维或行为的畅通，疏通清理几下，能满足生活和工作的基本需求就已足够，何必再论长短！""任何方法都不能消灭强迫症，但任何时候我们都在使用方法对付它。譬如黄河，人们没有方法堵死它的东流，却可以控制它的泛滥。"

以上文字可以看出作者充分体味过儒释道的文化精髓，能够透过症状，看到强迫症只是一种虚构，人性的本质本来就是至真、至纯、至善的空性存在，如同被云彩遮蔽的太阳，本身是有光、有力量、有能量的。

一灯能除千年暗，一旦认知明白，领悟清晰，就能豁然开朗，前途光明。从中也能看出作者受到了阳明心学"致良知"思想的重要影响，能够时时考虑如何才能唤醒人们本自具足的觉察力、感受力和领悟力。

通过作者对"秋水理论"的隐喻说明，能体会到其在处理具体症状时所具有的灵活性和辩证法，也能感受到其对森田疗法思想的运用自如和融会贯通。

袁老师在提到张景晖老师的思想时，非常动情，文字也非常细腻，从中看到了他对前辈恩师思想的传承与发展，说明袁老师是一个重情重义、思想深刻、有德行的专业工作者。而且可以看出，袁老师治学严谨，创作一丝不苟，他的思想独到，观点清晰，从儒家的格物、释家的因果、道家的无为、兵家的迂直、中医的阴阳，到王阳明的知行合一，袁老师大胆而实际地把古人的智慧选择性地吸收，并融合于他的强迫症治疗实践之中。

通看全书，结构有序，层次分明，案例分析，触类旁通。与其说这是一部心理学著作，不如说是一部关于强迫症的哲学思考著作。

作为中国心理教练的倡导者和践行者，我近几年的临床心理学实践比较关注后现代心理学、人性心理学和心理教练对话技术，并且对如今盛行的心理咨询技术和方法有很多反思和批判。我意识到如今的咨询师往往习惯于沉浸在心理学的概念、逻辑、判断、推理、归纳、描述和解释之中，却在相当程度上忽略了当事人的内在智慧和领悟力，不善于去引导当事人反思、觉察、探索、领悟和琢磨。即使偶尔启动反思，也容易让当事人马上误入反省之歧途，或者进入到深度裹挟的判断推理中，结果陷入森田所言的精神交互作用和精神医学所言的强迫思维，或者是心理学所言的"反刍"的漩涡之中而出不来。

东方文化注重内省、反省，反求诸己，所以容易滋长举轻若重、小题大做、谨小慎微、追求完美的神经症性人格特征。

根据我多年的临床心理学实践经验，以及我本人在从精神医学、心理治疗、心理咨询到心理教练的助人体验过程中也干预过不少神经症患者，我清晰地意识到，所有神经症性症状都是人为建构出来的假象、表象和现象，只要助人者有境界、有高度、有技术、有方法，就完全可以支持当事人看到生命的实相，包括强迫症在内的神经症的治疗也不至于那么困难，只要大家认真研读袁老师的书，看看袁老师的讲课录像，有机会再与袁老师面对面做几次辅导，那么完全康复是有可能的。当然，这里面需要智慧，需要功夫，需要勇气，需要经验，需要见地，需要领悟。

在阅读袁老师的这本书时，"强迫拐点""迫前、迫中、迫后""迫友"这些概念扑面而来，令人目不暇接。这本书写得很厚重，让我觉得稍微复杂了一点点。

因此，我冒出了一个念头，关于神经症这个常见病、多发病的心理辅导工作，是不是需要学院派专家和实战派专家真正联手，把难得的经验和体验、独特的感受和思想尽量用科学的语言进行描述，用合适的用词进行概括，用清晰的理念进行梳理，才更容易登上大雅之堂，才能为更多的患者提供帮助。

作者通过宝贵的实践得到的概念、理念和信念，也许正是难得的话语体系、思维特色、处理模式吧。

依稀留恋，江西老家红土地开出来的杜鹃花漫山红遍；依稀可见，强迫症的康复和疗愈不再遥远！

读完本书以后，我们会更加坚定地拥有这个理论自信、文化自信和技术自信。

与作者共勉：由心及理，心似明镜，烛照世界。

中国科学院心理研究所教授、博士
青少年人格与健康促进中心主任
心理教练首席专家
史占彪
写于北京中国科学院心理研究所

推荐序2　写在出版前夕

心理同仁，众所周知，强迫之症，病因复杂，治疗过程，反复多变，治愈极难。袁君运录，所著此书，强迫症因，深入分析，综观全书，概念清晰。认知重构，以之载体，上升理论，逻辑性强，思维严谨。干预疗法，实践探索，黄河理论，问题处理，效用凸显，案例支撑，足以说明！全书内容，理论框架，结构分明，学术之风，自成一体！内容丰富，知识性强，开卷有益，惠人心志！

吾与袁君，多有交流，感其人生，坎坷经历；风雨人生，生活艰辛，历经磨难；如此人生，苦其心志，砥砺其行，苦难奋发；奋发向学，究于心理，行于实践；笔耕不辍，心理思想，黄河理论，成章出书，终有所成！强迫原理，康复理论，此书所成，幸运先阅。一览全书，学术性强，丰富多彩，信息量大，心理科普，融合百家！理论思想，创新可嘉！案例分析，融入方法！读后反思，备受启发！今书出版，甚感欣慰，作此文体，为之祝贺！

中国人生科学学会心理学专业委员会副秘书长

中国专业人才库全国心理学考评专家评委

全国学习指导师考评管理委员会主任

孙东刚

自　序

　　12岁患上强迫症后，我没有一天开心过。强迫症如同依附在身上的一个恶魔，掌控了我的灵魂，吞噬着我的躯体，让我在无助的岁月中煎熬挣扎，在强颜欢笑的抑郁中度过了人生最宝贵的时光。

　　为了和强迫症抗争，我几乎用遍了所有的方法，我把最灿烂的青春填进了它的无底洞。

　　我庆幸自己走了出来，因为我遇到了一位好老师。

　　1988年是我的本命年，当时我24岁，有幸接受了心理学家张景晖的认知疗法。短短16天，心结打开了，痛苦消失了，无休止的心理纠缠解除了，我冲破了强迫症的重围，自由飞翔了！

　　饮水思源，最应感谢的是我的恩师——张景晖老师！没有他老人家的悉心教诲，我的强迫症不可能康复得这么彻底；没有遇到张景晖老师和他的疗法，恐怕我今生都要被强迫症埋葬。

　　强迫症不仅给个人和家庭带来了无尽的痛苦，也给社会带来了沉重的负担。中国有上千万强迫症患者，他们四肢不缺、精力充沛、智力超群，却因强迫症萎靡不振，不敢上学、不敢求职、不敢谈对象，不敢出家门，有的甚至隐居山林过着与世隔绝的生活。

　　强迫症患者的内心世界都已伤痕累累，支离破碎，落下了斑驳重叠的阴影。只要遇到特定的环境或场合，就会触景生情，勾起创伤回忆，让人胆战心惊，在诚惶诚恐中挣扎，度日如年。

多少个华灯初上的夜晚，我的手机传来一阵阵凄凉、哀怨的声音；多少个酣梦被天南地北的"迫友"搅醒，我用心聆听着一个个发自内心的诉求，不！那恍如人间炼狱里的呼救！我的心在沉重中澎湃，我的泪在心中奔流！

无论是谁，患上强迫症都是一场灾难。作为灾难的见证人，我要把自己斗魔的亲身经历讲出来，把自己知道的东西写出来，让"迫友"在迷茫中找到方向，少走弯路，尽早逃离魔掌。

不少朋友问我："你的经验可否复制？"能否用自己成功的经验使更多的"迫友"受益，这是我最关心的问题。多年与魔共舞，我对强迫症的底细了如指掌。

许多心理学同仁和专家对我的"秋水理论"感到好奇。

2006年之前，由于自己背负了极大的仇恨，对社会怀有严重的偏见，因此我痛苦了很多年，数次病倒在床，生无可恋。

那年国庆后，我到乡镇派出所工作。一天，我驱车来到鄱湖大堤，看到满湖的秋水，想到自己心中压抑的愤恨，这让我想起王勃"秋水共长天一色，落霞与孤鹜齐飞"的诗句。我不假思索，给自己起名"恨若秋水"。顾名思义，这是一个满载负能量、充满仇恨的名字。十多年来，我用"恨若秋水"这个笔名发表了上千篇心理学文章。我用了三年多时间疗伤，通过学习心理学和传统文化，终于在2008年从外地回家的火车上，我大彻大悟：原来我的仇敌不是曾经给我伤害的人或事件本身，而是我自己的错误思想。背负多年的仇恨像阳光下的冰块，瓦解消融。

春回大地，一片生机盎然，新的旅途开始了。

我开始努力吸收儒释道的智慧和精华，借鉴植物生长的规律，运用现代心理学的知识和唯物辩证法的思想，于2008年冬创立了"生根、发芽、开花、结果和播种"的种子心理学——"秋水理论"。之后再用8年时间撰写了《口吃原理与康复》，用4年时间整理和撰写了《情绪心理学》。

考虑到口吃病和强迫症的原理和结构非常相似，所以我就在这两本书的基础上，按照强迫症的要求进行改编和整合，尽量满足强迫症患者的视觉。

因此，本书成稿时间虽短（仅用1年时间），其中的研究成果却经过了张景晖老师等几代人的努力和我自己四十多年的艰苦探索。书中不少经典章节，都是参照了张景晖、张长江老师的《口吃病矫治》讲义的内容编写而成的。

在创作过程中，我的妻子彭爱英女士对我的研究一如既往地支持，她承担了全部的家务。而袁泽宏同学在本书的稿件整理和分析中做了大量的工作，他的许多见解令我刮目相看，对本书的观点定型也起到了建设性的作用，因此被列为本书的第二作者。

中国科学院心理研究所史占彪教授、江西师大熊红星教授，对我的研究给予过宝贵的指导，没有他们的热情鼓励和鞭策，恐怕就没有我创作的动力。尤其是史占彪老师能在百忙中为本书写序，感激之情难以言表。

袁胜达大校、河北省纪委监委一级调研员于怀新老师、中国人生科学会心理专委会副秘书长孙东刚教授，都对本书给予了高度的评价和肯定，在此深表谢意。

最后，我要感谢陶稀宇律师。为了维护"秋水理论"的知识产权，陶稀宇律师一直默默无闻地付出辛劳，并且志愿担任本书的法律顾问，在此表示感谢。

袁运录

写于江西余干

目 录
contents

第一篇　强迫症原理

第一章　强迫概述 003

第一节　基本概述 003

第二节　强迫定义 004

第三节　强迫症研究和治疗简史 005

第二章　强迫症状 008

第一节　外显症状 008

第二节　伴随症状 010

第三节　心理症状 010

第三章　条件反射 017

第一节　建立反射 017

第二节　反射信号 017

第三节　泛化现象 018

第四节　强迫拐点 019

第四章　心理阴影 021

第一节　面临压力 022

第二节　认知态度 023

第三节　心理阴影 025

第五章　强迫思维 027

第一节　基本概述 027

第二节　强迫预感 028

第三节　强迫意向 029

第六章　强迫症分类 031

第一节　轻重分类 031

第二节　阶段分类 032

第三节　表现分类 032

第四节　关注分类 033

第七章　强迫形成 035

第一节　器质性原因 035

第二节　功能性原因 036

第三节　习惯性原因 038

第八章　强迫机理 040

第一节　两脑博弈 040

第二节　情感泛滥 042

第三节　错误思维 043

第四节　正常生理 046

第九章　强迫恶化 048

第一节　案例分析 048

第二节　知道强迫 052

第三节　介意强迫 053

第四节　注意强迫 054

第五节　寻找强迫 054

第六节　对抗强迫 054

第七节　自我诊断 055

第八节　因果循环 055

第十章　恶化的核心 058

第一节　最初原因 058

第二节　知到不知 059

第三节　过度内倾 060

第四节　苛求完美 062

第五节　错误认知 063

第六节　心理障碍 064

第十一章　认知扭曲 065

第一节　基本论述 065

第二节　前期认知 066

第三节　中期认知 067

第四节　后期认知　　　　　　　　　　　068

第五节　思维僵化　　　　　　　　　　　069

第六节　不当评价　　　　　　　　　　　070

第七节　认知错位　　　　　　　　　　　072

第十二章　病态性强迫　　　　　　　　076

第一节　预期性强迫　　　　　　　　　　076

第二节　反习惯强迫　　　　　　　　　　079

第三节　反射性强迫　　　　　　　　　　080

第十三章　强迫症特征　　　　　　　　082

第一节　痛苦性　　　　　　　　　　　　082

第二节　周期性　　　　　　　　　　　　084

第三节　多变性　　　　　　　　　　　　088

第四节　共有性　　　　　　　　　　　　093

第十四章　强迫的强迫　　　　　　　　094

第一节　"迫前"折腾　　　　　　　　　094

第二节　"迫中"对抗　　　　　　　　　098

第三节　"迫后"纠结　　　　　　　　　099

第十五章　强迫症患者的逃避　　　　　104

第一节　逃避概念　　　　　　　　　　　106

第二节　逃避场景　　　　　　　　　　　107

第三节　逃避原因　　　　　　　　　　　110

第四节　逃避利弊 111

第五节　逃与不逃 112

第十六章　认知误区 114

第一节　强迫症是一种习惯吗？ 114

第二节　强迫症受遗传基因决定吗？ 116

第三节　强迫症究竟是什么病？ 119

第四节　强迫症的"标"与"本" 121

第二篇　强迫症治疗

第十七章　强迫症因果关系 129

第一节　基本概述 129

第二节　因果偏见 130

第三节　问题归因 131

第四节　思想问题 133

第五节　大禹治水 137

第六节　治疗误区 140

第十八章　张景晖疗法 143

第一节　心病心药医 143

第二节　认知是根本 145

第三节　批判是良药 147

第四节　允许是关键 152

第五节　允许有误区　　153

第六节　允许的思考　　154

第十九章　治疗实施　　159

第一节　面对现实　　160

第二节　分析病情　　161

第三节　制订方案　　163

第四节　解脱之道　　166

第五节　道法自然　　167

第二十章　放松术　　170

第一节　基本原理　　170

第二节　呼吸松弛法　　171

第三节　肌肉松弛法　　172

第四节　音乐放松法　　173

第五节　自我暗示法　　174

第六节　倾诉放松法　　176

第二十一章　脱敏术　　177

第一节　基本概述　　177

第二节　基本方案　　178

第三节　突破动力　　180

第二十二章　解决方案　　182

第一节　预警时间　　183

第二节　预防措施　184

第三节　预感问题　185

第二十三章　强迫症的思考　186

第一节　我的强迫故事　186

第二节　我的不同观点　187

第三节　不要轻言病愈　188

第四节　强迫症乃记忆　190

第五节　关于第三信号　191

第六节　堵是强迫之源　194

第七节　迂回才是上策　195

第二十四章　治疗误区　198

第一节　如果长期不发生强迫，强迫症会好吗？　198

第二节　修行就能治好强迫症吗？　199

第三节　故意强迫能治好强迫症吗？　202

第四节　强迫症的治疗一定要暴露强迫吗？　203

第五节　一定要改造性格吗？　206

第六节　为什么找不到自信？　208

第七节　为什么强迫症会越"治"越严重？　209

第八节　"无为而治"是消极等待吗？　211

第九节　强迫症"治"好了，怎么还会复发？　212

第三篇　强迫症康复之路

第二十五章　康复五原则　217

第一节　巩固防线　218

第二节　"迫前"不折腾　226

第三节　"迫中"不对抗　233

第四节　"迫后"不纠缠　235

第五节　抚平心伤　240

第二十六章　康复标准　248

第一节　泰山之巅　248

第二节　康复定义　248

第三节　根治标准　249

第二十七章　康复误区　256

第一节　科学与谬论并存　256

第二节　缓解症状与减轻压力　260

第三节　藐视与重视矛盾吗?　263

第四节　不治自愈的途径　265

第五节　"坏人"不会患强迫?　267

第六节　心理问题与"三观"　270

第七节　走出"方法"的迷宫　271

第八节　如何处理"三我"　　　　　　　　　276

第二十八章　问题释疑　　　　　　　　279

第一节　关于认知　　　　　　　　　　　279

第二节　关于突破　　　　　　　　　　　292

第三节　关于疗愈　　　　　　　　　　　295

第二十九章　案例展示　　　　　　　　307

第一节　强迫自我疗愈之路　　　　　　　307

第二节　如何才能接纳强迫　　　　　　　308

第三节　强迫思维咨询记录　　　　　　　317

第四节　穷思竭虑如何自救　　　　　　　320

第五节　如何控制胡思乱想　　　　　　　323

第六节　怎样转移注意力　　　　　　　　324

第七节　再次陷入强迫　　　　　　　　　326

第八节　强迫思维二十年　　　　　　　　327

第九节　如何面对洁癖的妈妈　　　　　　333

第十节　强迫症调适　　　　　　　　　　335

第十一节　如何与洁癖症的老公相处　　　352

第十二节　强迫症实战咨询之道　　　　　360

第十三节　强迫症：攻心为上　　　　　　366

第十四节　强迫性焦虑　　　　　　　　　370

第十五节　我这是强迫症吗？　　　　　　375

第三十章　作者寄语　　　380

　　第一节　固本强身是根本　　　380

　　第二节　评价强迫为祸手　　　381

　　第三节　"迫前"转移显奇效　　　382

　　第四节　"迫后"允许更重要　　　384

　　第五节　无中创有定乾坤　　　385

　　第六节　不如意事常八九　　　387

　　第七节　胸怀坦荡天地宽　　　389

　　第八节　大智若愚　　　391

　　第九节　一进一退乃人生　　　392

　　第十节　淡泊名利乐逍遥　　　393

　　第十一节　"迫"海无边，回头是岸　　　395

出版后记　　　397

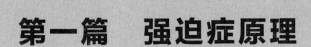

第一篇　强迫症原理

第一章　强迫概述

第一节　基本概述

如果有一个反复闯入你脑海里却挥之不去的想法，如果有一个重复去做却又无法控制的行为，你会怎样？

明明知道这种做法不对，却偏偏要去做。

"为什么我一看到电脑就觉得它很脏，恨不得擦拭一番，否则受不了。可是别人不像我这样，整天花这么多时间重复擦洗，这对我的工作和生活影响很大。"

"我的手很脏，上面粘了许多细菌，它们会侵入我的皮肤，让我生病，真让人心烦。"

"这些东西摆放得很凌乱，乱到我根本无法忍受，我一定要想办法把它整理好，可是我又极不情愿这样做。"

"我的手已经洗白了，不能再洗了。可我又觉得它上面粘了许多脏东西，会侵入我的皮肤，让我生病，实在让我难以忍受。我究竟是洗还是不洗呢？如此两难的选择，真叫人烦心啊！"

"我已经很瘦了，不能再自慰了，可我怎么也控制不住自己。"

"因为害怕咨询被录音，害怕对我的隐私构成潜在威胁，为此我再三请老师让我检查他的手机，我才放心。在我的苦苦哀求下，老师已多次把手机给我检查了。看得出，老师已经不耐烦了。事实上，换成谁，都会不耐烦！我不能再去检查老师的手机了，可我又控制不住自己，还是一而再、再而三地想去检查老师的手机……"

这些想法，通常关联着对于强迫症患者来说非常可怕的后果，比如他们会被细菌、病毒侵蚀，等等。

因为有了这些"非法"闯入的想法，他们会自卫反击，恨不得立即排除它们，也就是想用理智去消除那些"非法"闯入的想法，以求心安。然而，这些想法无论如何都无法消除，最后不得不发生强迫行为。每次发生强迫行为（比如重复清洗）后，他们都会得到片刻的满足，但不久后，同样的想法又会来得更加强烈。

就这样，他们陷入了"强迫意向——反强迫——内斗——强迫行为——强迫意向"的恶性循环中，痛苦不堪。这严重影响了他们正常的工作和生活，削弱了他们的社会功能。

其实，正常人也会因为一些不符合自己心意的事而感到心烦，就如桌面上的灰尘，会让人感觉不爽，想擦干净。但不久后，灰尘又会飘落在桌面上，又会让人不爽，接着又想擦干净。

然而，正常人绝不会因为自己的洁癖行为而感到痛苦和纠结，反而乐此不疲。只有极少数人会因洁癖而感到烦恼和恐惧，他们长期活在重复清洗却又无法制止洁癖的强烈自责和痛苦之中。

有的人是因为爱干净而洁癖，有的人是因为怕感染外来细菌或病毒不得不洁癖，还有的人是因为怕洁癖而不得不洁癖。第一种人大多属于正常人，第二种人有过度的恐惧心理，最后一种人被认为是洁癖症或强迫症患者。

第二节　强迫定义

强迫和强迫症，看起来是一回事，实际上是性质完全不同的两个概念。强迫，是一种反复出现的想法、观念、情绪、意向或行为；强迫症，是以强迫和反强迫为标志，因为社会压力、错误认知、世界观和行为习惯等诸多因素，而产生的恐惧紧张、焦虑不安、自卑抑郁、心理冲突、神经系统紊乱等心理和生理反应为一体的综合性心理问题。

人人都有强迫，但不能说人人都有强迫症。我们把有强迫症的人称为"强迫症患者"。我根据自己长期接触的大量强迫症案例，发现大约有20%的强迫症患者表现为行为强迫，另外，约有80%的强迫症患者表现为思维强迫。

强迫症患者不是时刻都会强迫，他们的症状时轻时重，而且只是在某些特定情境才会发作。发作之前通常会出现恐惧紧张和焦虑不安的预期反应，严重时出现局部肌肉收缩性痉挛、四肢颤动、头晕目眩等生理反应。

强迫症患者朝思暮想的是消灭强迫，但却越斗越严重，这种不合常理的结果让他们更加困惑和痛苦。

第三节 强迫症研究和治疗简史

人类自从拥有了思维，就衍生了强迫的问题，也就有了对强迫症的探索。最先研究强迫症的不是别人，而是强迫症患者自己。尽管人们对强迫症的许多生理、机理尚不确定，但各种疗法层出不穷。

纵观强迫症研究史，人们开始都是把强迫症当作某种生理疾病来治疗的。因此有人试图用药物、穴位针灸等疗法来治疗，但强迫症不是器质性的病变，这些疗法当然没有根治的效果；也有人试图采用太极、气功、瑜伽、打球、游泳、跑步等运动疗法来提高生理机能，但由于强迫症不是生理机能的问题，这些疗法的治疗结果同样不太理想。

虽有研究者认识到强迫症与心理压力有关，也会使用一些心理暗示和减压的疗法，如鼓励、催眠、音乐、冥想、正念，等等，但作用也不能持久。

继森田疗法之后，日本学者吉本伊信创立了内观疗法。他借用中国儒释道的思想和"观察自省"的方法，以达到自我修养或治疗精神障碍的目的，然而这些被人看好的疗法，却因无法改变强迫症的病灶而收效甚微。

近30年来，在计算机、神经影像和基因标记等现代科学技术的帮助下，科学家们开始"近距离"观察强迫症患者和正常人之间的差异。

一些研究人员声称发现了一种引起强迫症和其他精神疾病的基因变异，不少研究者把强迫症归因于某种生理缺陷或遗传基因的假设，但这一假设并不科学。

人类的许多想法或行为都是后天形成的，怎么会是先天的原因呢？假如真的是遗传或生理上的缺陷，强迫症的表现就不会因人、因时、因地而异。

实际上，强迫症患者在许多场合都不大会出现强迫，他们大多只是在某些熟悉的或者特定的情境才会出现强迫，因为他们曾在这些情境中发生过一次或多次强迫。这些都不可能通过遗传而来。

现代人普遍认为强迫行为只是一种坏习惯的延续，只要把这些不良习惯改掉了，强迫症就好了，心理压力和出现强迫的各种怪异行为也会随之消失。

许多研究者也认为，原生家庭问题、强迫症状、强迫现象以及现实压力，才是强迫症的根源。毋庸置疑，如果没有原生家庭问题和现实压力，没有强迫症状和由此导致的生活、工作受损，就没有强迫症患者的一系列心理问题。但有原生家庭问题和现实压力，有强迫症状或强迫现象存在的人，未必一定就有强迫的心理问题（简称"强迫心理"）。

我采访过许多人，他们也有原生家庭问题，也面临着生活的各种压力，在工作和生活中偶尔也会出现一些强迫或所谓的强迫现象，有的甚至每天都会出现强迫，也常常因此导致各种现实压力。但在他们看来，上述的各种压力和强迫现象都是正常的，绝不会因此产生强迫的心理问题。虽然有许多强迫症患者，出现的强迫现象极少，但由强迫现象导致的心理压力却非常大。

这说明，强迫现象与强迫心理之间并不构成因果关系。

这不是个案，而是普遍存在的客观事实。由于错把现象当本质，才会拼命地去消灭现象，而强迫现象就像韭菜一样——越割越长。

强迫现象之所以逐渐加重，不正是强迫症患者拼命想改却又改不掉的矛盾和焦虑心情所致的吗？世上哪有越改越严重、越改越痛苦的习惯？也有一些研究者认为，强迫症是因为过于胆小、要求过高、追求完美等心理原因或性格缺陷造成的，只要改变性格，敢于面对就可以成功消灭强迫了。结果出现了一些违反人性的所谓的暴露法，把强迫症患者逼到了痛苦的深渊。

大脑就像一面镜子，客观刺激投射每个人的大脑中所产生的影像都是不同的。显然，决定影像差异的不是刺激本身，而是人脑的功能——思维和认知。

同样的强迫、同样的打击，有的人介意，有的人不介意，这取决于认知。一个人可以形成仇恨，但若长期背负仇恨不放，一定是认知出现了问题。如果强迫症久治不愈，应该反省自己的主观思想。强迫症所谓的生理异常，其实是人的神经系统受到超限压力所导致的功能紊乱的现象，强迫症的先天遗传和器质性病变一说，并无科学依据。

所谓超限压力，往往不是来自客观刺激本身，而是来自强迫症患者的感觉和态度。强迫症的背后隐伏着思想与情感的残酷斗争，或者说，强迫症的实质是对强迫的恐惧和反强迫。这也是强迫症的心理障碍，而错误认知则是形成心理障碍的核心。

迄今为止，强迫症研究者仍然徘徊在"生理论""习惯论""心理论"之间，强迫症因此被称为世界性难题。

本书从认知心理的角度，探索强迫症的形成和发展的心理机制，试图解开这道科学难题。

为了便于叙述和理解，本书把大脑中主管人的思想、思维、语言、理性、逻辑、分析和方向等功能的部分统称为思维脑；把主管人的情感、本能、欲望、记忆和动力等功能的部分统称为情感脑。

第二章　强迫症状

强迫症包括心理、生理、行为三个层面。

为叙述方便，我把强迫症状归纳为三大部分：外显症状、伴随症状、心理症状。强迫症就像海上冰山。

露出水面的冰山部分，好比外显症状，这是强迫症的标志物。几乎所有的患者和研究者都认为它是强迫的核心症状，只要把它消除，强迫症的问题也就解决了。

隐藏在海面下神秘巨大的冰山，好比心理症状。这个几乎不被人发现的内隐症状才是强迫症的根。

海平面忽隐忽现的冰山触水部分，好比伴随症状，它是心理症状和外显症状的接合部，容易被患者所忽视。

第一节　外显症状

一些毫无意义甚至违背自己意愿的重复行为占据着强迫症患者的日常生活，严重影响了他们的工作、学习、人际交往和生活起居。这些情不自禁、不得不反复去做的行为就是强迫症的主要外显症状。

外显症状是强迫症的客观症状，也是标志性症状。主要表现在行为受阻（在"想"与"怕"之间发生冲突引起）而导致各种行为强迫。

强迫症患者总是围绕着自己的受阻行为而展开各种补救措施：有的采用迂回战术，有的采用正面蛮干，有的干脆闻风而逃，等等。如果某种补救措施被频繁使用，久而久之就会成为强迫症的一种外显症状。

比如，一名有余光强迫症的学生，上课的时候，因为眼睛不敢看老师，就频繁采用双手遮盖眼睛，或闭上眼睛，或假装记笔记，甚至逃课。

然而，强迫症患者不是处处都会出现强迫症的外显症状，而是在某些特定的场合或时间才会有。通常的情况是，强迫症的外显症状往往发生在刚刚进入某个特定场合（比如余光强迫症学生进入教室准备上课）或中间停歇后再次开始时（比如余光强迫症学生下了一节课后，又准备上课）。其主要有以下几种症状。

1.在与强迫症抗争的实践中，不少强迫症患者"喜欢"重复某些动作，这些被外界解读为机械仪式化的动作，其实是为了避免心理发生冲突的一种缓冲。

例如，某人有"上班途中驾驶强迫"：开车上班行驶到某个地段，突然不知所措，是继续往前，还是回头？车子在路上不停地进和退，最后不得不把车熄火停在路边。后来他想到了一个办法：每当车子快到那个容易发生强迫的地点，他就假装认不到路或前方路段有问题，故意把车绕几圈，然后瞄准机会冲过那段路。

还好，每一次这样做，这个人都勉强顺利通过了。尝试了"成功"滋味后，这个人以后总是采取这种方式，而且都会以各种理由掩饰自己的做法。

2.有些强迫症患者，当预测到自己即将发生强迫的时候，不是知难而退，而是拼命强迫自己一定要作为。

这是一种蛮干行为。因为蛮干莽撞会激起巨大的抵抗——反强迫，故而出现动作僵持不下、相关肌肉发生抽搐痉挛的现象。它是患者面临冲突，企图努力克服阻力但又不能克服而导致的一种强迫行为。

3.为了避免冲突而采取一些掩饰尴尬窘境的手段。主要采用某种声音、仪式化的动作、疼痛、味觉、嗅觉、视觉方面的转移。

患者使用最多的是前面三种，而且通常会把其中的几种混合在一起使用。比如表情强迫症患者，为了掩饰表情难堪，助其渡过难关，通常会采取一些古怪的看起来毫无意义的动作，或制造某种声音（如咳嗽），或抽烟，或假装玩手机，等等。

4.伪装性强迫。表情强迫症患者喜欢戴着口罩，余光强迫症患者喜欢戴着墨镜，语言强迫症患者（如口吃者）喜欢带着稿子或打着节拍。使用这些道具或方法进行掩饰伪装，可助其暂时渡过难关。

第二节　伴随症状

1.生理症状。因为害怕发生强迫而表现出来的各种生理应急反应，如耳鸣、心悸、少寐多梦、口干咽燥、肌肉紧张、神经递质紊乱、体倦乏力、气短声低、形寒肢冷、渴不欲饮、小便短少、胸闷烦躁等一系列生理症状，接着容易发生思维或行为失控现象。

必须理解，强迫症患者出现的生理失调，往往不是强迫症的始发原因，而是强迫症的结果，是强迫症发作过程中的正常生理现象。

2.行为症状。为了避免即将发作的强迫，更为了降低自己的焦虑，强迫症患者就会努力掩饰和挣扎，并伴随避免强迫或掩饰难堪，甚至逃离现场的各种怪异行为。

第三节　心理症状

心理症状是强迫症最为神秘和巨大的部分，包括压力、认知、情感和性格四个方面。

　　1.心理压力：是指强迫症给患者带来的恐惧、焦虑、压抑、痛苦等。

　　2.认知问题：是指强迫症患者对心理压力和对导致这些心理压力的直接或间接因素（如强迫症本身、自己、家庭、社会，乃至整个世界）的看法和态度，如偏见、偏执、泛化、妄想、幻觉等，这些看法往往都是夸大、扭曲的，甚至完全是虚构出来的。

　　3.负性情感：是由心理压力和认知态度共同形成的心理阴影和由此带来的强迫预感、强迫意向、想法、恐惧、焦虑、不安、烦躁、怨恨、抑郁、自卑、掩饰、逃避、自闭、亢奋、对抗等心理反应。

　　4.性格缺陷：是由生活环境和生活态度共同形成的人格特点。

　　强迫症患者通常都有过于偏执、过分内倾、过于自我、过于完美、过于谨慎、虚荣心强、爱面子、性格懦弱、性格孤僻、猜忌多疑、心胸狭隘、独立性差、自尊心强、要求过高、人格扭曲等性格问题。

　　以上心理症状中，认知问题往往不被患者所察觉。正因如此，在寻求心理治疗的过程中，强迫症患者从不反省自己的主观思想问题，总是怪罪于客观现实，没完没了地追求客观环境的改善和强迫症状的减少。这是强迫症久治不愈的关键原因。

　　下面我们就强迫症患者显露出来的各种心理问题进行初步剖析。

　　1.恐惧心理：是强迫症患者最为显著的心理特征之一，可以说，强迫症患者就是对强迫症的恐惧症。想改却又改不了，并且越改越糟，这种挫败感，加上个人主观因素，容易导致对强迫、人际关系、职场的恐惧心理。

　　大多数患者越是在熟悉的朋友面前越恐惧，在生人面前反而不会。

　　有的患者能够在非正式场合坦然自若，而在大庭广众之下或是在台上则会紧张恐惧，不知所措。他们害怕和上级、长辈、老师打交道，更害怕和比较在乎的异性、陌生人打招呼，害怕和有距离感或有求于的人面对面交流。

　　强迫症患者的恐惧心理不是单一存在的，他们对强迫，包括与强迫有关联的时间、地点、人物、对象、环境、心境等主客观刺激物都会感到恐惧，甚至达到谈虎色变的程度。

"一朝被蛇咬，十年怕井绳。"被蛇咬的经历让人刻骨铭心，以至于十年后，见到绳子，心里也会感到害怕。此时，你会惊呼："有蛇！"这种意识只有当你感觉有蛇影的环境下才会出现。

曾经被毒蛇咬伤的经历埋入了你的潜意识。无论走到哪里，只要你遇到和当初被毒蛇咬伤相类似的场景(如井绳)，被蛇咬伤的可怕记忆便情不自禁地浮现，让你惊恐不安。

强迫症亦如此，有了强迫的惨痛经历，若干年后都可能触景生情，产生恐惧心理。因此，强迫症患者都非常害怕再次发生强迫。

人的身体各器官都受心理因素的制约和支配，因而这种恐惧心理就导致强迫现象加重。

患者不仅有恐惧心理，还伴有痛苦的心情，思想上消极悲观，情绪上抑郁苦恼。每个患者都有"不再强迫"的强烈愿望，也有彻底治好的迫切要求。时刻提心吊胆地怕再发生强迫，每当临场时第一个跳出来的不是我要做什么，而是我不要强迫，怎样才能不强迫，费尽心机地要弄各种小技巧，努力地去防止强迫和逃避强迫。

本来临场不需要特别的留意和努力，可是强迫症患者想起自己的强迫时，就会产生恐惧，紧张不安起来。越是不自然地努力回避，结果越加深对强迫的敏感和执着。这种对强迫的恐惧、痛苦、焦虑的心情，对强迫的高度注意、敏感、自卑，对这种心理因素的对抗等复杂交织的心理活动，就是引发强迫的心理因素。

2.强迫预感：每个强迫症患者都有强迫的预感或敏感性反应，都是通过条件反射的学习而获得的。

强迫预感能使患者对强迫发作时间做出准确的预报。换句话说，患者对在何时、何地、何人面前是否会发生强迫，都有相当准确的预见。正因如此，强迫症患者会在临场前未雨绸缪，做好预防强迫的准备。

强迫预感是一柄双刃剑，患者不是用这柄锋利的剑来防身，而是用来"自残"——自己跟自己斗得死去活来。

因此，当强迫预感袭来的时候，患者害怕和焦虑的不只是发生强迫，而是没完没了地自我折腾。

3.逃避心理：患者如果曾在某时、某地、某种环境，与某人在一起发生过强迫或者逃避过强迫，并且事后对此耿耿于怀，就会对曾经失败的时间、场合、人物、对象、环境、心境等场景因素感到敏感和害怕，而害怕就会立即想到逃避。

每次遇到恐惧，患者都被迫失去一部分正能量。如果正能量没有得到及时补充，患者就会感到心虚胆怯，底气不足。若再遇上相似的场合，容易胆战心惊，紧张不安。这也是强迫症患者不敢面对现实，而选择逃避的缘故。

4.强迫心理："对我来说，心理因素是最难驾驭的。当强迫的恐惧袭来，我怎么也控制不住，怎么转移注意力也没有用，怎样努力也克服不了。"患者如是说。

强迫症患者误以为别人都能自由地驾驭自己的心理活动，想不怕就不怕，想不注意就不注意。能够在战场上表现得勇敢无畏，不是控制的结果，而是身经百战，在战场上历练出来的，经过炮火洗礼而获得的。

每个强迫症患者都有穷思竭虑的强迫思维，它和强迫的恐惧心理并列为强迫症的最主要的两大心理特征。

单纯对强迫的注意绝不会造成心理上的纠结。强迫症患者的心理总是矛盾的。他们都有切身体会：如能不怕或不注意强迫就不大会强迫。因而他们努力地迫使自己不要怕，不要注意强迫。结果适得其反，越来越怕，越陷越深。

患者都能渐渐体验到强迫发生前（简称"迫前"）、强迫发生过程中（简称"迫中"）、强迫发生后（简称"迫后"）与强迫对抗的结局是什么。他们的内心也不想对抗，甚至害怕对抗，却好似一股巨大的魔力驱使他们去对抗一番，纠结一番，这种心理上或行为的对抗纠缠乃身不由己、情不自禁的。

当强迫预感出现后，患者自己不想折腾，偏要折腾一番；当注意力朝向强迫，朝向紧张不安的生理反应时，拼力强迫自己不去关注，结果却是更加关注；当预感加重后，暗示自己不要努力挣扎，却偏要努力挣扎一番。

他们总是强迫自己不去对抗，不去挣扎，却拼命对抗和挣扎。当强迫发生或者逃避现场后，他们暗示自己不去介意，偏会介意；暗示自己不去纠缠，却偏去纠缠；强迫自己不要去想，却日思夜想。

患病初期，患者因一点偶尔因素造成的强迫现象而烦恼；患病中期，因无法战胜强迫现象而烦恼；患病后期，领教了对抗必然加重强迫，所以不想对抗，却因强迫自己不对抗反而对抗而烦恼；最后因无法摆脱强迫心理而苦恼。

跟强迫斗了许多年，患者也想放下，不再纠结强迫，不再关注强迫，可是他们的内心却有极大的无奈，欲罢不能，痛苦纠结。

在强迫发展的初期，如果遇到强迫预感，患者都会想方设法用尽全力与之搏斗。事实上，当强迫症患者萌发了强迫意向后，绝不会坐以待毙，而是积极地采取各种策略去应对，企图扫清"路障"，比如添加一些辅助性动作。

当这些简单的动作不足以缓解焦虑，以后就会增添新的东西，逐渐形成复杂的有固定模式的动作组合——仪式化动作。作为强迫思维的替代，仪式化动作无疑会导致患者的行动迟缓，例如出门强迫和反复核查门窗会导致患者上班迟到。

到了患病的中期，"迫前"和"迫中"斗争久了，失败多了，强迫症患者才渐渐领教了强迫症的强大，也变得胆小精明，不再与强迫症明斗，而是暗暗地抗争。

也就是说，长期与强迫症斗争的教训，使不少强迫症患者学会了不再与强迫症作正面冲突，而是采取迂回或逃避的策略，如转移注意或者一走了之。

例如出门强迫（出门时心理发生冲突，导致脚迈不动），假如患者采用临阵脱逃的方式，往往会选择性离开。比如快要出门，强烈预感到自己会强迫：是先迈左脚，还是先迈右脚？为避免发生强迫，采取逃避的办法，待在一边（不出去），假装玩手机或干点别的事，或者干脆从窗户爬出去。

到了强迫的后期，仍有小部分人不肯向强迫低头，虽撞得头破血流，但绝不回头。爱美之心人皆有之，但执着地追求完美无缺却是一种痛苦的心理疾病。

强迫症状多了，想减少，强迫症状少了想再少，没完没了地追求强迫症状的减少是强迫症日益严重的基础。如果正常人也执着于这种错误的思维方式，照样会陷入泥潭不可自拔，使问题越来越复杂，把自己推向绝境。

强迫症患者耗掉自己大半时间与强迫症展开搏斗。这种斗争极大地伤害了他们的自尊，影响他们的工作，让本来井然有序的生活变得一团糟。

为了阻止强迫的冲动和精神上的痛苦，我见过手臂划满了刀痕，见过一次次咬破手指，也见过将自己的秀发一根根拔出，甚至还见过用刀斩断手指。种种自残行为虽然暂时转移了注意力，缓解了精神痛苦，阻止了强迫行为，但过后不久，强迫所带来的问题依旧，而且比以前更为严重。

5.焦虑心理：长期以来，由于症状得不到有效解决，屡战屡败，强迫症每况愈下，患者的身心受到极大伤害，容易陷入对未来担忧、焦虑的情境。

许多患者担心找不到对象，找不到合适的工作，也有不少患者不敢结婚，因为担心子女被遗传，也害怕被对方嫌弃，更多的患者害怕丢人现眼，每天担心自己的生活、工作和形象前途受损。

面临各种惧怕，患者不会坐以待毙。为了降低焦虑，他们往往会主动出击，四处打听治疗强迫症的良方，无时无刻不在谋划着消灭强迫症，降低痛苦。可谓殚精竭虑，废寝忘食，却一无所获，反而带来更大的焦虑。许多患者因此陷入了失眠和抑郁，不得不依赖抗焦虑、抗抑郁的药物来维持日常工作和生活。

6.抑郁心理：因为所作所为总是被人误解，被人嘲笑，加之自己真实的体验无人理解，无人可诉，内心深处积压已久的负面情感长期得不到释放，造成势能过大，必然会使患者烦躁不安，郁闷苦恼。

不在沉默中爆发，就在沉默中灭亡。如果抑郁心理长期遇阻而得不到合理的排解，一旦遇到某些诱因，就会风起云涌，负面情绪犹如排山倒海般涌来，人就会躁狂甚至崩溃，表现为万念俱灰，悲观厌世，容易步入极端。

7.自卑心理：屡战屡败的惨痛经历，一次一次的逃避和自责，让患者丢失了大量的正能量，在内心深处形成了恐惧情结，它是一个巨大的负能量场。受其影响，面临社交场面往往会有一股来自内心深处的自卑感。因为底气丧失，对自己、对事业、对爱情、对人生失去自信，心虚胆怯。

现实中，强迫症患者多是唯唯诺诺，别人的意见和批评总是谨遵服从，因此旁人以为他们忠厚老实，谦虚善良，容易接受别人的意见。实际上，他们逆来顺受，过后却气得捶胸顿足，恨得咬牙切齿，独自在心里自己跟自己斗个不停，总是拿自己或家人出气。

因为胆怯，他们畏缩不前，做事缺乏主动，不敢面对现实，逃避人际交往，陷入自闭。因为自闭，他们对周围变得敏感多疑，不敢承担责任，容易撒谎，自怨自艾，沉默寡言，多愁善感，过于自卑。

因为自卑，他们破罐破摔，作践自己，不把自己当人看。因为自卑，他们会把自己封闭在一个小圈子里，不敢也不愿意和外人接触。他们总是担心别人打扰他们的生活，也绝不会去打扰别人的生活，希望过着与世隔绝的宁静生活。然而，人是群体性动物，一旦离开了人群，就会变得孤陋寡闻，寂寞无助，甚至寸步难行。

笔者在患强迫症的日子里也常常糟践自己，认为自己连个小小的强迫都搞不定，还能成大事？内心深处感觉自己是个一无是处的人。

一般来说，强迫症患者学习很刻苦，工作很努力，很大程度上是因为受到打击，觉得自己没用，感到自卑，变压力为动力的结果。

长期与强迫症作斗争，患者的身心已被摧残得千疮百孔，支离破碎，人格受到严重扭曲，有的甚至人格分裂。心理症状会进一步固化生理症状。反过来，生理症状也会促使病态心理的恶性发展，两者互为因果，形成恶性循环。

第三章　条件反射

第一节　建立反射

如果某人曾在某种特定的场景下发生过强迫并导致不良情绪体验（某个场景+发生强迫→不良情绪体验），以后凡是与此场景有关联的刺激都有可能与这种强迫的情绪体验建立暂时的神经联系。

如果事后某人对此还是耿耿于怀，暂时的神经联系会因此获得强化，形成稳定的条件反射，本书称之为强迫的条件反射，简称"强迫反射"。

我们可以换一种方式来表达强迫反射的形成：某个场景+发生强迫+不良情绪体验+耿耿于怀的态度→强迫反射，即：与某场景有关联的刺激→强迫的不良情绪体验。

强迫反射的形成和强化不仅有赖于强迫的不良体验，更依赖于对强迫的症状耿耿于怀的认知态度。

第二节　反射信号

强迫反射形成后，凡是与最初引起强迫的刺激有关联的因素，都有可能变成强迫来临的信号，如在场人员、气氛、他人的表情、提醒暗示、时间、地点、环境、心跳加快、胸闷气短、呼吸紊乱、恐惧心理、强迫预感、强迫冲动、伴随动作等。随着强迫反射的强化，引起强迫反射的信号也将不断复制和泛化。

第三节　泛化现象

如果发生恶性强迫的体验（指肢体或表情出现抽搐痉挛，令患者深恶痛绝的强迫症状）与当时出现强迫的场景结成了牢固联盟，这意味着"强迫场景"（与曾经发生过强迫的相似场合）中的任何一个因子都可能成为引发恶性强迫的信号。

这些信号，既包括感觉器官能觉知到的所有内外客观因素，如在场人和在场人的表情、提醒暗示、时间、地点、人物、事件、声音、灯光、自己的各种生理反应（如肌肉紧张、心跳加快、呼吸紊乱、四肢发抖）等，也包括主观意识的因素（即"第三信号"），如自己当时的想法、念头、心理活动等，更包括出现强迫反应时的肌肉动作等。

由于引发强迫的刺激因素十分广泛，强迫症患者就像惊弓之鸟，对这些刺激物十分敏感。

据《三国志》所记载，曹操因刺杀董卓未遂，逃亡途中，躲藏在亲戚家里。亲戚家人为招待他准备杀猪宰羊，但曹操疑心大起，以为亲戚想杀自己，于是先下手为强，把亲戚一家杀了。

随着强迫的加重和强迫反射的不断强化，诱发强迫的刺激信号还会不断复制和泛化，因此引起强迫反应的信号是无限的。

条件刺激不会停留在原地，而是不断泛化，并形成多级条件反射。

如果这些泛化了的刺激信号得不到强化，就会逐渐淡化和消退。这时条件刺激或强迫信号可能会发生分化，并变得相对稳定。

必须注意的是，强迫症的第一级（心理）和第二级（生理）条件反应，都将变成强迫即将到来的信号，也就是变成第三级反射的条件信号。而第二级反射和第三级条件反应，如肌肉紧张、心跳加快、呼吸紊乱、四肢发抖、伴随动作、掩饰、逃避等生理或行为反应，反过来也将成为第一级反射（心理反射）的条件刺激或信号。

综上所述，触发强迫反射的条件信号，既包括以往发生过的强迫反应或与强迫相关联的场景中所有客观刺激，也包括强迫症患者当时的心理反应、生理反应和行为反应。换句话说，凡是与最初强迫体验有关，并且有损于个体利益的一切刺激物，都可以再次引起相似的强迫反应。

第四节　强迫拐点

当两种相反的能量（比如"我要"和"我不要"）相遇时，就会发生冲突，并出现思维或行为僵持乃至强迫。

如果因为偶然发生僵持乃至强迫而耿耿于怀，以后就会对它注意起来，生怕再次发生强迫。而当它再次发生后，就会对它更加恐惧和关注起来，并在反复强迫和心理纠缠中强化了它的体验，强迫的症状和对它的关注就会因此而固定下来。

本书把这种固定的僵持和强迫现象称为强迫症"拐点"。

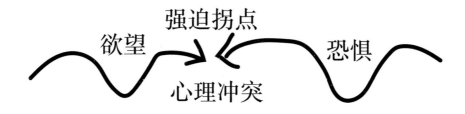

强迫拐点图

强迫症患者都有"拐点",有的是强迫思维"拐点",有的是强迫行为"拐点",大多数强迫症患者是兼而有之。

强迫症患者在起心动念之间或动作开始阶段往往会出现"拐点",有的开始顺利,但中间突然急转而下出现"拐点"。

比如余光强迫症患者小张,正准备提着包去上班,但突然想到两天前发生在办公室的让他感到丢人的一件事,脚步停住了:"我今天去上班,还是不去上班?"

随即思维和动作出现冲突和僵持。

如果小张上班以后正准备开会突然想到前两天开会所发生的一幕,脚步停住了:"我究竟去开会,还是不去开会呢?"

随即思维和动作又出现冲突和僵持。

如果小张出席了会议,坐在会场,突然想到前几天发生的一幕,表情凝住了:"我看这边,还是看那边?"

随即思维和目光出现冲突和僵持。

如果小张开会期间又发生了强迫,过后他肯定会后悔自责,耿耿于怀,纠缠不休:"我好难受啊,你不要难过!不要想多了!""我好后悔啊,你不要后悔!"

以上出现的四处冲突和僵持,其实都是强迫拐点。

强迫拐点是通过失败记忆建立起来的条件反射。这意味着越是模拟练习攻克"拐点",或总结回味发生了的强迫,越会强化强迫的反射和记忆,让强迫拐点变得更加固定。

第四章　心理阴影

前面我们已经知道，心理症状主要包括认知和情感两个方面。认知属于思想意识层面，即意识出现了问题；情感问题潜藏在内心深处，乃潜意识层出现了问题。

除了外显症状和附属症状，强迫症主要在心理方面发生扭曲和受到重创。客观环境影响思想，思想能左右情感，情感决定生理，生理决定冲动，思想决定行动。或者说，生理和思想共同决定人的行为。

强迫意向是什么？强迫症患者为何有强迫预感？

它们不是无缘无故来的，都是心理阴影在条件反射作用下的外在反映或心理冲动。

强迫症的心理阴影是什么？它是强迫症的记忆或种子，我们称其为"强迫种子"。强迫的记忆和种子也不是无缘无故来的，而是我们一次一次发生强迫，一次次的失败和丢人现眼等现实压力，加上耿耿于怀的认知态度共同种下的，它深藏于潜意识，是强迫症的核心症状。

心理阴影是由八大压力和错误认知共同产生的负性情感，既包括愤怒、羞耻、压抑、郁闷造成的大量聚集的负能量，也包括恐惧、焦虑、多疑、逃避和抑郁等造成的正能量大量亏损。

简单地说，强迫症的心理阴影，是潜意识正负能量的均衡遭到破坏而形成的巨大"黑洞"。本章将研究它们的由来。

第一节　面临压力

每个强迫症患者都承受着内外双重压力，即客观压力和主观压力。

一、客观压力

1.发生强迫受到嘲笑、模仿，学习、生活、工作以及形象前途受损所带来的压力。如果强迫症影响了自己的生活，破坏了自己的形象和前途，人就容易受伤。比如说，强迫症患者如果认为笑他的人是把开心建立在其痛苦之上，就会对强迫症和嘲笑他的人怀恨在心；患者如果认为强迫症是其人生道路上的绊脚石和拦路虎，就会对其恨之入骨；强迫症患者如果认为老天是在捉弄他或者对他不公，就会怨天尤人，耿耿于怀，从而形成心理阴影。

2.发生强迫受到他人的责骂、提醒、暗示等带来的压力。一些善意的提醒，会让强迫症患者更加关注强迫，让他们对强迫牢记在心，从而形成心理创伤和不良记忆。

3.发生强迫受到社会歧视、打击形成的压力。社会方方面面对强迫症患者的不宽容导致的压力，譬如招生、择业、择偶、面试等方面对强迫症患者是很高的门槛。这让一些强迫症患者怀才不遇，感觉不公正，感觉受人歧视，激发了他们的羞耻、愤怒和郁闷的情绪，落下了恨强迫、恨社会的仇视心理。

4.不良人际关系带来的压力。因为不谙世故，不懂交际，性格直率，过于内倾，导致社交场面屡屡被动，常常把自己陷入尴尬境地，致使人际关系一败涂地。若再加上扭曲了的"三观"，会让他们失去身边的朋友，从此无人关心，无人理睬，就如一只孤单落寞的大雁，让人倍感忧伤。

俗话说，一个好汉三个帮。越是脱离人群，越显得孤单；越是逃避现实，越觉得害怕；越自卑，越自闭。这种恶性循环，把自己推下了痛苦的深渊。

二、主观压力

这是由理性和本性产生的不可调和的矛盾所带来的心理上的压力。

1.强迫思维导致的压力。一次次在"要与不要""想与怕""趋与避"之间徘徊冲突。虽然别人不知道你在做什么，但你知道自己在挣扎。这种欲哭无泪的感觉让人生不如死。

2.屡战屡败导致的压力。每次对抗失败对自己都是一次沉重打击，对自信的一次伤害，对生活的信心因此一点一滴地丧失殆尽。

3.心理纠缠导致的压力。"迫前"折腾、"迫中"对抗、"迫后"纠结，让强迫症患者背上沉重的精神包袱。尤其是"迫后"纠结，让强迫症患者日思夜想，穷思竭虑，痛不欲生，强迫症也因此恶化。

4.逃避现实带来的压力。一旦人际关系紧张，就会慢慢地和人群隔离开来，变得自闭、自卑、胆怯，如惊弓之鸟，哪怕是一点风吹草动，都会风声鹤唳、胆战心惊。

客观压力具有一过性，主观压力则有永久性和毁灭性。别人笑你强迫，总不会晚上跑到你家里来笑你吧？是谁让你彻夜未眠？是你自己想得太多，是你自己不放过自己。

第二节　认知态度

本来具有一过性的偶尔强迫和伤痛经历，却成了挥之不去的噩梦；几句不经意的提醒和戏言，变成消极暗示；每次恐惧后的逃避，自责不已；受到一些不公正、歧视性的对待，变成了心中的仇恨。

虽然正常人面临各种压力也会感到痛苦不适，但他们仍然会带着压力去工作和生活。只有极少数人，认为压力是不正常的，挫折是不正常的，强迫是不正常的，甚至视之为奇耻大辱，无脸见人。他们一心只想改变自己，克服所谓的缺陷，却又改变不了现状，每天因过去之事耿耿于怀，折腾不休！

他们面对愤怒、恐惧、羞耻、内疚、挫折等压力时，思想态度发生了倾斜，倒向了错误的一边。于是，斗争开始了，挣扎开始了，失败的痛苦也尝到了，最后心理蒙上了阴影。

虽然压力无处不在，但并非人人都会因此落下心理阴影。

事物的发展变化离不开内外两个因素，而外因必须通过内因起决定作用。压力（外因）能否造成心理阴影，个人的认知态度（内因）往往起到决定性作用。

同样，心理创伤能否化解，取决于个人的认知态度。如果认知是错误的，即对受到的刺激或压力以及对由它形成的心理创伤耿耿于怀，你的潜意识层就会形成创伤阴影。换句话说，该刺激（或压力）和由它造成的心理创伤就会在潜意识中扎下根来，变成仇恨的"种子"，落下创伤性心理阴影（以下简称"心理阴影"）。

因此，心理创伤是心理阴影的雏形，或者说，心理阴影是心理创伤恶化的结果。

我们用数学流程表示：八大刺激或压力→心理创伤。心理创伤+正确认知（理解和放过）→心理创伤化解；心理创伤+错误认知（耿耿于怀、纠结）→心理阴影。即：八大压力+错误认知→心理阴影。

"八大压力+错误认知→心理阴影"可以看成是条件反射建立的过程。错误态度使刺激或压力得到进一步强化，而产生了条件反射——心理阴影。

不少患者说："假如没有人歧视我，取笑我，假如强迫没有妨碍我的工作和生活，我的强迫症自然就会好。"

是啊，假如强迫症患者成为"时代最可爱的人"，强迫症患者还会羞耻地躲藏起来吗？假如强迫症丝毫不会影响自己的工作和生活，还会痛苦纠结吗？

在西方国家，为了不让强迫症患者受到歧视，政府出台了许多保护政策，但那里强迫症患者的比例比我们国家还多。这说明不是别人笑不笑你，而是你自己放不放过自己。

关键是，看你对别人嘲笑的认知态度。

第三节　心理阴影

发生了强迫行为，遇到难堪或痛苦经历，与强迫症愈斗愈重的结局总是无情地摧残着患者的意志和心灵。一次一次的打击和伤害，以至念及强迫就会心有余悸，想到社交活动就会信心尽失！心中装着强迫，嘴里念着强迫，梦里想的还是强迫！

强迫，牵动着患者的每一根神经。

丢人现眼的经历、屡战屡败的打击、愈败愈斗的体验等渗入骨髓，在潜意识层凝聚成一团根深蒂固、难以释怀的心理情结。它是强迫症的潜在意识，是强迫症之核心。

由此可见，强迫的潜意识，源于发生强迫的经验痕迹和屡战屡败的惨痛教训，源于一次又一次的心灵伤害和心理纠结。这些心灵创伤在潜意识空间投下了创伤性阴影，它是强迫症的种子，是强迫症的心理阴影。

当初的惨痛往事已不复存在，留下的记忆却刻骨铭心。被强迫症伤害绝不亚于被毒蛇所伤，毒蛇伤害的是人的肉体，而强迫症伤害的是人的心灵。强迫症就像魔鬼，不仅吞噬患者的灵魂，也对患者的信念和意志肆意地摧残，留下了永久的伤痛！

在形成心理阴影的过程中，客观压力和错误认知缺一不可。心理阴影就如母亲腹中的胎儿，强迫意向、强迫预感和强迫恐惧等就如出生的婴儿一样。

树欲静而风不止。腹中的"胎儿"不是静止的，常常躁动不停。外面的刺激大，里面的躁动就大。每当面临特定的环境，心理阴影就会让其感到恐惧和不安。

心理阴影离不开八大压力，而八大压力既包含引起愤怒的客观刺激（如社会的歧视、工作生活受影响、他人的嘲笑），也包含引起恐惧的刺激（如屡战屡败、社交失败）。所以，心理阴影（种子或记忆），既有愤怒形成的仇恨的情结（即仇恨的种子），也有恐惧形成的情结（即恐惧的种子）。而强迫行为就会形成肌肉记忆，"迫后"的伤心自责，后悔纠缠，耿耿于怀，回味演练会形成创伤记忆。

强迫种子会时刻吸收它所需的能量。一旦环境中出现它所需的养分（即条件刺激或信号），种子就会尽力捕获，目的就是为了壮大自己，实现破土而出——发芽，开花，结果，播种——形成新的种子，繁衍下一代——形成新的创伤阴影。如何淡化创伤性心理阴影呢？

前面已经讲过八大压力→八大创伤，八大压力+错误认知→创伤阴影，或者八大创伤+错误认知→创伤阴影。

要消除列式右边的"创伤阴影"，就必须改变列式左边的"八大创伤+错误认知"。而"八大心理创伤"又是八大压力（或无条件刺激）作用下的结果，若要消除创伤阴影，首先必须切断或者缓解八大内外压力，其次化解由其造成的心理创伤。具体怎么淡化，后面将详细讲述。

第五章　强迫思维

第一节　基本概述

　　一旦强迫症的八大压力导致心理创伤形成阴影，即在潜意识层埋下"种子"并扎下根，以后只要遇到与当初引起心理创伤的八大压力相似的压力或有关联的信号（即"条件压力"或条件刺激）就会破土"发芽"，产生创伤性回忆。或者说，有了心理阴影，只要遇到特定的时间、地点、人物、情景等，强迫症患者很容易触景生情，产生强迫意向。

　　因为这些似曾相识的场景总是与过去的惨痛经历紧密地联系在一起，导致"触景生情"的心理、生理和行为反应，所以强迫意向让人防不胜防，如影随形，挥之不去。

　　强迫思维或强迫观念，是指个体在临场前大脑萌发的系列思想和情感交织的心理或生理反应，既包括相似场景下发生强迫的往事回忆，也包括对某种场景未来可能发生强迫的预测和当下的心理冲突，并伴随着痛苦、羞耻、自卑、焦虑、恐惧、紧张、不安等情绪反应。如产生"我会强迫吗""别人会笑我吗""我怎么会有强迫的想法"等心理而感到紧张不安。

　　面临同样的场景，因何绝大多数人不会产生强迫思维，只有极少数人会呢？

世上没有无缘无故的思想和意识，人的意识来源于客观世界，是人脑对客观刺激的主观能动的反映。产生某种意识不外乎三个因素：种子、诱因、认知。

"种子"是指潜藏在内心深处的某种东西，即潜意识。

"诱因"是指与"种子"有关联的条件刺激或无条件刺激。

"认知"是对诱因，包括由它所引起的结果的看法和态度。

具体来说，强迫思维和过去的创伤经历和认知体验有关，它源于心理阴影，是心理阴影在条件刺激（诱因或"条件压力"）的作用下的心理反应。

潜意识的"触须"能察觉到无处不在的刺激信号，这些刺激信号都是经过条件反射的强化或原先的条件刺激被泛化的结果。

强迫思维主要包括强迫预感和强迫意向两个方面。

第二节　强迫预感

进入某些特定的场合后，强迫症患者的潜意识可能会萌发"我可能会强迫"的念头，然后会做出判断："糟糕！根据以往经验，这是强迫症发作的信号！"

本书把这种预警反应，叫强迫预感。简单地说，强迫预感就是发生强迫的直觉或征兆。

正常人有强迫，但没有强迫预感，只有强迫症患者在某些特定的场合才有强迫预感。所以，强迫预感是界定强迫症和非强迫症的一个重要标志。

强迫预感是大脑对客观刺激的反应。准确地说，是有机体接触到某种条件刺激后产生的条件反射或触景生情。

强迫预感的出现总是伴随着痛苦、羞愧、自卑、恐惧、焦虑、紧张、不安等负面情绪。例如，一个表情强迫的老师，在讲公开课时落下了强迫的阴影，以后每当走进教室，就会立即联想到过去的一幕，从而感到害怕，生怕自己再次发生强迫，再次被嘲笑、丢脸。

预感出现后，强迫症患者会因害怕强迫而感到紧张不安，并且高度关注强迫，伴随着各种应急反应。

因此，从某种意义上来说，强迫预感并非坏事。相反，它是预防强迫发生，避免受到伤害的一种自我保护机制。因为强迫预感的形成使以前无关的刺激物成为发生强迫的信号（条件刺激），预示着强迫即将来临，因而强迫症患者可以根据预感来调节自己的活动，更精确地适应复杂多变的环境。假如强迫症患者没有预感，或者不能正确使用预感，强迫症将变得不可控制，并直接影响其社交活动。

由此可知，强迫预感犹如一把双刃剑：既能使强迫症患者未雨绸缪、化险为夷，又能让强迫症患者感到恐惧不安，做出许多荒唐之事。譬如明日要开会，强迫症患者就会模拟演练，导致对强迫越来越敏感。

第三节　强迫意向

强迫意向，是指某个人体会到一种强烈的内在冲动要去做某种违背自己意愿的事情，这种事情一般是危险的、可怕的、荒谬的，患者知道这一点，虽然努力克制但内心冲动无法摆脱。

一旦产生了强迫预感，预示着强迫将要发生，这是患者不愿看到的结果。因此，患者会想方设法扫清障碍，排斥预感，但结果却相反，强迫预感非但不会消退，反而更加强烈。

患者为自己不能排除强迫预感而感到不安，开始全神贯注地关注这股潜意识的动态，并且表现在思想上和行动上的对抗也越来越强，结果对抗愈大，强迫意向愈强。

潜意识再次发出警告信号："我一定会强迫！""我很害怕！"显意识慌乱地说："不，千万别强迫啊！不要害怕啊！"患者的大脑瞬间竖起了一道难以翻越的城墙，潜意识发出求救信号："我的强迫无法避免！"

患者对这个结果感到万分恐惧和无可奈何，但还是别无选择地努力对抗。结局注定是：无论你耗费多大的力气，也消灭不了强迫预感；无论你多么努力，也冲破不了恐惧的包围；无论你怎样暗示，也转移不了对这道"城墙"的关注和对抗。

事实上，患者的理性与强迫预感进行对抗，发生冲突，其结果不仅使强迫预感、强迫意向更加强烈，还会导致局部器官发生痉挛或僵直现象。

第六章　强迫症分类

第一节　轻重分类

强迫症状轻重，主要有两种划分方式：外显症状轻重和内隐症状轻重。

一、外显症状轻重分类

强迫症的外显症状可以分为轻度、中度、重度。

1.轻度：强迫症状很少。大部分时间和场合能顺利通过，只在某些时间或场合出现少量或不易察觉的强迫症状。比如，余光强迫症患者张某，平时没有问题，只是当班主任王老师在场的时候，他的目光就不知该朝哪儿，通常他会低着头或看别处，但旁人不知道他有余光强迫的问题。显然，他的强迫症的外显症状比较轻。

2.中度：强迫症状中等。不是很多，也不是很少，不轻不重，或者说时轻时重，因场合、对象、时间不同而不同，容易被察觉。

3.重度：强迫症状很多。大多数场合很困难，也容易被发觉。

可知，从强迫症状的表象来看，很容易分辨轻重。

二、内隐症状轻重分类

如果从强迫症的内隐症状来看，轻重则不好区分，但有一点可以肯定，对强迫越敏感，内隐症状则越严重。

内隐症状通常是指心理问题，它是衡量强迫症严重程度的主要参考标志。主要包括两个因素：一是对强迫是否敏感；二是对强迫是否纠结。

一般而言，心理症状的轻重与强迫外显症状的轻重不成正比。即外显重度强迫，其心理问题往往很轻；外显中度强迫，心理问题也属于中度；外显轻度强迫，其心理问题一般很重。

换句话说，强迫症的轻重，外显和内隐正好倒了过来。

需要指出的是，强迫症的轻重不会一成不变，而是在不同环境、不同阶段会互相转换，重度强迫可能变成轻度，轻度也可能变成重度。

第二节　阶段分类

有的强迫症患者说自己是在童年患上强迫症的，有的说是在少年，有的说是在青年，也有的说是在中年。

我们将小学阶段就患上的强迫症称为原发性强迫症，中学以后患上的强迫症称为获得性强迫症。另外，本书的划分不是以强迫现象的获得为参考，而是以心理障碍的形成为基准。

第三节　表现分类

强迫现象有常态和病态之分。

常态性强迫是正常人具有的一些类似强迫的思维或行为，而病态性强迫则是强迫症患者特有的。常态性强迫包括偶发性强迫和习惯性强迫。

许多正常人偶尔或者习惯性地重复某种想法或行为，但他们不会因此感到烦恼。比如家庭主妇每天不停地清洗，虽然也是机械重复性的动作，却乐在其中。这种不停清洗，属于习惯性强迫。女生放学回家，看到妈妈又在不停清洗，心血来潮，就把妈妈手里的活接过来，自己不停地清洗。这种偶尔不停地清洗，属于常态性强迫。

常态性强迫，其实就是某种习惯性想法或行为，病态性强迫则有强迫思维和强迫行为之分。

女孩明明知道自己不停洗涤会耽误学习，但就是不能控制自己去清洗。她为此感到非常痛苦和焦虑。显然这种强迫属于病态性强迫。

有个来访者说："之前我买了一件东西，过后我就很担心下次买它会出问题，虽然也知道没有必要担心，但就是喜欢不断预测未来的结果，对不好的结果有情绪上的抗拒。道理我也懂，但我就是喜欢想，经常喜欢给自己讲道理，认为自己不能含含糊糊，什么事都要想通。"

显然这是穷思竭虑，属于强迫思维。

第四节　关注分类

为了避免发生恶性强迫，每个强迫症患者的关注点都不尽相同。有的关注自己的生理异常，有的关注自己的心理异常，有的关注自己的行为异常。

根据关注点不同，我们可以把强迫症分为以下三类。

一、关注生理异常类强迫

这类强迫症主要有眨眼强迫、表情强迫、手抖动强迫、呼吸强迫、吞咽强迫、身体不适强迫，等等。

二、关注心理异常类强迫

心理异常类强迫分为想法类强迫、欲望类强迫和认知类强迫。

1.杂念类强迫：各种"非法"闯入的杂念引起的思维强迫。比如，有客人来访，突然冒出"此人会不会偷我家的东西"的想法。"不！他不是这样的人，是我自己想得太多。可是……不！没有这种可是，绝无这种可能……"

再比如，在街上行走，突然冒出一个想法：我会不会和冲过来的汽车相撞？站在高楼阳台上，闪出一个念头：我不会跳下去吧？

2.欲望类强迫：比如，看到自己脸上有个痘痘，忍不住想抠掉它。看到有人吐口水，便想上去找他理论一番：你是不是以此蔑视我？上班的路上，突然萌发"刚出来的时候有没有关门？""我得回去检查一下！""不！你神经病啊，刚出来的时候明明关好了门！"……

3.认知类强迫：比如，你看到纸上写的"工"字，突然认不出来，还以为它是三根火柴棍，这引起了你的警惕："仔细确认，别糊涂啊……"

三、关注行为异常类强迫

比如，姿势强迫（如坐姿、站姿、行姿和睡姿等），强迫检查、强迫清洗、强迫计数等。

强迫行为源于强迫思维，比如患者觉得手不干净，他也知道自己的手其实不脏，可就是觉得难受。怎么办呢？他会去反复洗手。

第七章　强迫形成

人的行为是由中枢神经系统、周围神经系统、运动器官等组织共同参与完成的，这些功能组织一旦出现故障或者配合不协调，思维就会失调，行为就会失控。

第一节　器质性原因

不少学者认为，某些遗传因素可致强迫；严重脑外伤、昏睡性脑炎、颞叶挫伤、癫痫、老年痴呆、药物副作用等因素也可引发强迫。譬如，舞蹈症、肌张力障碍、肌阵挛，刻板性运动障碍中的动作或自闭症强迫症患者的行为动作，以及癫痫发病时的活动，等等。

本书把由器质性原因引起的强迫称为器质性强迫。这类强迫属于医学范畴，不是本书研究范围。

观察发现，大部分强迫症患者的脑细胞和神经系统的组织并无实质性损害，到医院做CT扫描、X光线检查，也查不出毛病。虽说有强迫症患者接受脑磁共振影像检查显示神经递质异常，但也不能证明什么，就像许多强迫症患者出现心跳加快和四肢冰凉的症状，只是强迫症发作期间的一种生理现象而已，并没有真正疾病。

第二节　功能性原因

功能性强迫是由支配运动器官的神经系统（如植物神经）失调或运动器官暂时不能正常工作而引起的。

正常情况下，大脑皮层的兴奋和抑制会协调交替进行。当大脑受到强度过大或持续时间过长的刺激，如惊吓、愤怒、恐惧、压抑、疲劳、内斗、持续紧张等，就会导致大脑皮层的部分区域过度兴奋，以致破坏神经系统的协调性，使之不能正常调节各器官的活动，如果表现在局部活动上就可能造成中枢神经系统在编制某个动作程序、命令发布、传递命令和执行某个动作命令等方面发生功能性失调而引起强迫。

譬如，当人疲劳过度时，大脑皮层不兴奋，神经中枢不活跃，在发出动作指令并经过神经传递到运动器官期间导致短暂性失调，从而引起动作滞后或重复等现象。另外，如果运动器官本身出现短暂性的失调也会引起强迫现象，如寒冷导致四肢颤动不停，牙齿瑟瑟发抖。

我们把运动中枢系统受到某种刺激导致即时性失调而引起的强迫称为反射性强迫，而把运动中枢系统因其他原因导致阶段性失调而引起的强迫称为非反射性强迫。具体如下。

一、反射性原因

1.无条件刺激引起的强迫。在严肃气氛中不同程度地感到紧张甚至发生强迫，这是由无条件刺激（或无条件恐惧）引起运动中枢系统失调而导致的无条件反射性强迫，这是每个正常人都会发生的。主要包括惊恐性强迫和压力性强迫。

（1）**惊恐性强迫**：是指遇到突发事件而发生的强迫。任何人都有可能发生这种强迫，如遇到邻居家突发火灾时，跑来跑去，不知所措，干着急。

（2）**压力性强迫**：是指强迫症患者在恐惧、紧张、愤怒、压抑、尴尬、拘谨等有实际压力的场景下表现出的强迫现象，如不停搓手的动作，房间内走来走去。

2.条件刺激引起的强迫。生活中会有一些场景，在大多数人看来并不会引起较大的情绪反应，却会给某些人带来剧烈的情绪波动。譬如身患余光强迫症的张同学，只要听到李老师的声音就会紧张，生怕自己又去余视别人，于是对抗、挣扎……继而不由自主地用余光斜视同桌，发生强迫行为。

这是因为张同学曾有过被李老师点名批评（骂其斜视女同学）的创伤记忆。

我们把这种由条件刺激（或条件恐惧）引起的失控行为称为条件反射性强迫或预期性强迫，它是强迫症患者特有的病态性强迫。

预期性强迫，顾名思义是指有预感下发生的强迫。预期性强迫离开了条件刺激，就不存在，因此具有一过性和多变性的特点。它包括心理、生理和行为三个阶段，其中强迫行为又包括对抗型强迫和逃避型强迫两大类。

除了少数强迫（如习惯、习俗、疾病引起）外，通常人们只有遇到实际压力的场合才会发生强迫。而强迫症患者即使没有任何实际的压力或者预警反应，常常也会毫无理由地发生强迫（如突然入侵的念头），这让人很费解。

二、非反射原因

在某一时间段，无论在什么场合，都有可能发生强迫。譬如皮肤瘙痒不停地抓痒，受了惊吓四肢不停地颤抖，长期受精神刺激导致运动中枢和传导神经紧张过度而出现强迫等，都属于非反射强迫。

造成非反射性强迫主要有以下几个原因。

1.长期受到强烈的精神刺激，导致心理压力过大。如工作负担过重、持续的精神过度紧张、考试压力过大、家庭纠纷、恋爱挫折、事业失败、竞争激烈、人际关系紧张、亲属离世、下岗失业、疲劳过度、身体虚弱等。

简而言之，神经系统一直处于疲劳的状态下，容易失调。这好比毛衣领口穿久了自然就会失去弹力而变形。如果换下来，洗一洗，就会恢复原样。

2.由于性格内向、孤僻、情绪不稳定等因素，造成机体对外界刺激耐受能力差，适应环境、应付事物的能力不足，导致神经系统紊乱而出现强迫。

需要理解的是，非反射性强迫不以客观环境为诱因，也不以个人主观意志为转移，具有阶段性或一过性的特点，却没有疾病的意义。只要慢慢调养，待失去弹性的神经系统恢复正常后，强迫思维或强迫行为自然也就会消失。

第三节　习惯性原因

人们对自己的某些重复行为感到习以为常，这就是所谓的行为习惯。

在执行某种行为过程中，如果神经系统和运动器官之间配合不协调，就会出现违背自己的意愿，类似强迫的行为。比如上体育课，学生的躯体反应跟不上行动指令而出现一些不协调的动作。

一、不协调性行为

不协调性行为，是指个体由于缺乏锻炼、动作不熟、顾此失彼、不知所措、犹豫不决、行为能力低下等原因导致动作犹豫、停顿、重复、错乱等现象，它属于单纯的具有一过性的动作迟缓和拖拉现象。

二、习惯性行为

习惯性行为只要有意识控制，不致出现重复性的行为，但在情绪激动时，因为失去自我控制，习惯性行为会更加明显。比如人在烦恼或焦虑的时候，会一根接一根地抽烟。

虽然很多人会重复地做一些事情，但是他们做这些事情并不一定是因为强迫。比如习惯在某个特定的时间就寝、反复学习一项新技能，以及反复进行某种宗教仪式等等，都不是强迫行为。

界定某种行为是强迫还是出于习惯、习俗或动作不协调，需要考虑这种行为产生的背景。例如，每天在货架上整理排序商品的人很有可能是在超市里的工作人员，但是这个情况出现在其他场合背景下就会显得不正常。也就是说，习惯是可以给一个人的生活带来效益的，但是强迫行为带来的效果却是破坏性的。

三、模仿性行为

它是刻意模仿他人的某些动作而形成的一种行为习惯。事实上，强迫行为具有"感染性"，尤其是儿童，只要跟强迫症患者生活在一起，很容易感染其强迫行为。

儿童的模仿性很强，见强迫症患者行为怪异、滑稽可笑，喜欢模仿。当亲友、同学和邻居中有强迫的人，就会成为孩子们模仿的对象。如果让儿童电视剧中的主角出现强迫行为，将会有无数的儿童感染上强迫。

模仿而来的强迫行为开始不具有病态意义，仅仅是一种习惯行为，但如果掺入了心理因素，就有可能发展为强迫症。

不难理解，在一些地区强迫症之所以呈家族型的特点，并非都是遗传基因所致，可能与模仿或感染不无关系。

如果是模仿而来，当然也可以再模仿而去。如果家长想强行改变孩子的某种行为方式，结果不仅改善不了，反而会让孩子背上沉重的心理压力，最终可能会把孩子变成强迫症患者。

第八章　强迫机理

第一节　两脑博弈

正常人在调动思维（比如清醒时）去做某件事的时候，先由思维脑编制动作程序，然后给某个运动器官下达动作指令，后者接到命令后自动完成预定动作。

由于运动器官在正常活动过程中的肌肉动作已成习惯，而习惯由情感脑掌控，所以在具体完成某一动作的过程中思维脑与情感脑分工很明确：思维脑只要下达任务就可以，至于如何完成任务，则由情感脑直接调动运动器官去完成。就如演木偶戏一样，只需用钢丝牵制木偶。

你之所以在完成某些任务时不大会发生强迫，是因为这些任务具有固定的节奏和熟悉的动作，而这些动作早已刻录在你的记忆库里变成了习惯，情感脑在没有思维脑干预下，就会凭着自己的记忆自动化处理。

当你在完成某个熟悉的任务或执行某些习惯化动作时，只要顺利地完成第一个动作，后面的动作，情感脑都能自动化处理。换句话说，在完成某个任务时只要第一个动作不发生强迫，后面的往往都不会发生强迫。反之，后面的动作就容易呈现多米诺效应——塌方式的崩溃。

比如专业打字员，只要顺利打出第一个字母，后面的字母就会鱼贯而出。写熟悉的字，只要顺利写出第一笔画，后面的笔画就会脱颖而出。从

1数到100，只要顺利数出第一个字"1"，后面就会自动化地顺利地数出"2、3、4、5……"

然而，如果你在完成任务的过程中，曾经发生过让你很在意的强迫，情形就可能大不一样。比如，数数的时候，虽然前面很顺利，但数到某个数时，你就会"卡壳"。

如果不是完成熟悉的有固定程序的习惯性动作，情况则大为不同。为了完成任务，思维脑需要事先认真编制动作程序，并且每一套动作都要和情感脑默契配合才能达到娴熟自如。若稍有犹豫，或者思维脑边考虑边做，即思维脑在动作过程中没有得到情感脑的配合，动作必然迟缓。这时候，如果思维脑想达到娴熟自如，则容易导致强迫。

譬如，要完成"检查门窗"这一套动作，运动器官（如手和脚）接到思维脑的指令后，立即报告掌管记忆的情感脑相关神经中枢，这些平时记忆了大量检查门窗动作的神经中枢就会立即行动起来，调动运动器官自动完成预定动作。但此时，这些相关神经中枢的记忆库（情感脑）可能会向思维脑发出安全警报："你如果要检查门窗，可能会导致不良后果！"

为什么会出现这样的报警呢？

这是因为你曾经因检查门窗有过强迫的创伤性记忆。接着就看你的思维脑如何对待这个突兀的警报。

强迫症患者有时会不经意地顺利通过强迫拐点，而在平时是不可想象的。此时并非情感脑不给思维脑报警，而是报警了思维脑却无暇理会。

事实上，病态性强迫往往是思维脑严密监控的产物。如果避开了思维脑的监控，任凭情感脑发挥，患者往往不会发生强迫思维和强迫行为。

发现了这个规律，强迫症患者往往会把要完成的动作做得非常快，目的是为了逃避思维脑的监控。但很多时候，它们没有那么幸运。因为思维脑对情感脑的监控非常严密，一旦接到情感脑可能会发生强迫的报警后，思维脑就会想：执行还是不执行？如果执行，可能会发生强迫，如此下去必然会加重强迫；如果不执行，可能影响自己的工作、生活和切身利益。

害怕什么，就会注意什么。接着，思维脑就会干预情感脑。若以"我不要"对抗"我要"，必然掀起更强烈的"我要"；若以"不要怕"对抗"怕"，必然掀起更大的怕；若以"不要关注"对抗"关注"，必然引起更强烈的关注；若以"不想对抗"去压制"对抗"，必然引起更强烈的对抗；若以"不要强迫"对抗"强迫"，必将激起更大的强迫。如此强迫与反强迫，无疑会把心理波动推向高潮。

当心理波动的强度超过心理承受极限，就会打破预定动作的自动化。如果此时思维脑转移注意，让情感脑放手去干，运动器官的自动化又将恢复正常。

综上所述，病态性强迫的实质不是动作本身存在问题，而是动作自动化受到超限刺激的干扰暂时遭到破坏的结果。所以，强迫行为的疗愈不是建立新的动作习惯，而是恢复被破坏了的行为反射。

有一个有趣的现象：强迫症患者在没有意识（没有注意自己是否会强迫）的状态下是不强迫的，如梦游时不会强迫，这是因为梦游期间没有思维脑的干预。而常态习惯性强迫者说梦游时也和平常一样会出现强迫。

另外，强迫症患者常常会梦见自己在强迫，这是因为日有所思夜有所梦。而正常人包括常态习惯性强迫者往往不会梦见自己强迫。

第二节　情感泛滥

任何一种心理变化都会通过某些生理反应表现出来。面临恐惧或突发事件时，可能会吓得脸色发青，出现四肢发抖、心跳加快、呼吸紊乱等生理现象；遇见心动的异性，会出现面红耳赤、胸腹起伏、心跳加快、呼吸急促等生理现象。

人是情绪化的动物，一切心理波动都会通过各种生理现象反映出来，如表情难看、身体发抖、言行举止异常和强迫等。我们把这种由心理波动引起的强迫反应称作"心因性强迫"。

心理波动包括单纯的心理波动和复杂的心理波动。

单纯的心理波动只受情感脑支配，复杂的心理波动受思维脑与情感脑共同支配。

无风不起浪。心海之波不会凭空泛起，而是受内外因素的互动，以条件或非条件反射的形式表现出来。

不管是无条件刺激引起的心理波动，还是条件刺激引起的心理波动，开始都是单纯的、简单的。如果思维脑干预了，对心理波动采取对抗压制，必然带来更复杂的心理波动。

不管是简单的心理波动，还是复杂的心理波动，当其强度超过人的心理防线或生理防线，都会引起剧烈的情绪反应，甚至发生激烈的生理反应和失控行为——强迫思维和强迫行为。

一般来说，单纯心理波动不足以引起较大的强迫反应，只有压制对抗后的复杂心理波动才会激起剧烈的强迫。从这个意义上来说，许多病态性强迫，特别是出现预期反应的强迫，都是复杂心理波动的外在反应。

总之，正常人心理波动导致的强迫是常态性的，而强迫症患者的心理波动所致的强迫往往是病态性的。

第三节　错误思维

有机体只要感受到某种压力，就会通过条件反射的方式产生心理冲动，而这种心理反应又会通过某些生理变化反映出来。如职员受到领导的严厉批评，会感到气愤，生理上会热血沸腾，似乎有股气冲上头顶（心理学上称之为应激反应）。

强迫症患者不仅有正常人的临场心理冲动，更有自己特有的强迫预感。譬如，小汪要向领导汇报工作，但还没到领导办公室，他就想"我可能不行"，继而产生害怕心理，而这种恐惧又会让躯体产生紧张、痉挛、心跳加快、呼吸急促等生理变化。

不管是正常人的心理冲动，还是强迫症患者的心理冲动，都是正常心理。正常人不会关注自己是否紧张，也不会理会心理冲动。即使知道了，也不会介意，不会为之苦恼和焦虑，更不会采取任何方法试图消灭它，而是带着这种心情投入到生活中去，该干什么干什么，这就是平常心。

正常人汇报工作有时也会恐惧和紧张，可能也会暗示自己不要紧张，不要害怕，或者深呼吸几次，四肢用力伸展几下，来缓解紧张，转移注意力，然后带着紧张去面对，绝不会过多地对抗和纠缠下去。

正常人对待心理冲动的态度完全出于本能，最后会顺应心理冲动的发作。正常人认为心理冲动或心理波动是正常现象，会容许心理波动和情感冲动，不会像强迫症患者那样非要把正常的心理波动压下去。

虽然正常人在某些拘谨的场合也会做些心理或行为上的努力来缓解紧张，甚至干脆逃离现场，但事后他们不会对发生过的事情反复评价和纠缠，也不会过多地责怪自己，因为他们觉得这是正常的。

然而，强迫症患者认为在任何场合都不应该恐惧、紧张，因而总是千方百计地想控制恐惧、紧张，却又控制不了。强迫症患者常常感叹说："当强迫预感发作时我怎么也控制不住。"所以，强迫症患者的心理阴影就是在想控制又无法控制的矛盾中发展起来的。

本来在某些特定的环境产生强迫预感是正常的心理，但强迫症患者却认为它不正常，担心如不及时加以遏制的话就会引发恶性强迫，可结果出乎预料：越压越厉害，导致复杂的心理波动。

进入复杂心理状态后，强迫预感（或强迫反应）更加强烈。本来此时放弃还来得及，但强迫症患者绝不会就此罢休，不会眼睁睁看着强迫肆意妄为，他会使出浑身解数与之搏斗，而怕的心理和强迫预感却愈挫愈勇，最后以雷霆万钧之势冲破理智防线奔泻而出——强迫行为发生了。

泄气、难过、自卑、自责、自怨自艾、恨自己不争气、恨自己太没自制力、恨自己生不逢时……他们从不放过自己的"失误"，从不甘心每一次失败，总是回味、模拟演练发生过的场景，不断总结失败的教训，避免再犯同样的错误。

如此折腾不仅不能扑灭强迫的火焰，反而是火上浇油。这样的结果强迫症患者深有体会，于是他们又会采取"不要害怕，不要难过，不要自责，不要关注，不要对抗，不要逃避，不要在意"的态度，认为这样就能扑灭强迫之火。

接着出现反强迫的态度，暗示自己："紧张就紧张好了，关注就关注好了，对抗就对抗好了，波动就让它波动好了，难过就难过好了，冲突就让它冲突好了，一切都无所谓！"

真的无所谓吗？不！这样做还是火上浇油，因为患者也深有体会，这样矫情是虚假的，无异"煽情"，必须制止！

强迫症患者就是这样在强迫与反强迫的矛盾心理中纠缠不休，从而导致强迫症的怒火熊熊燃烧。

欲以一波消一波，就会引起千波万波。欲以我之心波（不要怕）对抗我心之波（怕），必然掀起更大的心理波动。欲以"不想关注"对抗"关注"，必然引起更强的关注。

"死也要对抗"是强迫症患者的病态思维和病态心理。

病态心理具有相对性。对强迫症患者来讲，在强迫出现前后所表现出来的各种病态（异常）反应，不是无缘无故而来，乃理所当然的结果，属于正常的。而对正常人来讲，则是不可理喻的，属于病态的。例如，失眠症的人在睡前会做很多在外人看来毫无意义或不可理解的事情，如设置两道玻璃窗以隔离外面的声音，禁止卧室有任何声音，包括手表的滴答声、配偶的呼吸声等，甚至心脏跳动的声音。

如果强迫症患者与自己身上出现的病态心理斗争对抗，实际上就是跟正常的心理对抗，结果必然产生新的不正常的心理。

一旦出现新的不正常的心理，虽然让人心痛，但对强迫症患者而言又是合理的、正常的。如果患者继续与之斗争对抗的话，结果可想而知——惨不忍睹。

随着心理对抗成为一种"习惯或常态"（强迫思维），病态性强迫必然频繁发生。反过来，病态性强迫的增多也会刺激强迫思维进一步加重。就这样，强迫症患者陷入"越对抗，越严重；越严重，越强迫"的恶性循环，不能自拔。

综上所述，只要掺入了对抗，就会使单纯的正常心理转化为复杂的病态心理，从而使一丁点小的心理冲动增长成巨大的心理波动，最终导致失控行为——恶性强迫行为。

强迫症患者的对抗心理不是表现在强迫之前，而是贯穿强迫症发作的始终。事后反复评价、无休止的心理纠缠，是强迫心理形成的温床，也是强迫症恶化的基础。

不难理解，往往不是恐惧或心理波动本身导致了病态性强迫，而是在强迫思维的驱动下导致了病态性强迫。这也是为什么正常人有些紧张往往没关系，而强迫症患者只要一紧张就必然发生病态性强迫的原因所在。

第四节　正常生理

强迫现象不是强迫症患者的专有，任何人都有发生强迫的时候，只不过有的人多些，有的人少些，有的人在意，有的人不在意罢了。

仔细观察周围的正常人，就会发现他们在日常生活中有时也会出现强迫，在紧张和压力大，甚至在空虚无聊的时候更明显。

电视里常常看到犯罪嫌疑人在实施犯罪的时候，不知所措地做各种重复性的动作。卓越军事家在开战之际，优秀学生在大考之际，也会经常发生强迫性的思维和动作。在生活中也常常看到，有些人在无聊时会不停地挖鼻孔、剪指甲、挤痘痘。

急性的人常发生强迫动作。在许多严肃、压力大的场合，容易出现反反复复的想法或行为，尤其是在愧疚、理亏、尴尬之时更容易发生。在惊愕、恐怖、愤怒、兴奋、紧张时，人脑常常会一片空白、四肢僵硬、不听使唤，即使行为表现出来，也是身不由己，怪诞离奇。

　　为什么有的正常人出现强迫多，有的正常人强迫少呢？因为每个人神经系统的强弱不同，就像每个人身体的强弱不同一样，因而接受外界影响的程度和对外界刺激的反应也就不同。神经系统脆弱的人，遭遇外界相对过强的刺激时，神经系统活动的正常机能就会被破坏而发生强迫。

　　读者可能会问，正常人的强迫属于正常生理现象可以理解，若把病态性强迫看作正常的生理现象就难以理解。有的强迫症患者甚至怀疑：强迫症患者的大脑或神经系统是不是有病？

　　不管是正常人发生的常态性强迫，还是强迫症患者发生的病态性强迫，都是正常生理现象。强迫症患者的神经系统没有病，脑细胞也没有实质性的损伤，最多不过是正常机能的一时破坏，功能上的一时失调，活动上的一时紊乱而已（除习惯性强迫外）。

第九章　强迫恶化

强迫症究竟是怎么形成的呢？常态性强迫是怎么恶化成强迫症的？本章将根据张景晖理论来分析强迫症的致病因素。

第一节　案例分析

一、案例展示

【案例一】一位中学女教师，以前很平常，一次公开讲课改变了其人生轨迹。

下课后一位老师半开玩笑地告诉她，你讲课时表情有点怪怪的。

她开始半信半疑，于是就找几位听课的老师求证了一番。其中一个老师告诉她："你开始表现是有些紧张，表情确实有些怪，但后来就好了。"还有个老师也说："你表情是有一点怪，尤其是嘴巴，不过不要紧，下次注意就是。"

言者无意，听者有心。这位女教师心里顿时凉了半截。

"三人成虎"的故事，言犹在耳。几位老师都这么说，她感到万分震惊。她讨厌自己的这个毛病，特别是作为一名老师，每天都要站在讲台上面对学生，更不应该有那样的缺陷。

她开始留意自己讲课的表情，疑神疑鬼地搜寻，当她找到后，就采取各种方法去扭转。可结果不仅扭转不了这种"怪异"，反而发展到课余时间经常出现表情强迫，这让她越来越尴尬。因为表情强迫，更因为强迫无法控制，她陷入了深深的苦恼、恐惧之中。

【案例二】有个新郎，在结婚的那天早晨，爱人对他说："今天可别余光啊。"他听了这话觉得莫名其妙，回答说："什么别余光，我又没有余光。"爱人说："你自己不知道，我常看到你有余光，斜着眼盯着别人看。今天在亲友面前可得注意些。"

他对新娘一笑，没把事放在心上，因为他确实以为自己从没发生过什么余光。在婚宴敬酒时他目光游移不定，爱人在旁边推他一下，轻声说："你怎么又余光了？"他还是没在乎。晚上看婚礼拍摄的录像，新郎发现自己果然"余光"了！

这一惊非同小可。他不敢相信录像里面有余光的新郎竟然会是自己。待他回过神后才向爱人承认说："原来我真有余光！"

从此他认真注意起自己的目光，努力控制自己不要再出现余光。但越是努力控制，余光出现得越频繁，真是越怕出丑越出丑。最后跟余光拼起命来，于是强迫症患者的队伍里又增加了一员。

这位青年如果没有爱人的善意提醒和对他的所谓余光明察秋毫，可能就会稀里糊涂地幸福生活下去，是爱人引导他后，自己走进了强迫症的队伍。

【案例三】"我患强迫症一年多了，原来很正常。就是有一天和同学打牌时手抖动得比较厉害，之后我就一直对此神经过敏，关注自己的手，努力控制手不抖动，但越控制，手抖动得越厉害，现在感觉越来越严重了，实在太痛苦了！"

【案例四】有一次学校开家长会，我妈去过之后，回到家就把老师对我的评价，语重心长地又对我说了一遍："你们家孩子啊，挺听话，学习也挺认真，就是有时候老是会吞咽口水，看起来怪怪的。可能他自己没注意到，你们家长可要多提醒他，这个毛病要不改，长大后对孩子影响很大。"

我妈听了老师的善意劝告之后，便对我的口水吞咽"严加看管"。

每当我的口腔和喉咙在动的时候，她就在一边提醒我："你注意点，怎么老改不了这个毛病？""想吐口水就吐，不要老含在嘴里，更不要咽下去，这样不好，容易生病。"可是她却不知道，我早已在心里练习过很多次了，我也不想这样，可是控制不了啊！

我妈似乎认定了只要积极防范，就不会出现坏结果，而且要改掉这个"坏习惯"，必须趁早，否则越拖越难改！在我妈的"关心"下，我在众人面前，尤其是在熟人面前，口水吞咽问题越来越严重，不知不觉就变成了今天的口水强迫症患者。

【案例五】河南的一名患者写道：多年后的一天，我遇到一个发小，他突然提起来："哎！现在你的眼睛怎么不那么眨了？"我一下子想起来了，以前同学们老是笑我不由自主地频频眨眼。虽然现在不强迫了，但我知道自己有时候还是会控制不住地眨眼，只是别人没有发现。于是我又开始注意自己的眨眼问题，搜寻容易引起我眨眼的场景，现在空前严重。

假如没有那个同学提醒我，我可能还是以前的我，或许现在不会这么痛苦和纠结。

【案例六】小夏回顾自己患强迫症的起因。

小时候，我很聪明，学习成绩也很好，后来考上了县重点中学，学习成绩依然优异，人也很活跃，上课喜欢回答老师的提问，同学们都很羡慕我。记得初二（应该是13岁）有次下课后，有名女生问我："你上课回答那么多问题，一点都不紧张吗？"

女生说她胆子很小，每次被老师叫到时声音都会发抖。当时我淡淡地说："有什么好紧张的，不就是回答问题吗？"嘴上那样说，心里却在琢磨紧张到底是啥感觉。不一会儿，有种莫名的恐惧袭上心头，心跳开始加快，呼吸也变得急促起来，我找到紧张的感觉了！

下节课是语文课，刚一上课老师就提问，我像往常一样勇敢地举手，但在站起来的瞬间，紧张感浮上心头，感觉自己提不起气来。我大吃一惊，怎么呼不出气，难道我生病了？后来屡次在课堂上出现这种情况，弄得我很不爽。

有了那次紧张得呼不出气的体验和控制呼吸失败的阴影以后，我整个人都变了，上课再也不敢回答问题了，下课也不敢和同学们交流。害怕上语文课和英语课，后来所有课都怕，人开始变得孤僻内向，学习成绩也下降很多。我渐渐地成了呼吸强迫症患者，高中和大学都是在战战兢兢和孤独忧郁中度过的。

二、案例分析

通过以上案例可以发现，有的强迫症患者一开始是自我发觉有强迫，有的强迫症患者是经别人提醒、暗示、训斥后才发觉自己有强迫的。

这些人有一个共同的特征：当他们发觉和怀疑自己有所谓的强迫现象后就开始介意，继而耿耿于怀，神经过敏地注意自己的强迫，捕风捉影地寻找强迫，疑神疑鬼般关注别人的看法，关注强迫的踪迹。

成语《疑邻盗斧》说的是，古代有个人丢了一把斧子，他以为是邻居偷去了，于是处处注意邻居的一言一行、一举一动，越看越觉得邻居像盗斧的贼。后来他找到了斧子，原来前几天他上山砍柴时，一时疏忽斧子失落在山谷里了。找到斧子后，他又碰见了邻居，再留心看他，怎么也不像贼了，反而觉得他的一言一行、一举一动都像是好人。

开始，邻居无所谓好人或坏人。自从他起了疑心后，邻居就成了坏人，等他消除疑心后，邻居又成了好人。其实，邻居本身并没有什么改变，还是从前那样，可是在丢斧子的人心中却变了一个人。

这就是相由心生，境随心转。

我们再进一步分析常态强迫是如何发展为强迫症的。

（一）"常态强迫→强迫症"的基本原因

唯物主义告诉我们，事物的发展变化总是离不开内因和外因，外因往往需要通过内因起作用，所以在事物发展变化中，内因起决定作用。如鸡蛋孵化小鸡：首先要保证鸡蛋是好的，否则就无法孵化成小鸡。鸡蛋本身具有唯一性，属于内因，而外因则具有多选性，即孵化的条件可以更改，可以用母鸡孵化，也可以用人工孵化。

常态强迫→强迫症的外因是：发生过强迫现象，而且有强迫行为的患者容易被人取笑、责骂、歧视等，确实会影响工作和生活，这些都属于客观因素。

常态强迫→强迫症的内因是：好表现、过于内倾、求全欲太强，对别人的取笑、责骂、歧视耿耿于怀。这些属于个人的主观思想，即认知态度。

需要了解的是，决定小孩患上强迫症的原因往往不是内因，而是外因——外部环境压力，因为小孩没有形成独立的认知（内因）。

（二）"常态强迫→强迫症"的简略过程

偶尔发生的常态性强迫，或"常态习惯性强迫"（如案例二中的新郎）→被人提醒（或自觉，如案例六里的小夏）→错误的认知（认为强迫是不正常的，强迫一定会影响自己的切身利益）→介意（耿耿于怀）→注意异常→寻找强迫→戴着高倍"显微镜"肯定找到了→惊讶不止→高度警惕→进入了临战状态→改强迫→越改越重→千方百计地努力斗强迫→越斗越重→痛苦、恐惧、愤怒、怨天尤人、心理纠缠（错误认知）→形成强迫的创伤心理（暂时记忆）→遇到特定的场合再次发生的病态性强迫→再寻求方法企图克服强迫→屡战屡败的体验→强化了心理阴影（记忆被强化）→必然发生的病态性强迫（强迫症）。

第二节　知道强迫

知道自己有强迫来自两个方面。

一是外界的提醒，如周围人的暗示、斥责、惩罚、讥笑等。譬如，做错一件事受到了严厉的或不公正的惩罚，于是往往想证明给别人看而不断地重复干某件事。

二是内倾性格所致。这种人对自己的得失很在乎，一旦发生了自以为是个人缺陷的强迫现象，难逃其"法眼"。

一个身心发育正常的孩子，思维或行为难免会有僵持、重复，这些所谓的强迫现象是人的本能反应、情绪反应或心思犹豫不决的结果，也是儿童常见的生理现象，并没有疾病的意义。孩子对自己的强迫本来没有自我意识，因而具有一过性。可有些家长时而提醒孩子注意强迫，尤其是被完美欲支配的家长，对孩子的强迫特别在意，在孩子面前表现出惊慌忧虑，甚至大发脾气教训孩子："你又强迫了！""注意些！""再来一次！""下决心改！""不要急，想好了再做！"这样明察秋毫地关注，让孩子知道了自己有强迫的缺陷，从此背上了思想包袱，若加上周围人的模仿、哄笑，容易使孩子产生心理创伤。

第三节　介意强迫

每个人多少都会出现强迫现象，但并非人人都有强迫症。反复检查门窗，不一定就是强迫症，而是因为害怕被盗，所以小心翼翼。回家后反复洗手，不一定是强迫症，而是因为害怕外面不干净，生怕被感染细菌和病毒，所以才彻底清洗。这些人如果不介意，没有被人提醒，或许还是正常人。只不过比较谨慎而已。但如果介意了，就容易发展为强迫症。

大多数人对自己的某些所谓的强迫从不介意，他们觉得发生一点强迫现象是再正常不过的事情。比如我走路时有时会出现"究竟往这边走还是往那边走"的念头，这边走几步，那边走几步，徘徊不定，自己都觉得好笑，这很正常。只有极少数人认为这样不好，会影响自己形象和切身利益，视其为绊脚石和污点，显然这是错误认知导致的态度。

第四节　注意强迫

介意强迫，必然会注意强迫，然后想方设法地防止发生强迫。

比如余光强迫症患者，在"迫前"会事先想好把自己的目光朝哪儿，甚至反复练习，以为这样就能把不强迫的"把握"想出来或练出来。

实际上，越注意越强迫，越练习越严重，顺其自然反而不强迫，这就是强迫症的规律。

注意的实质是怀疑和害怕。注意朝向哪里，哪里必然变得敏感。比如打字，如果把目光集中在指法上，打字就会不自然。注意动作，是叫你注意动作的目标，而不是注意动作过程。

第五节　寻找强迫

注意之后，就会寻找强迫。患者常常坚持不懈地努力"寻找"自己的强迫。其实，不管找什么，只要有目的地寻找就容易找到目标。

强迫症患者在搜寻强迫症状方面已达到"上乘"功夫，能够把自己发生的强迫现象一丝不漏地全部"找"到，连很轻微的别人无法察觉的所谓强迫也不例外。以至做某件事或完成某个动作，眼睛只要一闭，就知道这期间有几个"拐点"，可谓纤毫毕现。

第六节　对抗强迫

一旦找到所谓的强迫，他们就会大吃一惊，仿佛真的患了大病。为了检验"病"的真假，他们这里试试，那里练练，无事找事。折腾来折腾去，当他们一次次确认自己有强迫，就会认定自己患上了强迫症。

强迫观念不过是对自身出现的某种现象的注意固定和执着的结果。如果执着于这种现象，想改变这种现象却又改变不了而引起心理纠缠，慢慢导致对强迫的困扰问题。

其实，每个人都有紧张和强迫的时候，因而紧张和强迫本身并不具有疾病的意义，这本是不难理解的常识。而有些人偏偏把它看成是"病"，偏要追求"我不能紧张，我不能关注，更不能强迫"，拼命地压制紧张，控制注意，但又不能战胜它们，发疯似地想消灭强迫，导致强迫却越挫越勇。

斗争——失败——再斗争——再失败，失败的结果，加深了不良体验，固化了强迫记忆。

因此，不服从自然规律的态度是强迫恶化的主要原因。

第七节　自我诊断

当丢人现眼、嘲笑、社会歧视和现实打击等不良刺激从四面扑来，当他们心里斗得不可开交，当他们用尽了方法控制不了自己的强迫思维和强迫行为，当他们的努力得不到回报，就会感叹："啊！原来我是一个强迫症患者！"

就这样给自己下了"确诊"，从此一头挤进了强迫症的队伍。

第八节　因果循环

我们已经知道强迫是如何从偶尔性或习惯性的常态强迫衍变成病态性

强迫的：主观因素，即认知态度是始作俑者；客观因素，即不良刺激在推波助澜。

造成常态强迫的原因很多，也没有任何研究意义。

病态性强迫则不同，它是在出现正常性强迫之后，经过外部影响或自我觉察后，开始介意并注意和寻找，之后努力排除正常性强迫。结果必然是：越排除反而觉得强迫越多。强迫越多越烦恼，越想去排除。继而千方百计去消灭强迫，排除烦恼，就这样陷入了恶性循环不能自拔。

这时候强迫症患者才知道强迫实在太强大了，开始害怕强迫了！

之后出现的八大压力，加上个人心理素质、性格特征和错误认知，强迫的心理阴影就初步形成了，或者说，强迫的条件反射就初步建立了，强迫的种子已经在潜意识扎下了根。我们把这个过程称为强迫症的"生根"。

"生根"后就会"发芽"。以后只要遇到与八大压力相似的刺激信号，就会产生强迫的心理活动，譬如强迫预感、强迫恐惧、强迫意向。

"发芽"后就会"开花"。强迫的心理活动必然导致强迫的生理反应：肌肉紧张痉挛、呼吸紊乱、大脑一片空白、运动器官不听使唤等，从而无法参与正常行为，即"想做又怕做"的不知所措——强迫拐点出现了。

强迫症患者把这一结果归咎于习惯问题。他们错误地认为这只是一种做事犹豫不决的习惯，继而拼命地练习一些方法和技巧来改变这种毛病。这种错误做法必然加重心理负担。

出现了"开花"，患者的真实意图遇到阻力，必然会努力挣扎一番，或者干脆逃避或迂回绕过。我们把遇到强迫拐点时的逃避、拼命挣扎、迂回绕过的行为，称作强迫行为或强迫思维的结果。

强迫症的"结果"必然会给患者带来思想和精神上的压力。这时若再加上评价、自责、纠结，就会形成新的心理情结，埋下新的强迫症的种子。我们把这个过程称作强迫症的"播种"。

"播种"之后，又会"生根"——形成新的心理阴影。如此往复循环，导致强迫症的心理阴影越来越重，强迫反射越来越固定。

不难理解，强迫症其实是在条件刺激下，以心理、生理和行为三种方式表现出来，即强迫症的"三级反射"。"三级反射"建立后，强迫就已经发展为强迫症。

事实上，强迫症的各种症状都是强迫反射的结果。

由上可知，解决强迫的问题不难，难就难在人们对强迫症的概念模糊，因果观念颠倒。

第十章　恶化的核心

在强迫到强迫症的演变过程中，哪个环节才是关键？我们根据张景晖理论来进一步研究。

第一节　最初原因

在强迫症的心理咨询中，几乎每个来访者都会谈自己的强迫症是怎么开始的。多数来访者说是家庭造成的，少数说是生病、惊吓、刺激、受打击等原因，还有一些人怀疑是遗传造成的。

导致强迫症的原因很多，我们很难寻找其源头。

其实他们最初的强迫仅仅是偶尔或一过性的，如果当初自己没有去关注这些或者没有被人提醒，他们也许还是健康者。

不幸的是，他们的家人或身边的人对他们偶尔出现的所谓的异常现象时刻保持警惕，在他们跟踪追击和努力帮他们克服"不良"现象的同时，却把他们推下了痛苦的深渊。

在对待强迫的问题上，家长和孩子的看法截然不同。

一位患强迫症孩子的妈妈反映，孩子在上小学时就有撕作业本的强迫行为，只是她没太在意，也没提醒过。孩子说自己也不知道小学就有强迫，他只记得初中语文课上有反复撕笔记本的行为，引起了同学们的关注，也受到了老师的批评，然后开始变得闷闷不乐，最终发展成为真正的强迫症患者。

显然家长和孩子的反映不一致。究竟是家长说得对，还是孩子说得对？其实，两个人说得都对，只不过他们说的强迫和理解的强迫不同而已。妈妈只是证实孩子小时候就有强迫现象，而孩子并没有关注这个现象，孩子认定自己是在初中那次开始的强迫行为。

不少强迫症患者诉说自己是在童年时期开始有强迫的，更多的人说自己是在求学路上开始的，少部分反映是在参加工作和结婚成家以后开始的。其实，何时、何因发生强迫对强迫症患者都没有任何现实的意义，譬如因某些疾病引起的强迫，现在那些疾病早已好了，而你还在强迫；小时候一只狗引起了强迫，尽管那只狗早已死掉了，但你仍然在强迫，你的问题依然存在。

显然，最初发生的强迫或者何时开始强迫并不重要，重要的是你的强迫症为何久治不愈。

事实上，强迫发生的最初原因并不存在，但你的心理障碍还在，并且随着时间推移和强迫现象的频繁光顾而逐步发展。只有找出致病原因，消除心理障碍才是强迫症疗愈的唯一正确途径。正因如此，在接受心理咨询时我们定下了一个原则：不询问诱发问题的最初原因，着重询问对待问题的态度和采用过的方法。

第二节　知到不知

当强迫症患者知道自己有强迫后，就好奇地琢磨它。他们总想摆脱强迫，却又摆脱不了。这时候才开始后悔，总想倒回到当初对强迫什么都不知的"糊涂"状态。

强迫症患者会说，假如我能把曾经发生强迫的记忆统统忘掉就好了。是的，如能忘掉强迫，你的强迫症就好了。但是，这样的想法实在太天真了。

我们知道，大脑建立起来的联系和记忆是终生有效的，不管你愿意还是不愿意，规律性的东西决不会依你的意愿而转移。

有些事情似乎被忘掉了，但别人一提，还是能回忆起来。何况像强迫症这样的"大事"，你多年为之苦恼、与之斗争的大事，怎么能忘掉呢？如若你真的把自己的强迫症彻底忘掉了，说明你的大脑出了问题，那才是真的灾难呢。不管什么事情，一旦知道了，就永远不能再回到以前的那种不知的状态中去了。

强迫症患者知道自己有强迫，从"不知"到"知"就是前进了一步，既然前进了一步就永远退不回去了。所谓"永远退不回去了"，并不是说强迫症永远好不了，而是说患者永远回不到"不知"的状态了。

怎么办呢？再前进一步，通过对强迫的"再认知"达到对强迫症的"再诊断"，来摆脱强迫症的心理束缚，解除心理纠结。

有位强迫症朋友（以下简称"迫友"）告诉我，她有个同学以前也是强迫症患者，因为发生过一次交通事故，强迫的记忆竟然奇迹般地全都忘了，以前的强迫症状也没了。

这位强迫症患者因为发生交通事故而痊愈，真是可遇不可求，千载难逢！但是大家千万不能效仿。

第三节　过度内倾

过度内倾的性格，是指自我内省很强，总是把注意力集中于自己的身体和心理方面极其细微的异常变化，并因此苦恼不安、焦虑。

与性格内倾者相反，外倾的人则常把注意力集中于外界的事物。他们追求现实，性格坦率。

一个人任务没有完成好的时候，有的人专心研究没有完成好的原因，有的人则更多地考虑自己的处境，生怕自己受到伤害。前者是外倾性格，是积极的态度；后者是内倾性格，是消极的态度。

强迫症患者大多有神经质，而神经质的人常有内倾性格。据有关资料显示，内倾性格的人群中，女性约占80%，男性约占20%。

当人在受到某种刺激或生理出现变化的情况下，偶然出现一些不良反应本是正常现象。无内倾的人对之不会注意，即使注意到了也不会介意，更不会大惊小怪。但过度内倾的人则把注意力集中自身，稍有一点异常反应，就能发觉。或者自己一时没有发觉，被别人提醒后，如同大祸临头，对之高度注意，怀疑自己患了什么大病。于是开始注意和寻找自己的所谓异常。

有位女性患者就是这样，认为自己比别人容易疲劳，怀疑身体出了问题，到医院做了各项检查都查不出毛病，但她非要医生给她查出一个病来。医生没办法，又不能说她是装病，最后给她下了一个"神经衰弱"的诊断。她真以为自己患了神经衰弱，买了一大堆营养补品，躺在家里休息起来，并不时地内省自己疲劳了没有。

由于过分关注身体的一面，她越来越容易疲劳，病情也越来越重。

心理健康的人劳动时，注意力集中在工作上，从不内省自己为什么容易疲劳。

不少强迫症患者是在外力的作用下，由外倾性格转变为内倾性格的。

从许多强迫症患者的自述中可以知道，他们小时候比较乐观开朗，不大注意自身，即使身心出现一些变化，也并不在意。但某些家长对孩子的身心变化却很在乎。经过这些家长的严格挑剔、严厉训诫和高强度塑造，孩子的性格发生了转变，由外倾转向内倾。

过度内倾者其实也不想关注所谓的异常现象。如在异性面前走路时关注自己的姿势。因为他们知道越关注走路本身，走路就越不自然；越关注走路姿势，姿势越会扭扭捏捏。

为了避免自己的形象受损，他们也不想关注自己走路时也想摆脱这种关注或内倾。但越是排斥这种注意力，注意力越被某种魔力牢牢控制。这就是强迫性关注。

强迫症患病率为何居高不下？客观上，是因为社会竞争日益激烈，职场或人际交往中对人的整体要求越来越高；主观上，是因为有些人的注意力总是朝向自己，不放眼世界，最终导致思想狭隘、偏激。

襟怀宽广，视野开阔，把精力用在工作、学习上，用合理的锻炼和健康的娱乐使自己经常忙碌着，这样才好。

第四节　苛求完美

苛求完美是强迫症患者的主要人格特征。强迫症患者除了对外在事物追求尽善尽美外，在内心深处总是认为自己是完美无缺的人。

认为自己完美没有错，这是对自我能力的肯定，有助于增强自信心。那为何一些追求完美的人最终却患了强迫症呢？因为完美是把双刃剑。适度的完美可以促进个人发展，而过度或不合情理地追求完美，即过渡到偏执和狂妄，则会阻碍个人的发展，钻进一个自我设定的死胡同，甚至会把整个人生卷进去。

强迫症患者对己、对人常常表现得非常苛刻。他们不允许自己，甚至也不允许别人身上有一点点瑕疵，非常重视自己在他人眼中的形象，常常对自己或他人身上表现出的不足和缺点，无端指责和无休止地唠叨。

事实上，强迫症患者无论怎样努力也无法改正自己或身边人存在的一些所谓的"缺点"，因为他们的要求是做一个完美无缺的人，而世上根本不存在完美无缺的人。

因为长时间无法改正自己或别人的所谓"缺点"，这种失败感，加上自己无法理解后的耿耿于怀，必然又会使他们陷入自责、怨恨、痛苦、纠结的恶性循环中。

第五节　错误认知

家里的新房墙上留了一个空调洞口，时常会有小鸟从洞口钻进屋来，它们在屋内到处乱飞，拼命地朝有光亮的窗户飞去，结果重重地撞击在玻璃上。稍作停息，小鸟又转身朝其他窗户飞去，结局还是一样。

置身屋外，小鸟很容易发现墙上的洞口，但进去之后就迷失了方向，找不到出口。

此情此景让我想到了强迫症患者，他们何尝不是这样！在与强迫症长期斗争的实践中，强迫症患者积累了丰富的"经验和教训"，自以为对强迫症的认识非常深刻。

他们的思维是，知我病者莫若己。自认为强迫症的道理都知道，就是难以做到——知易行难。因而他们总是把问题归咎于强迫症本身和一些客观原因，却从不反省自己的主观认知问题。

当然，我们也不能否认一些客观因素对强迫症患者构成的实际伤害，如社会因素、家庭因素、成长遭遇，当然也包括强迫症本身的危害等。

其实，大多数强迫症患者思考和判断问题的能力并不比正常人差，只是表现在强迫这一点上却陷入了迷茫，固执地抱着偏见，对自己和许多客观事物失去判断能力，因而表现在强迫症上的一切情感活动都是夸张的、虚假和错误的。

他们朝思暮想获得解脱，却坠入迷宫和井底，左冲右突，始终找不到出口。

在强迫症患者的眼中，症状为何会变得越来越恐怖？这是因为不断强化和泛化的结果。就如擦除灰尘一样，客观上灰尘越擦越少，主观上灰尘反而越来越多。因为勤擦洗，暂时擦除灰尘的同时，也擦亮了自己的眼睛，训练成"火眼金睛"。

遇到烦恼，大多数人是带着烦恼生活，在生活中解决烦恼，而极少数人总想先消灭烦恼，再回归生活，结果反被烦恼束缚。这是两种截然不同的生活态度。

强迫症患者总想摆脱强迫这个烦恼，反被强迫牢牢束缚。

第六节　心理障碍

既然强迫现象人皆有之，那么正常人发生的强迫现象与强迫症患者发生的强迫现象有什么区别呢？

从强迫现象本身来说，都是反复地想一件事或反复地做一件事，没有什么区别。从发生强迫的频率和轻重来看，许多轻微强迫症患者尤其是强迫思维者，看起来甚至比大多数正常人的强迫现象还要少，但心理问题却很严重。许多靠药物控制的强迫症患者，从表面上看也很正常，强迫症状似乎被遏制住了，但心理阴影依然存在，因而从表面上无法区分。

正常人虽然或多或少的存在强迫现象，却毫不介意，这样的人即使出现强迫现象再多也不成为强迫症患者。可见，正常人与强迫症患者的区别，不是决定于强迫现象的有无或多少，而决定于对待强迫现象的认知和态度。

本书认为，错误认知才是强迫症的心理障碍。只要有心理障碍，不管强迫现象多么少，都是强迫症患者；反之，不管强迫现象多么多，只要没有心理障碍就不是强迫症患者。

因此解决强迫症心理问题的根本途径不是患者缓解强迫症状或者回避压力环境，而是转变对强迫症或者压力环境的态度。

我们认为：强迫症=强迫现象+心理障碍。

如果这一观点成立，就可以有效区分强迫与非强迫症患者，为强迫症的临床诊断、心理干预和等级鉴定提供理论参考，为强迫症研究开辟新的航向。

第十一章 认知扭曲

第一节 基本论述

强迫症患者总是执着于以自我为中心去认识强迫和感知周围的一切。无论是谁，只要固定在某个角度对事物进行认知，难免会做出片面、有失偏颇，甚至完全错误的评价或判断。

常言道：上半夜为自己想，下半夜应为别人想。人要将心比心，不要光从自己的角度出发，也要站在别人的角度上想一想。通过换个角度思考，看到的自然不是片面的，而是相对比较全面的、客观的事物原貌。基于这种认知，对待事物的态度也就会坦然。

神经质类症的人总是把自然界发生的一些不雅之事、不当之事、有悖伦理和道德的想法、冲动、缺陷，或者让人感到愤怒、恐惧、厌恶、恶心等诸多烦恼的事情视为不正常的，从而产生异常的心理因素。

强迫症患者之所以认为强迫是不正常的，是因为他们总是认为世上只有他们会强迫，只有他们的强迫才是真正的强迫，才是最严重的强迫，才是人生的最大障碍和最大的不幸。

世上有许许多多的小事是无法避免或者无法根除的，因为它们是自然的产物，是宇宙的一分子。虽然当众打喷嚏不雅，但世界上恐怕没有人能禁止或杜绝打喷嚏；虽然细菌令人厌恶，但世上恐怕无人能永远根除手上的细菌；虽然身后的影子犹如长尾巴一样令人讨厌，但世上无人能消除路灯下的身影；虽然某些强迫行为难登大雅之堂，世上恐怕无人能根除偶尔发生的强迫现象。

有位女士讲述了一个有强迫的正常人：他是我的前夫，他喜欢木工，有不停干木工活的"毛病"。他常常一个人三更半夜爬起来干木工活，诸如做些木头玩具，做几个小凳子，尽管家里的凳子堆积如山，但他还是一如既往地干。可他从来没有在意过，他觉得这个很正常。而我对他的强迫行为感到难受，可他却觉得我在钻牛角尖，说正常的爱好在意它干什么。我以前也见过一位七十来岁的老太太，她没完没了地洗刷，就差把蜂窝煤搬出来洗了。我问老太太："您这样不停地洗东西，不累吗？"她笑笑回答说："反正坐在家里也没事干，空虚无聊，干些事情反而觉得充实一些。"有名洁癖症患者痊愈回家后，看到一个也有严重洁癖的同乡，以为他也是一个强迫症患者。出于好心，他就建议此人也去治疗下。谁知，这人竟然说："你让一个自己不认为是强迫症的人去治什么强迫症，不觉得荒唐可笑吗？"

同样的强迫症，正常人与强迫症患者对它的看法竟然如此不同。强迫症患者认为，只要有强迫的人，就一定会跟他一样感到痛苦。一旦当他发现，原来许多有所谓强迫的人，甚至强迫现象非常"严重"的人，却丝毫没有痛苦和纠结，他就会大吃一惊。这对他改变自己的错误认知有极大的帮助。

强迫症患者的错误认知是如何演变而来的？下面我们来进一步分析和讨论。

第二节　前期认知

开始发觉自己有强迫的时候，患者和平常人一样偶尔出现一些强迫，或者常态习惯性的强迫，对此他并不介意。只是在某种机缘下，他看到了强迫狰狞的一面（比如影响他的生活），从此开始关注自己的强迫现象，时刻警惕和严防强迫的发生。

应该承认，强迫症患者看到强迫的恐怖一面并非虚假，而是客观事实。然而，任何事物都有正反两面性，强迫症患者看到的只是反面，或者看到强迫的局部或片面，却以偏概全，做出过于主观的错误评价。

每个人都可能会看到强迫恐怖的一面，但大部分人觉得很正常，因为他们会调整看问题的角度，全方位看，从而做出客观评价。

第三节　中期认知

既被强迫"迷"住，就如一叶障目，让你再也看不到客观真实的东西，因而对待强迫的态度就不可能是正确的，结果让自己陷入进退两难、不能自拔的境地。

"入山不见山，出山观山景。"越进入山中，越看不到山的全貌。因为看不到强迫的全貌，他们只能借助"放大镜"去看，结果把强迫进一步放大，使它更加狰狞可怕。

由于他们把强迫现象和与之相关的一切都放大了，导致对与强迫相关的一切变得敏感多疑起来。哪怕是发生一丁点儿强迫，他们也会视同眼中钉、肉中刺，难受、痛苦，充满恐惧；哪怕是别人的一丝微笑或某个表情，也会怀疑别人在讥笑他们，蔑视他们。

从此以后，他们对待强迫的思想更加执着，与强迫不共戴天，展开了"有我没你，有你没我"的残酷斗争。

中期认知，导致进退两难，错在一错再错，"明知山有虎，偏向虎山行"，不知"迷途知返，回头是岸"的道理。

第四节 后期认知

因为自以为是，过于轻敌，反而把自己逼进了死胡同，钻入了牛角尖，越钻越窄，越钻越痛。

为了注入新的活力，他们总是寻找一些励志的话来激励自己，企图战胜强迫；为了消灭强迫，他们舍身求仁，豪情冲天；为了所谓的"壮志"，他们义无反顾，勇往直前；为了所谓的"正义"，他们宁可玉碎，不为瓦全。

此时强迫症患者已经变成了井底之蛙，不可能看到客观的一面。他们没有办法让自己跳出来，也不会原谅强迫了，抱着与强迫症同归于尽的决心死打烂磨，死撞南墙不回头。

虽然不少强迫症患者事后也会反省：如果时光能倒流，再不会打压常态性强迫。但世上没有后悔药，既然已经患上了张牙舞爪的病态性强迫，就断不可原谅；既然走上了不归路，绝不走回头的路，好马不吃回头草！再难，也只有勇敢坚强地走下去才能成功！

看吧，这就是强迫症患者的决心！正因为自己的认知态度，不放过现在的病态性强迫，才如同滚雪球般制造新的病态性强迫。

病态性强迫越严重，反过来也会刺激和强化错误的认知态度。

因此，错误的认知态度和病态性强迫互为因果。

强迫症患者都有体验：一旦被强迫症捉住了，再也挣脱不了它的魔掌。

这就真是作茧自缚，咎由自取。

子曰："过则勿惮改。"任何时候犯错，任何时候改过都不会为时已晚。古人还说：浪子回头金不换，放下屠刀立地成佛。

强迫症患者的认知为何会发展到这一步，我们进一步分析。

第五节　思维僵化

思维是一个人思考问题的出发点和观察事物的角度。看问题的角度不同，结论也不同。有的人固执己见，思维僵化，形似井底之蛙，心却夜郎自大，形成"井底思维"；有的人跳出局外，站在对立面换位思考，形成逆向思维。

每个人一开始都是以自我为中心的顺向思维。但在成长过程中，大多数人的思维方式会随着人生经验的积累逐渐逆转，变成逆向思维。

强迫症患者都有一个惯性思维：总是站在自己的角度去观察问题，故步自封，以自我为中心。

思维方式不同，行为结果自然不同。或者说，强迫症患者如何对待强迫症，很大程度上受其思维方式的支配。就如对待偶尔性强迫，患者开始也是出于爱美之心或自我保护的思想，企图消灭它，改正它，却出乎意料地导致了事与愿违的结果——强迫现象越打越多。

患者开始只是出于"一拳打开来，保得百年安"的思维，想一劳永逸，快速结束强迫的噩梦。因而与紧张、与强迫这些正常的生理现象或者合理化的行为进行蛮干，导致强迫越来越重，偶尔的强迫现象变成了固定的强迫症。

本来这种逆向思维方式是十分可取的，但结果完全出乎预料。其错在于不讲策略，在于不按客观规律办事。

随着斗"迫"经验不断丰富，不少人慢慢地感觉到强迫的强大和可怕，中途退下了"战场"。但在这些人里面，有一部分变成了日后的强迫思维者，也有一部分人干脆向强迫"缴械投降"，反倒走上了康复之路。但仍有不少患者，尽管遭遇了无数次惨败，雄心壮志依在，大有视死如归的英雄豪迈。他们从不观察别人，更不知反省自己，总怪自己的意志不够坚强，毅力不够坚韧，关键时候下手不够狠，脸皮还不够厚，这部分人渐渐成为行为强迫者。

一些追求脸皮厚的强迫症患者认定"世上无难事，只要肯登攀"。为了不留遗憾，哪怕胜算为零，也要赌上一把，也要往前冲。"明知山有虎，偏向虎山行"似乎成了他们的座右铭。

这些人虽然勇往直前，战略上藐视"敌人"，却在战术上过于轻敌，实乃莽夫。他们就像误闯屋里的麻雀，看到有光亮的窗口就以为是逃生出口，不假思索地猛冲过去，最终撞死在玻璃窗前。

虽然蛮干属于"长痛不如短痛"的逆向思维方式，具有积极的一面，却因为违反客观规律，仅凭个人英雄主义和主观意念与所谓的敌人进行蛮干，必然会受到客观规律的惩罚。

聪明人行事会像蝙蝠飞行一样，遇到障碍，迂回拐弯，决不莽撞。这是一种战术上的迂回，是一种尊重对手的做法。

其实，与强迫症蛮干的人也并非真正意义上的勇敢无畏。相反，这些人更害怕强迫，更容不下强迫，更排斥强迫，因此才迫不及待地要消灭强迫。

因为害怕发生强迫，才会竭尽全力地压制强迫，导致不得不发生恶性强迫行为，这是强迫症患者一直害怕发生的结果。

闻风而逃的人，其思维又是怎样的呢？虽然逃过了发生强迫一劫，却留下了不安和自责。显然这是一种逃过了短痛，却留下了长痛的顺向思维方式。

第六节　不当评价

强迫症患者为什么不能像正常人那样对待强迫，非要穷追猛打呢？为什么正常人认为细小得不值一顾的强迫，他们则把它视为天下第一大事？

失眠者之所以对失眠非常害怕，是因为对失眠后果的不当评价，或过分夸大了失眠的危害性。失眠者错误地认为只有一觉到天亮，才算睡眠，如果只有四五个小时的睡眠，就是失眠。仿佛世上只有他一人会失眠，只有失眠是天底下最大的事情。这种评价会使失眠者陷入高度的恐惧与不安中，加重失眠症状。

同理，强迫症患者之所以这么害怕强迫，是因为对强迫所致后果进行了不当评价，或者夸大了强迫的危害。他们认为强迫是人生道路的绊脚石，强迫是可耻的，强迫是龌龊另类的，强迫会让自己低人一等。

他们总是以为世上只有他才会有紧张不安，而别人都能泰然自若；认为世上只有他才有强迫，而正常人都没有；认为世上没有比强迫更严重、更可怕的事情，只有强迫是天底下最大的事情。

这种"唯我独迫""唯迫最大"的思想，必然会使其背上沉重的精神负担。这种观点也是强迫症患者一直坚守的思想堡垒，如不摧毁这一"堡垒"，患者很难从泥潭中走出来。

俗话说：人抬人高，人贬人矮。评价越高，恐惧越大。把强迫症看得越大，心理因素就会跟着增大。反之，把强迫症看得越小，心理因素也会相应地减小。

心里好像有一块与强迫症相吸的"磁铁"，什么倒霉事都要与强迫症联系起来：中途辍学怪强迫，考不上大学怪强迫，面试失败怪强迫，任务没完成怪强迫，没有升职怪强迫，人际关系不好怪强迫，相亲失败怪强迫……

总之，一切不如意都归罪于强迫！

过度关注强迫，以至于别人一个笑脸、一个皱眉，任何一个异样的表情和动作，强迫症患者都以为人家在谈论和讥笑自己，认为别人有意跟自己过不去。如此夸张的不当评价必然会促使强迫症患者的心理因素进一步发展。

富兰克林说："人生的苦恼很大程度上是由于对事物的过高评价。"只有实事求是地评价强迫，才可能使自己的心理回归平静。

第七节　认知错位

中国科学院心理研究所史占彪博士认为，所有神经症性症状都是建构出来的，都是假象、表象。心理治疗师必须要有境界，才能支持当事人看到生命的实相。

在特定条件下，任何人都可能发生神经质症状。如在众人面前讲话感到恐惧紧张、脸红耳赤；见到邻居被盗窃，担心自家也被盗，显得格外谨慎等。对这些反应，大部分人的表现只是短暂的，一过性的。

譬如一些人为了安全起见，安装了摄像头、报警器，但不久之后觉得太平无事，就麻痹大意了，防盗装置也闲置不用了。而对某些过度内倾性格的人来言，精神上会出现强烈的不安，并由此导致错误的认知。

如果把人皆有之的强迫、紧张、不安、身体不适等心理或生理变化，以及普遍存在的社会现象误认为病态或异常，之后高度注意并企图排除，但越注意它，越努力想排除它，反而会表现得越严重。

反过来，症状越重，想排除"病态"的欲望就越强烈。如此交互影响，必然形成恶性循环。

几乎没有一个强迫症患者会觉得自己对强迫症的认知和评价有错，相反，还自以为对它了如指掌，具有完全正确的认知，有的甚至还沾沾自喜道："久病成良医嘛。"

事实上，每个强迫症患者对强迫症（包括有关强迫的一切）的认知、评价、判断几乎都是错误的，颠倒了的。

顺向思维支配下的人们总是站在自己的角度去看待对方，即"手电筒照人"——光照别人，不照自己，因而不会发现自己的认知或判断有错。这好比，没有人能发现自己脸上有污垢，只有借助镜子才能反观自己。

强迫症患者的认知错误远远不止对待强迫症的态度，关键是错在对自己的主观思想的认知上，或者说，对自己的错误认知产生了错误的认知。

他们总是自以为是，从不检讨自己的思想认知是否有偏差。如此偏袒自己的主观思想，必然导致自己的思想越来越偏。

很多人以为错误认知就是看问题或看到的东西是错的，这是一种误解。强迫症患者感知的事物肯定是客观存在的，耳闻目睹，怎会有错呢？既然认知的结果没有错，那么错在哪里呢？

强迫症患者的错，错在不肯改变看问题的角度！

生活在井底的青蛙看到上方有一片乌云，以为要下雨了。而生活在井外的青蛙看到万里无云，只是井口上方有一朵乌云，刚好遮住了头上的烈日。生活在井底的青蛙只能看到一小片天空，不能说它看（感知）错了。

事实上，不管是谁，只要跌入"井底"，都会变成井底之蛙，感知到的也是同样的结果。井底之蛙错在哪里？显然，错在身处井底。

不难理解，强迫症患者为什么那么恨强迫，非得除之为快，是因为他们确实感受到强迫症对其构成的伤害，这是毋庸置疑的。

在现实生活中，人们常常会感觉身边的一些人看问题太偏激，但这些人总是振振有词地说自己很清醒，很理智。在他们看来，一切问题都是别人的错，都是客观原因惹下的祸，唯独自己没有错。他们把生活和工作的不如意全部归咎于客观原因。

"如果我没有强迫症，这个事情就不会办糟。"

"如果我没有强迫症，他们就不会那样对待我。"

"假如我没有强迫症，我的前途肯定会光明灿烂。"

"假如我没有强迫症，我的生活肯定甜如蜜。"

"总之，一切都是因为强迫的缘故，它是阻碍我成功的唯一绊脚石！"

难道患者自己真的就没有主观上的问题吗？难道有强迫现象的人都无法获取成功吗？强迫症患者对强迫以外的问题往往看得很透彻，甚至入木三分，可就在自己的强迫症问题上却看不到事实。

我认识一名有强迫症的朋友，凡事拿自己的问题当盾牌，从不承认自己有什么主观问题和缺陷。作为旁观者，我虽然当时也有严重的强迫思维，对她的问题却看得很清楚，譬如好吃懒做、斤斤计较等，我倒觉得她的强迫症不算什么。

为什么同样患强迫症的人对别人的问题看得如此清晰，而对自己的问题却视而不见，找不到缺点？

是因为强迫症患者长期以来把强迫症当成天下最大的事情来对待，没有任何事情可以和他的强迫相比。在这种"唯迫最大"的思想指导下，他们模糊了视线，迷失了方向，看不清自己的缺点，自然就会形成固执己见的性格。

为什么强迫症患者与正常人看问题有如此大的距离？为什么认知偏差会越来越大？为何一丁点儿的强迫在其眼里竟然变得如此恐怖？

通过观察和研究，这一切都是受条件反射控制，导致恐惧不断强化和泛化，对强迫越来越敏感。

下面我们来看看强迫症患者的认知是如何一步一步发生错位的，我们用液晶屏幕上的灰尘举例阐述。

如果你身边有台电脑，顺着光去看液晶屏幕，你可以看到许多灰尘黏附在屏幕上。看到心爱的电脑这么脏，每个人的心里都会或多或少感到难受，都想擦干净。擦净后，大多数人无事一般就过去了。因为他们觉得有灰尘很正常，擦拭一下就行，就像洗脸一样，虽然每天都要重复同样的动作，却毫无怨言。但有极少一部分人却对此大惊小怪，觉得很不正常，尤其是那些空虚无聊、没事可干的人，这些所谓的不正常，更容易引起他们的注意，无事生事，自寻烦恼。特别是擦洗几次后，还是有许多灰尘，会让他们更加心烦。

他们总是回味纠结："为何我的电脑总是会这么脏？如果灰尘钻进了机子里，把电脑主板弄得短路起火了怎么办？后果将不堪设想啊，幸亏被我及时发现，要不就惨了！千万要注意啊！"

于是就会更加关注电脑上的灰尘。

如此耿耿于怀，必然会在潜意识层埋下洁癖的种子，或者说建立洁癖的条件反射：灰尘→恐惧（或心烦）。以后只要涉及灰尘有关的东西都会引起他的注意和烦恼，就如对待仇敌一般欲除之而后快。

每天因灰尘而感到烦恼和焦虑，一定要消灭它，排除它，躲避它，却总是根除不了它，摆脱不了它，因而对它念念不忘、耿耿于怀。

每次消灭或者逃避了令其烦恼的事情后，都会沾沾自喜；如果排除不了或者逃避不了，则会忧心忡忡。但烦恼的事情总是接踵而来，旧的烦恼去了，新的烦恼又来了，让人防不胜防。这本来就是生活，就是现实和人生。可是他们对烦恼之事总是看得很重，总是因根除不了烦恼而耿耿于怀。这种对烦恼的认知态度必然为今后埋下了心理隐患，最终形成强迫症或其他神经质类心理疾病。

客观上虽然灰尘越擦越少，但主观上他们却感觉到灰尘反而越来越多，苦恼和焦虑也越来越大，心理阴影自然越积越重。就这样，条件反射不断获得强化和泛化，也就是说，对灰尘有关的刺激物越来越敏感。

强迫症患者开始也只是为了防微杜渐，常常擦洗，不料结果却往相反的方向走：对灰尘越来越敏感，对卫生越来越挑剔，从而变成了洁癖症者。

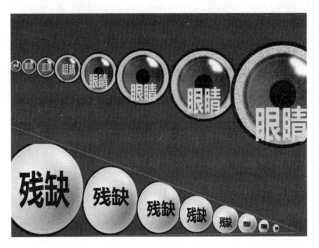

这真是一步走错，满盘皆错。渐渐地迷失了方向，陷入了思维的陷阱，不能自拔。

同样的道理，强迫症患者对事物往往都具有敏锐的触觉，并且观察很细致，但就是这样的人，越容易犯下低级的错误——"灯下黑"。

第十二章　病态性强迫

本章将根据巴甫洛夫条件反射的学说，阐述病态性强迫的原理及相应处置措施。

前面我们已经阐述过，病态性强迫是心理阴影的外在反映，是条件刺激、心理阴影、思想认知共同参与的结果，三者缺一不可。

条件刺激属于外因，心理阴影和认知属于内因。可以说，病态性强迫是在内因和外因同时参与下以条件反射的方式表现出来。

某些在正常人眼里十分平常的场合，对强迫症患者来说，如临大敌一般产生敏感性反应，如强迫预感、恐惧、紧张等。

如果没有特定的诱因（即条件刺激），就不会出现病态性强迫。

病态性强迫，实际上就是害怕强迫而发生强迫。

第一节　预期性强迫

所谓预期性强迫，是指在有强迫预感的前提下发生的强迫。

我们把有强迫预感的前提下发生的心理波动、生理反应、行为反应，统统称为预期性强迫。它包括强迫心理、强迫生理和强迫行为三个阶段。

强迫心理，是指强迫发生前的心理波动，包括预感、恐惧、冲动、焦虑、强迫思维和强迫意向等。

强迫思维是表面没强迫，心理却在强迫的一种症状，即自己知道在强迫，旁人却难以察觉。

因为害怕强迫被人发现，更担心强迫会伤害自己的身体，影响自己的日常生活和工作，许多强迫症患者会极力掩饰自己的症状。

例如，某君课堂上出现余光时，就赶快用手捂住嘴巴，故意打几个哈欠，或做摇头等夸张动作，掩饰自己的余光强迫。

强迫生理，是指强迫发生前的生理变化，包括神经系统紊乱、肌肉紧张、胸闷气短、呼吸紊乱、心跳加快、四肢发抖、表情僵硬和各种躯体反应等。

必须理解，强迫心理和强迫生理都是强迫反射的结果，即心理反射和生理反射。

强迫行为，是指对抗强迫和逃避强迫的行为，具体包括对抗性强迫和逃避性强迫。

1.对抗性强迫：表现为全身用力、表情夸张、手舞足蹈。由于强迫症状明显，旁人容易发觉。

2.逃避性强迫：表现为掩饰夸张、动作怪异、逃离现场等。这类强迫，旁人难以发觉。

出现强迫的预期反应后，除了自我保护的本能外，患者也会根据"敌"我形势作出犹豫、进攻、逃避的行为反应。

1.患强迫的初期：患者会不知所措，犹豫不决，或者被动地选择拖延，与预期反应进行对峙。

2.患强迫的中期：患者几乎都会选择"进攻"的方式与预期反应进行对抗。如自我暗示和自我打气，一次性发力冲破强迫拐点，或一退一进重复性地冲击强迫拐点，或干脆猛打猛冲地冲破强迫拐点。

无论是心理上的对抗，还是行为上的对抗，不仅不能消灭强迫，反而使预期反应愈加强烈，如呼吸紊乱、脸部僵硬、四肢颤抖等，反映在肢体运动上，就会在某个阶段的"拐点"上出现僵持。

如果此时硬逼着自己以原来的方式冲破"拐点"，将会出现痉挛性躯体化症状。如若再继续强行发起进攻，必将出现恶性强迫症状。

不难发现，从出现强迫预感到发生强迫，都是由于患者从心理和行为上不断对抗所导致的结果。

实践经验告诉我们，大部分与强迫蛮干的患者，在强大的"拐点"面前最终不得不低头转为"逃避"。

3.患强迫的后期：患者大多选择"逃避"，即遇到预感，或闻风而逃，或迂回绕过。

在即将发生的强迫选项中，患者具有充分的选择自由。怎样才能不发生或者少发生恶性强迫？有没有可操控的办法？答案是肯定的。既然是预期性强迫，发作前都有预警信号，完全可以避免发生不良后果。

根据强迫的症状对患者造成的伤害，我们可以把它分为良性强迫和恶性强迫两种。

恶性强迫是指让患者感到非常担心的强迫性后果。如发生影响自己工作、生活和自身形象的某种强迫行为和刻意逃避强迫的恶性行为等。

强迫思维和强迫行为都有良性和恶性之分。譬如你预感到下午开会可能会出现强迫，但你还是带着恐惧、紧张的心理去参加会议。虽然当时强迫预感很重，让你不敢抬头（担心自己会余光强迫），但相对而言，这种强迫属于良性强迫；反之，如果你借口不去开会，逃避自己的强迫，这种行为属于恶性强迫。

如果重复发生强迫，中枢神经就会形成一种容易再度发生强迫反应的动力定型。它与某些特定的内外环境建立信号联系，也就是在某些特定环境里如经常发生强迫，这些环境便成为强迫症的信号，以后一遇到这些信号，大脑里就做好了一系列发生强迫的准备活动，这就是我们平常所说的养成了"强迫习惯"。

可以肯定地说，心理因素在形成"强迫习惯"的过程中起了决定性作用。因而所谓的"强迫习惯"决非传统意义上的习惯，而是一种受心理因素支配的"反习惯"或强迫症。

随着强迫的出现越来越频繁，这种反习惯也将越来越精确和恒定，最终，急性的常态性强迫逐渐地转变成慢性的病态性强迫。

第二节 反习惯强迫

预期反应是强迫症患者的标志性症状。强迫预感能使强迫症患者迅速准确地扫描到某些场景中有哪些疑似"拐点"。出于自我保护的本能，患者会根据预期反应像工兵避开地雷一样千方百计地避开那些"拐点"。

因为强迫拐点大多出现在起心动念或动作暂停间，所以患者不敢让自己的思维停顿下来，动作也要全部连贯起来，一气呵成，从而减少了"拐点"的频率和行为的阻力。

还有一个重要的原因：在与强迫症作斗争的实践中，患者深刻地体会到"越想强迫，越会强迫"的规律。因此，他们有意识地不敢犹豫，不敢去想强迫，不敢去关注强迫，在这种心理暗示下，思维或动作自然加快。

事实上，产生了强迫预感后，患者就会害怕和逃避。此时就像过独木桥一样，越是酝酿准备，越是惊慌失措，越容易出现可怕的后果。

反而不假思索或无停顿地"快、猛、重、冲"的动作往往要比慢腾腾的动作安全许多。但是，狂奔而下的激情，难免造成行为受阻或欲进又阻的强迫行为。

虽然正常人也常常会出现类似的强迫，但强迫症患者由于掺杂了心理因素，致使偶尔出现的强迫逐渐转化为慢性强迫。

本书把这种类似习惯行为的强迫行为称为反习惯强迫。

值得一提的是，"快、猛、重、冲"的行为方式不是最初引起反习惯强迫的原因，而是逃避恶性强迫的一种本能反应。

换句话说，这种反习惯强迫是被迫行为下的结果。只要解除后顾之忧，这种反习惯强迫就能得到缓解和消除。

第三节　反射性强迫

预警信号是提醒人们避免受到伤害，是"上帝"赐给人类的一种逃生本领。假如患者发现强迫预警后不去避开，反而采取蛮干的方式去打压，致使恶性强行为屡屡发生，必然会加剧强迫意向，使病态性强迫久治不愈。

如果患者长期违反强迫的规律，漠视预警的意义，预警时间将变得越来越短，或者对强迫的敏感度将会越来越弱。

换句话说，如果预警信号多次发出后，患者总是不理不睬，一意孤行和强迫拐点蛮干，预警信号会因得不到奖赏而渐渐淡出，最终消退。这意味着，"迫前"不再出现预警信号。

每个强迫症患者都有一段难忘的强迫经历。以往发生强迫的环境、场合、在场人的表情和肢体语言等，都会深深地烙在患者的心底。

而这些记忆中的场景就变成了令人伤心的条件刺激物，患者只要在相似的环境或者与同样的人在一起就可能会触景生情，产生强烈的强迫预感和强迫意向。

读者可能会问：我当时感觉不到"触景"，怎么会"生情"？

其实，触景生情不是自我意识的反应，而是无意识的反应。

有时候，人的意识很难察觉出某个条件刺激。但当你发觉后，强迫已经发生了。接下来，你就进入了自我意识和自我监控的阶段，你可能会立即采用一些方法来掩饰窘境，或者干脆采取逃避行为——"走"为上计。

很多时候，强迫症患者没有预感，或者即使接到强迫预警，却来不及避让，也会发生强迫。这也是为什么强迫症患者会在一些不恐惧、不紧张、没有预感的场面也会发生强迫的缘故。

我们把这种没有预期反应的"触景生情"式的强迫，称为反射性强。

其实，反射性强迫也是一种预期性强迫，只不过"预警时间"显得太短而已。反射性强迫是病态性强迫发展的终极，常常被误认为是一种"强迫习惯"。

表面上，反射性强迫与心理因素没有任何关系，实际上，心理因素是预期性强迫发展成反射性强迫的桥梁和纽带。

由于反射性强迫是以条件反射的形式反映出来的，自然也受条件刺激、觉知（注意和认知）、心理阴影三个因素的控制。尤其是条件刺激，在反射性强迫的形成前后始终起诱因作用。

从强迫心理到强迫生理，再到强迫行为，最后发展为反射性强迫；从周围环境，再到心理活动，条件刺激由表及里不断深入，由里到外逐渐泛化，结成了互联网式的信号网。

"网"中的任意一个点，都与强迫行为之间建立了条件反射，可谓牵一发而动全身，导致强迫。

预期性强迫发作前都有强烈的预期反应，而反射性强迫则没有任何前兆反应，所以让人防不胜防。

如果把预期性强迫比作敌方的低音速轰炸机，当飞机到来前，人们就能听到轰鸣声，做好躲避。而反射性强迫则好比超音速飞机，当人们听到飞机的轰鸣声，其实飞机早已飞过了。

反射性强迫具有多米诺效应。

强迫症患者都有这样的体验：如果在第一个"拐点"出现强迫了，后面的所有"拐点"往往都会"全军覆没"——多米诺效应。

这是因为第一个"拐点"发生了强迫，就成为下一"拐点"发生强迫的信号。反之，如果第一个"拐点"顺利通过了，后面的大都没有问题。

虽然反射性强迫事前没有任何预兆，总是突然间非理性地发生，但也并非不可控制。

事实上，对患者来言，出现反射性强迫，本身就是一种预警。如果患者对其有正确认知，就能根据出现的预警讯号，及时有效地避其锋芒，或转移注意力，或知难而退，强迫问题或许会得到缓解。但不幸的是大多数强迫症患者总是想强行闯过去，结果反受其害，并强化了反射性强迫，使之变得越来越精确和恒定。

第十三章　强迫症特征

第一节　痛苦性

强迫症虽然不像胃病那样给人带来肉体上的痛苦，但强迫症给人精神上造成的伤害却是铭心刻骨。

我经常收到这样的短信和留言：

"我快要疯了，不管做什么，脑子里突然想到不愉快的想法画面，就不能做了，比如发朋友圈，突然脑子里想到不愉快、不好的想法画面，就要重新把微信关掉，然后想一个好的想法画面去对抗，然后再打开朋友圈准备发，然后又会想到，然后再把微信关了，再用好的想法画面去对抗，然后再打开，就这样没完没了。除非脑子里没有想到不好的想法画面，把朋友圈发了就行了，偏偏脑子里就是想，挥之不去，我快疯了！！！"

"我是强迫思维，老是想着我为什么是我，我为什么不是别人，然后就真的产生了不真实的感觉，心慌腿软，好难受。现在严重到每时每刻都在想，吃饭想，走路想，做事情停顿的一瞬间都会想。担心不真实感的产生而焦虑，晚上失眠，睡觉只能平躺，侧卧必做噩梦惊醒，心悸。我该怎么办？"

"没有一个人的强迫症比我更严重，我的强迫症就是恶魔缠身，根本无解，痛苦一辈子。短短3年时间经历了恐艾症、呼吸强迫症、抑郁症、焦虑症、惊恐发作，包括现在的强迫症泛化。我本是善良之人，为啥我的命却这么苦，简直就是苦到极点了，特别是现在的强迫症泛化，根本就看不到治愈的希望。"

"重度强迫，无法工作，无法社交，怕自己犯罪，怕自己失控到放飞自我，或者别人会不会侵害我，思维真的是无法控制。每次出门我都会把衣服缝起来，还有每次和别人说话我都会录音，生怕自己说了什么违法乱纪的话引起坐牢，总之已经无法正常生活了。"

"我宁肯得癌症，也不愿得强迫。"

"如果谁治好了我的强迫，叫我做牛做马都心甘。"

"与其让强迫伴我一生，不如死了算了。"

"我每次强迫厉害时心里就非常不舒服，对生活没信心，好想去死！"

……

强迫症患者的内心痛苦，由此可见一斑。

有个来访者说："老师，我这个强迫性关注应该怎么办？我不能在头顶上有东西的地方久坐，比如今天上课的位置。我突然发现和想到头顶上有空调，我担心它会掉下来，但是又走不掉，就只能难受地继续做事。真的太痛苦了！"

一位来访者在他的留言中写道："我相信那些不是强迫症的人永远不会明白强迫症患者内心的痛苦。仅仅是希望能像正常人一样生活，对于强迫症患者来说却是如此地奢侈。强迫症非常痛苦，这种痛苦没有人可以诉说。我曾经一度想到要自杀。我从事过很多工作，每次都因为强迫症而辞职了。现在没有工作，也害怕找工作，对自己完全没有信心！"

从强迫症患者的自述，可见强迫症给患者带来的痛苦有多深。

我在网上接待过上万例强迫症患者的求助和咨询，几乎所有的强迫症患者都会倾诉自己内心的苦闷。

发生强迫，内心痛苦也是难免的，这种苦恼其实也是很正常的心理现象。

强迫症的确很痛苦，因为是病就痛苦。哪怕是一场感冒也会把人折腾得半死不活！

头痛者说头痛最难过，脚痛者说脚痛最难受，牙痛者说牙痛最难受，世上没有不磨人的病。

有些人生不得病，哪怕是一场小病也会把家里折腾得鸡犬不宁，人人不安。一生病就怀疑得了不治之症，生怕自己会死，这是大多数强迫症患者的共性。

一次网聊中我看到一个很久未聊的来访者，就主动问好。他竟然回答说："我不好。"

带着好奇，我问他怎么不好。他回答说："我得了一场病。"

我问："什么病啊，这么严重？"

"咳嗽，日夜不停地咳嗽！没有比咳嗽更痛苦的病了！"

我要是没患过咳嗽，或许会相信他的话。于是我再问他："咳嗽跟强迫症相比怎么样？"

他抛出了一句话："你开什么玩笑！此时还谈什么强迫症！"

亲爱的读者，这就是强迫症患者，这就是在任何疾病面前都会忧心忡忡、叫苦连天的强迫症患者的真实一面。

不少强迫症患者说："假如让我不强迫，我宁可舍去一条腿。"

"假如让我不强迫，我宁可折20年的寿命！"

发生了强迫，没有一个强迫症患者会做出冷静的思考，去面对现实，去接受症状，而总是怨天尤人，结果，必然助长痛苦的心情和恐惧的心理。

第二节　周期性

很多时候，我会出现这样的感觉："这回我的强迫症真的好了。"

但每次结果都一样：没过多久，强迫症又会如期而至。

强迫症患者会常常感觉到心窝里压着一块沉甸甸的"石头"，堵得心慌，堵得自己透不过气。这种感觉随心情变化而变化，心情好时"石头"不见了，气也顺了；心情不好时，心胸沉重，呼吸紊乱，四肢麻木。

强迫症的生理症状和心理症状总是呈周期性变化。

有个强迫症患者说："我有时出现强迫，但过了一段时间它又好了，然后又开始了。厉害的时候甚至都痴呆了！真是很郁闷！我觉得强迫症是心理问题。我的社交没什么焦虑，朋友也不少，工作状态也很好。可能是周期性的缘故，一段时间强迫症又会出现，心情很压抑。"

一位来访者在自述中写道："我每隔10天左右为强迫症的活跃状态，每天莫名其妙地紧张，胸口堵得慌，不敢出门，整个人都快虚脱了。过了几天，突然又正常，也不用给自己信心，却可以像正常人一样生活。这个正常周期只有短短3天左右。"

"没有任何理由说我没自信，而且我在强迫发作时，也会强力控制自己的情绪与呼吸，但是那股没来由的东西，仿佛魔鬼一样，牢牢控制着我的大脑。那是一种什么感觉呀，简直是虚脱般的无力。而魔鬼离开的那三天里，我的大脑轻松了，肌肉不痉挛了，不紧张了，气息也匀称了，自己不用提醒自己什么，一切就像行云流水，诙谐幽默。"

看了这些来访者的描述，大家对强迫症的周期性一定深有同感。

"我从小学开始就有强迫症的周期性特征。状态好的情况下，一点都不强迫；状态差的时候，十天半个月都像活在地狱中。强迫少的时候，我多么希望从此会好起来，但是没有几天强迫还是依旧。希望总是落空，好景总是不长，强迫症总是不知不觉地频繁光顾，让我措手不及，让我防不胜防，让我遍体鳞伤。"

现实生活中，周期性变化的现象十分普遍。如太阳东起西落，人的生老病死，天空昼夜交替，植物花开花落，气候四季轮回，海水潮起潮落，月亮的阴晴圆缺，人生的高低起伏，疾病的反反复复，情绪的波动，火山喷发，地壳运动……

周期性变化是强迫症的一个重要特征。一次偶然的机会，我发觉自己的强迫症完全康复，就是根据强迫症周期性现象的消失为参考标准。

哲学告诉我们，万物无不遵循周期性的发展变化规律。事物在周期性的运动中经过两次否定的三段式而完成，即由肯定到否定，再到否定之否定，事物的发展就表现为一个周期，呈现出螺旋式的上升或波浪式的前进运动。

因果联系具有客观普遍性。一切现象都毫无例外地受因果联系的支配，而且因果关系会在一定条件下互相转化，原因引起结果，结果又反作用于原因。

强迫症同样也有周期性现象。从"生根""发芽""开花""结果""播种"五个阶段的因果互相循环，此消彼长，强迫症呈反复异常的周期性反应。每一次因果循环，心理阴影都被强化，强迫症都会进一步加重。

导致强迫症周期性发作的诱因，不外乎两个因素：情绪波动和条件反射。

一、情绪波动

一般而言，强迫症常常是在心情糟糕的时候加重，而人的情绪总是随内外环境变化而波动。当强迫症患者的情绪不好时，就会惶恐不安，喜怒无常，经验告诉他，自己又走到了低谷！

强迫症患者常有这样的体验：越是情绪低落时，越会关注自己；越关注自己，强迫症也就越重。而在心情好的时候，往往不大关注自己，强迫症就变轻了。

为什么会这样？人在不良情绪的笼罩下，总感到无能为力，无可奈何，唯一可以做的只是从侧面疏导自己，让不良情绪朝着安全的通道发泄。但面临某种不良情绪，有心理疾病的人往往表现为茫然无措，丧失理性地采取抵触或逃避的办法，妄图把不良情绪拒之门外。可结果总是相反，不良情绪反而如潮水般涌来——推波助澜。

当你拥有阳光般心情的时候还会关注自己吗？自然不会。外面的世界多精彩，你的目光朝向户外阳光明媚的大千世界，哪有时间去关注自己啊！

不关注自己，又怎么会产生与自己有关的强迫预感呢？

正常人从不关注自己强迫与否，因而绝不会发生强迫预感。

而遇到阴雨季节却不同，你的活动受到限制，紧锁的眉头得不到舒展，心情变得阴沉，感觉压力很大。

当情绪不好时，容易产生郁闷心情，你就懒得参加公共活动，你就会内省自己，更加关注自己的身体变化。

你会关注什么呢？人在无聊、压抑和无助的时候，很容易升起一股忧郁和焦虑的情绪，为了摆脱这些负性情绪，人就会想自己最牵挂的事，想自己最想做却又害怕的事情。

对许多强迫症患者来说，只有强迫症才是最牵挂的，这时候似乎只有吸烟、酗酒，拼命玩游戏，拼命吃，甚至拼命自慰，才是最好的安慰和解脱。

人的本能总是保护自己的软肋，保护最薄弱的地方。此时，你可能会想："我为何老是会强迫？""我的强迫症怎么办啊？"这些强迫意向，这些让你没齿难忘的心病就会冷不丁地冒出来，让你胆战心惊。在这样的心境下，出现强迫预感乃天经地义。

既然强迫预感来了，就免不了折腾一番，接着强迫现象也出现了。

突兀而来的强迫就像一石激起千层浪，让不良情绪变得更加亢奋，为迎接下一次强迫积蓄能量。

二、条件反射

有时强迫症的周期性和心情好坏没有任何关系。

正如有位来访者说的："即便没有紧张的感觉，心情舒适，我照样会强迫。"

在工作生活中，强迫症患者常常遇到诱发强迫的条件刺激。譬如，近段时间很少会强迫，但当你遇到一名初中的老同学时，或许会让你想起自己的强迫经历。一想起那段不堪回首的伤心往事，心里难免出现颤抖。

如果你不敢在他面前暴露自己的强迫症，强迫的恐惧心理就产生了，接着就会进行心理上的对抗，并导致与之匹配的生理反应，发生强迫也就在所难免。

一旦发生了强迫，心里犹如平静的湖面扔下了巨石，掀起滔天巨浪，更似晴天霹雳。

"啊，我的强迫复发了！"接着，强迫又会导致情绪低落，而低落的情绪又会刺激更频繁的强迫，轻微的强迫症状又回复到原先严重的状态。

然而，强迫反射又受心理阴影、条件刺激、思想意识（即注意和认知）三要素控制。心理阴影相对稳定，并且从转变对强迫的态度开始，就会逐步淡化。而其他两个因素则不同，会随时发生变化。这意味着，病态性强迫的强弱总体上随着心理阴影的淡化而减缓，但局部上仍然受条件刺激和思想意识的变化而波动。

关注强迫是诱发强迫一个很关键的因素。如果注意力朝外，即使遇到条件刺激，也不会触发强迫反射。反之，如果注意力朝内（关注自己），一旦遇到条件刺激，就会一触即发地产生强迫反射。

你可能会有这样的体会：当你忘我工作时，不大会强迫；而当你整天想强迫，强迫就会增多。

总之，不管是心情原因，还是条件反射之故，诱发强迫波动的因素无非是内因和外因。外因就是客观环境，即条件刺激；内因就是主观因素，即强迫症患者对客观环境的适应能力，包括对强迫的认知态度和创伤记忆等。

第三节　多变性

强迫症患者大多有下面的体会：只有自己一个人的时候，或者瞬间忘记还有别人存在的情况下，不大会强迫；身体极度疲惫往往也不大会强迫；发高烧时不强迫；因身体上的病住院治病期间往往不会强迫；生气张嘴骂人时不强迫；肌肉极度松弛的时候不大会强迫，喝多了酒也不大强迫；与慈祥的老人在一起不强迫；与不熟悉的小孩子在一起也不强迫；和严肃的长辈在一起容易强迫；向老板汇报工作更容易强迫；和心动的异性在一起很容易强迫，而与不在乎的异性在一起却不大强迫；主动造访容易强迫，被动造访却不大会强迫；有准备地进场容易强迫；越是有准备地参加社交、开会等，反而越强迫……

有的强迫症患者白天不强迫，晚上会强迫；有的白天强迫，晚上不强迫；有的患者在别人面前会强迫，和配偶在一起却不会强迫。

有的强迫症患者在熟悉人面前不会强迫，只是在陌生人面前会强迫；更多的强迫症患者却正相反，越是在熟悉和关心他强迫的人面前越容易强迫，甚至在父母面前强迫意向更强烈。

强迫症患者都能体验到：没意识到自己会强迫时往往不强迫，想到强迫时反而就会强迫；越是关注强迫，越会强迫，越是犹豫、酝酿和防范着强迫的时候，强迫得越厉害。

由上可知，每个强迫症患者都有正常甚至幽默滑稽的时候，只是这个能力被某些特定场合下频频发生的强迫所遮盖了。他们只看到自己曾经发生强迫的一幕，并且把它无限放大，以至于看不到自己也有很多场合不强迫的客观真实一面，自卑心由此而起。

事实上，强迫症患者不是在任何场合都会强迫。环境不同、对象不同、时间不同、心情不同，强迫的表现各不相同。

为什么强迫症患者有时会强迫，有时不强迫呢？哪里有引起强迫的诱因，哪里就有恐惧和紧张，哪里就会出现强迫。

为什么强迫症患者喝酒后不大会强迫？因为酒能壮胆，让人忘乎所以，不会胡思乱想，因此敢作敢为。

关键是酒后即使发生强迫（比如表情强迫、眨眼强迫），别人还以为是酒精的作用，不会嘲笑，所以就没有什么压力，当然就不会发生强迫。

还有一个更重要的原因：强迫症患者在以前喝醉后没有发生过强迫的记录，没有留下强迫的伤心记忆或心理阴影。没有心理阴影，当然就不会发生"强迫的条件反射"——预期性强迫或反射性强迫。

为什么患者在遇到强迫拐点时，只要变换一种方式绕过去，往往不大会强迫？

因为强迫拐点是发生强迫的条件刺激，所以，只要想到或临近"拐点"，就会感到有股压力袭来，这就是"条件压力"（即条件刺激）。这时如果改变一下策略，比如表情强迫症患者临近"拐点"时戴上口罩，意味着这个"条件刺激"就失去了原先条件刺激的意义，当然就不会导致强迫反射。

强迫症患者与陌生人在一起发生强迫，往往是因为恐惧紧张或尴尬等。这点大家都很好理解。

但是患者和熟悉的人在一起，或者在不紧张的时候也会发生强迫。这似乎难以理解。

怎么解释呢？其实，与熟悉的人在一起，虽然没有紧张的气氛，但对强迫症患者来言，却有条件刺激所带来的压力。也就是说，熟悉人（条件刺激）会让其触景生情（发生条件反射），唤醒他曾经发生过强迫的伤心记忆（简称强迫记忆），从而导致强迫发生。

为什么我在生气或争吵时反而不会强迫？因为生气或争吵的时候，我的注意力没有朝向强迫，故而不强迫。

一名叫小周的男孩是表情和余光强迫症患者，目前正在国外留学。在国外开始几个月都没有出现强迫，也没有强迫意向，为什么呢？因为他还没有在新的生活环境下形成心理阴影，自然也不会在这种环境下出现强迫预感。

可是好景不长。一天放学的路上，他遇到一名漂亮女生，很想上前搭讪交个朋友，却显得很犹豫：一方面他很想上前打招呼，向女孩表白自己的意图；另一方面担心女孩拒绝他的要求（丢脸啊）而不敢说。这时他可能遇到以下几种情况：

一是当他带着高度恐惧和紧张，面部表情尴尬、抽搐地上前搭讪了，女孩被这突如其来的异常举动吓跑了，之后他迁怒于自己的表情问题而耿耿于怀。

从此，"与女孩搭讪——发生强迫——丢脸——恐惧"一直缠绕在他的内心。

为了验证与女孩搭讪是否还会表情或余光强迫，他就这里试一试，那里练一练，结果越练，表情强迫越厉害。

失败、嘲笑、沮丧、痛苦、恐惧、焦虑交织着。特别是当他再次遇到那个女生时，立即唤醒那次丢脸的经历而感到羞愧。如果他还想跟她搭讪或者解释上次的"误会"，就会更加害怕和紧张。

不仅害怕被人拒绝丢面子，更害怕再次发生强迫丢大脸。这时强迫预感就出现了，不强迫也难啊。这可不是他愿意看到的结果。

随着强迫预感的频繁出现和强迫行为的时常发生，国外环境下建立起来的强迫反射一次次得到强化，他的心理阴影也变得越来越稳定了，担心发生强迫的恐惧感、预感和逃避行为等强迫的症状会越来越强烈。

二是一出现紧张、害臊，他立即感到："不好，强迫又来了！"

强迫预感出现后，如果还要不讲策略地强行搭讪，必然就会发生恶性强迫。不管他上前搭讪与否，都会在他的潜意识或情感脑留下强迫的记忆。

有了这一次经历后，用不了多久，国外环境下心理阴影就会不断扩散和泛化。

细心的读者可能会发现，去了国外，暂时远离了引起强迫的诱因，这些诱因开始只是在国内环境下才有。

有趣的是，小周放假回国后，竟然不强迫，家人以为他的强迫症好了。但几天后，小周依旧强迫。这又是怎么回事呢？这是因为在国内曾经建立起来的"国内环境——发生强迫——恐惧"的条件反射被唤醒了。

从国外刚回家时，因为好久没有遇到熟悉的刺激，没触及其从前的心理阴影，思维脑对以前熟悉的条件刺激显得有些陌生，因而暂时阻拦了条件刺激进入情感脑，从而没有触及心理阴影。

心理阴影没有被触及，强迫预感、强迫意向、强迫行为自然就不会出现。但这一切都是暂时的，过不了多久，思维脑还是会认出曾经熟悉的条件刺激（即国内的生活环境）。

这好比一个婴儿，好多天没见到自己的妈妈，由于妈妈的外形发生了变化，孩子一下子认不出，所以见到妈妈也是无动于衷。但过不了多久，孩子还是闻出了妈妈的味道："还是熟悉的味道！"

表面上强迫症的状况变化无常，实际上却有规可循。

患者应该有这样的体验：如果敢于在发生强迫的地方出现，反而不强迫，而最容易发生强迫的情况，都是在你不敢发生强迫的场合。

所以，如果思想上允许强迫，无所谓发生强迫，你就不会强迫。因为允许了强迫，就不怕发生强迫，就不会出现强迫意向或强迫预感，"迫前"就没有思想顾虑，举止自然就会洒脱。

反之，如果思想上不允许强迫，即害怕发生强迫，就会产生强迫意向，就会折腾，心理就会纠缠不休，就会把简单的恐惧折腾成复杂性恐惧，就容易发生强迫。

有个表情强迫症患者相亲，几次没有成功，认为都是自己有强迫的缘故。这回又经人介绍与一个女孩见面，但当他看到女孩时，发现自己并不喜欢这个女孩，但不知怎么拒绝才好。

不一会儿，计上心来。他想，以前的相亲失败都是人家女孩嫌弃他有强迫才离开的（其实后来才知道对方是嫌他的身高偏矮），这回何不再"强迫"一番把她吓跑？

于是他想暴露自己难堪的表情（这回，他可是真心想强迫），可是他却强迫不了，表情反而更加自然。

事实上，真正敢于强迫的人，哪怕面临极易诱发强迫的场合，也不会产生强迫预感和强迫意向。这好比，如果你连被蛇咬都不害怕，又岂会害怕蛇，以及跟蛇相似的井绳呢？

即使产生强迫预感，由于你思想上允许了强迫，强迫的症状自然就会大幅度缓解。然而，如此允许，可遇不可求，非常人所能为。

综上所述，强迫症状的时好时坏，都受条件反射和无条件反射控制。

第四节　共有性

我在亲身患强迫的体验和从事多年强迫症心理咨询中发现，来访者津津乐道的话题，除了诉说自己心里多么痛苦，就是强调自己的问题多么特殊。在向我们详尽地描述自己的症状与众不同的过程中，生怕遗漏了一些细节。

问他们特殊在哪里，说来说去，他们的问题都是千篇一律、大同小异，虽然强迫症的经历和表现症状各不相同，但道理却是相通的。

我们已经了解到，强迫症患者并非每时每刻都强迫，而是有时强迫，有时不强迫。其实，这些都是强迫症患者共有的现象。

强迫症患者都有几个难过的"拐点"。由于各自的经历和症状不同，强迫拐点的数量和种类也因此不完全一致。

强迫症患者也都有一些容易发生强迫的场合，即强迫的发生或不发生，发生的多少或轻重，都随着环境的变化而有所差异，这是强迫症患者的共同特点。否则，就不是真正的强迫症患者。

请你放心好了，你只是一个普通的强迫症患者，没有什么特殊之处，因而你的强迫问题与其他强迫症患者一样也是可以康复的。

强迫症患者总是给人以种种假象，背后隐藏着许多不被人知的心酸故事。

正常人看到那些有强迫行为的患者，行为举止似乎幽默滑稽，殊不知其内心是何等痛苦。正常人看到的强迫思维者，都是性格内向，不苟言笑，却看不出他们内心是何等纠结。

我通过采集上万强迫症案例和长期从事心理咨询的实践经验，总结出"强迫症患者都有极端完美主义倾向"的共性。根据这一共性，我们能挖掘出强迫症的本质，找到强迫症疗愈的有效途径。

第十四章　强迫的强迫

与强迫症的斗争，虽然没有硝烟的弥漫，也没有厮杀的喧嚣，但其惨烈程度堪比古今战场。

强迫症患者内心的厮杀或绞杀，表现在"前、中、后"三个阶段。

强迫症发生前后的绞杀，实质上就是对强迫的强迫。

为了让读者对它有个通透的了解，本章将根据"秋水理论"详细解析它的机理。

第一节　"迫前"折腾

患者在强迫症发生之前，如果出现预感，会让他们感到恐惧紧张和焦虑不安。

每当接近特定的场景（即临场）之前出现恐惧和焦虑，患者绝不会坐以待毙，而是严阵以待积极寻找各种方法应对，或者避开可能发生强迫的难堪场面。

然而，他们在心理上和行为上所作的努力，都不能缓解强迫预感所致的焦虑，反而带来更大的恐惧和焦虑。

这些为了降低强迫所致焦虑的办法或努力，其实都是瞎折腾或对抗，本书称之为"迫前"折腾。

"迫前"折腾是因为担心发生强迫而作出未雨绸缪的系列反应，是强迫症患者出于自我保护的一种本能，也是心理阴影在条件刺激的作用下的正常反应。

如果这种保护机制使用不当，就会适得其反。因为强迫不是客观，而是主观记忆。客观事物不以人的看法而改变，只要积极准备就会降低灾害。

发生强迫的场景是一种记忆。每个强迫症患者的症状都不一样，即使同一个强迫症患者，在不同的时间、不同的地点，不同的人在场，强迫症的情形和表现都不一样。今天在这里出现强迫，明天在这里可能不会强迫。因而强迫的发作具有很强的主观性。

我们已经知道，并不是靠模拟演练就能练出不强迫的信心来。相反，越是模拟演练，越会在某个场合会出现强迫；越是积极防范和准备，越会强化对某些场合发生强迫的敏感度和记忆。

当遇到条件性刺激所致压力，譬如明天就要面试、相亲、开会、开车、走路、演讲，甚至买火车票，你可能害怕到时候会强迫，因为以往发生强迫的经验和伤心往事历历在目，会让你变得紧张不安和焦虑起来。

为了降低焦虑，你往往会从心理和行动上采取各种各样的方法和手段去避免强迫和由此带来的不良后果，所以你常常在临场之前就开始闹腾。

你总是苦思冥想地设计各种预案：怎样才能不强迫？怎样才能不紧张？怎样才能不关注强迫？万一发生了强迫怎么办？有没有掩饰和弥补的办法？万一顶不住压力怎么逃跑？如果丢人了，如何才能把名誉损失降到最小？有没有万全之策？怎样才能不折腾？

你总是暗示自己，给自己鼓气加油，如"不要怕""不要想""豁出去，强迫算什么，我怕它作甚"……

除此之外，你还会付诸行动，采取许多预防措施。这好比，学生在考试之前出现的各种临考反应，如打听考题，打听监考，准备夹带，精心准备，等等。

正常人面临一些害怕的场合，也会出现一些害怕和焦虑的情绪，但他们不会产生过多的折腾，他们通常采用一些深呼吸或肌肉放松的方式来缓解自己的紧张。

而强迫症患者却不懂得这个道理。他们总是错误地认为可以通过自己的努力来消除紧张和焦虑情绪，虽然这些努力开始只是一些简单鼓励和暗示，后来却演变为以强迫意向为主导的复杂心理活动，导致躯体更加紧张，并由此带来一系列后果。

"迫前"折腾的本质就是强迫思维或强迫行为。强迫症患者明明知道"迫前"折腾是一种毫无益处的愚蠢作为，自己也不想折腾，但受强迫意向的牵引，硬是把自己折磨得死去活来。所以，"迫前"折腾也是一种反强迫思维或反强迫行为。

或许你也有这样的体验：有人通知你到领导办公室去一趟，说是领导有事找你谈话，你的心顿时咯噔一下："什么事啊？是不是领导发现了我什么把柄？"

你的情感脑和思维脑开始进行剧烈的内斗："领导如果这样说，我就应该那样反驳；领导如果那样说，我就这样反驳……"

两种意识你来我往，斗得天昏地暗。这是一场注定会失败的斗争。

因为你的情感脑对你知根知底，所以每一次斗争，犹如空手击石，招招见血。你还没有走到办公室，内心早已翻江倒海、汹涌澎湃。如此状态，你还能正常应对即将到来的场面吗？这好比士兵，仗还没有打，就自己先把自己打趴在地。

因此，不用开仗，胜负已定。

"迫前"折腾，会把一丁点儿的简单强迫心理转变为复杂的心理波动，使强迫意向以几倍、几十倍的速度急剧增强。特别在强迫思维的主导下，会让强迫症患者陷入"越紧张——越折腾——越紧张"的恶性循环。

由此可见，"迫前"折腾，非但不能减轻强迫，反而会把自己推下"火坑"。

如果说对抗是人之本能，放弃则是人的理性。"迫前"折腾，好似夫妻争吵一样，一个巴掌拍不响，没有错与对，推开其中一个便是。否则互不相让，必然两败俱伤。

所以，要想在进入特定的场景后身心轻松下来，就必须像正常人那样切断"迫前"折腾。

总而言之，"迫前"一番折腾，只是为了降低焦虑。

只要有了强迫预感，你都会朝着冲突点（强迫拐点）横冲直撞地"一路杀奔"而来。可是当你抵达"拐点"附近，已是伤痕累累，奄奄一息，无法动弹了。

屡战屡败的体会告诉你，所有被你尝试的方法不仅不能缓解恐惧和焦虑，反而会把焦虑推向高潮，使你难于逾越强迫拐点。

现在看来，你所做的一切努力和挣扎都是无用功，你自鸣得意或者自作聪明的做法，其实都是愚蠢之举。真是聪明反被聪明误。

当心理斗争无法停止，强迫症患者似乎陶醉于思维与情感的酣战中，就会像梦呓一般自言自语，旁人见到还以为精神失常。

实践证明，切断"迫前"折腾，是避免强迫加重的必要途径。暗示、放松、酒精和降低焦虑的药物，都是切断"迫前"折腾的重要选项。

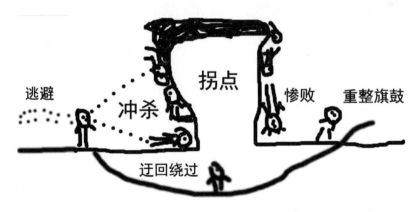

强迫思维"拐点"图

第二节 "迫中"对抗

"迫中"对抗，是指进入特定的场景后，遇到强迫拐点而采取正面斗争的形式。

当"我要"和"我不要"相遇时，就会发生心理冲突，并出现思维或行为僵持，乃至发生强迫思维和强迫意向。这时患者的脑子里就会进行一番自我暗示和鼓励：我不能紧张！我不能强迫！我不能退缩，我要坚强，我要挺住，我不能逃避，我必须冲过去……

实践经验告诉我们，在强迫症发作的过程之中，任何努力挣扎，不仅不能缓解强迫，反而导致强迫加重。

面对"拐点"，患者要么采取直接冲杀的方式，要么采取迂回绕过的方式，要么采取临阵脱逃的方式。

直接冲杀的方式有多种。

1.重复性的冲杀：因为要重复某些动作才能有利于顺利通过"拐点"，往往被解读为机械仪式化的动作。

2.连续冲杀：因为动作来得又快又猛，故而会导致行为受阻。

3.强直性冲杀：是一种勇猛直前的蛮干行为。因为莽撞，会激起巨大的抵抗，故而出现动作僵持不下、相关肌肉发生抽搐痉挛的现象。

如果你采取迂回方式，通常都会选择改变"拐点"结构和改变"拐点"位置两种途径。

所谓"改变结构"，比如你有出门强迫，你不从正门出去，而改从旁门或爬窗，或者把门改成窗户，这样你可能会顺利通过。

所谓"改变位置"，就是在强迫拐点前面添加点什么，使之不被发现。比如出门强迫，你故意先不出门，而是在室内干活或者在房间内走来走去，瞧准机会后出门。

所谓"添加点什么"，通常是指"五感"之类的刺激物。比如你故意咳嗽几声，故意跺几下脚，故意走几步，故意唱歌，听音乐，掐自己身上的肉，嚼口香糖，吸几口烟吞云吐雾，走几圈，伸展下四肢，摸下什么东西，等等仪式化的动作。

第三节　"迫后"纠结

"迫后"纠结，是指强迫症患者都会关注发生过的一切。不管有没有发生强迫，患者都会反复回味，不停自责，纠缠不休，包括心理上的躁动、痛苦、反刍、对比、自责、批判、暗示、鼓励、关注等强迫思维或强迫意向，行为上的评价、讨论、总结、分析、证明、测试、模拟、演练等折腾，这种心理和行为上的纠缠，我们称它们为"迫后"纠结。

比如：我这次怎么没强迫？我这次为何会强迫？为何我这般无用？我让自己不要想，怎么还会想？我叫自己顺其自然，怎么还是不自然，还是纠结？一千个不该，一万个责怪……之后又是没完没了的总结、演练、掩饰、证明，甚至自言自语等。

"迫后"纠结既是自作聪明的结果，更是强迫思维的结果，而且实际结果总是与其愿望背道而驰。

正常人没有这些乱七八糟的心理因素。遇到某些紧张场面，或者发生了不幸，每个人的心理都会有些波动。但强迫症患者却认为不应如此，应该像正常人那样镇定自若，不慌不忙。可世界上根本没有这样的正常人！他们就是要追求这样的不合逻辑的效果。

他们不容忍有任何异常现象的存在（如心理发生波动，生理出现异常），也不甘心任何不愉快事情的发生（如发生强迫影响一点生活或被人嘲笑），他们认为这些都是不合理的。因而总是采取各种办法来排斥和对抗这些所谓的不合理现象（事实上，凡是存在的或发生了的事情都是合理的和正常的），结果不仅未能排除它们，反而掀起了更大的心理波动和心理纠缠。

无论是心理对抗还是行为对抗，都会产生越斗越厉害的心理纠葛，这一心理纠缠，反映在心理上会强化强迫意向，加重心理阴影，表现在身体上会引起肌肉痉挛、肢体颤抖、心跳加快等生理现象。

纠缠只会引起更大的紧张和不安，给自己带来无情的伤害，并让心理阴影不断加深。

一、强迫行为后的纠结

如果发生了强迫，影响了学习，影响了工作和生活，心里久久不能平静，甚至吃不下饭，睡不好觉，心里反复纠结着：怎么发生了强迫呢？怪自己不小心，悔不该多此一举，把当时的场景模拟演练一番，沉浸在当时的情景回忆之中，像牛反刍一样地前思后想。

前思：回味当时的场景。当时有多少人在场？什么人在场？评价当时的强迫，后悔那个"拐点"处理不当，模拟演练发生的过程。

后想：设想可能造成的后果而害怕，即对未来充满焦虑。我这样强迫下去，何时才是尽头？在场的人会不会把我的强迫之事传扬出去？我的领导、亲戚、朋友、家人会不会知道？后果会是怎么样？我的前途会受到怎样的影响？我该怎么办？有没有弥补的办法？

就这样没完没了地自我折腾和纠缠，甚至会给在场的某个人解释纯属误会，谎称是自己过度紧张造成。

这不是此地无银三百两吗？事实上，越描越黑，越解释越强迫。

一位强迫症患者在总结中写道："每次发生了强迫，或者被人嘲笑都让我十分难过。越是失败，越是被人嘲笑，我就越想证明自己没有强迫，或者证明自己能战胜强迫。所以动作也多了起来，甚至无事找事，嘲笑也多起来，最后发展成：只要我的身子动一下，别人笑一下或嘴巴动一下，甚至低声说话，我就会过敏性地觉得别人在笑我。越是这样，我越会去证明我不是强迫，结果越会强迫。"

二、强迫思维后的纠结

面对"强迫场景"，有时实在是找不到合适的掩饰办法，患者往往会选择"走为上计"。

当人的欲望得不到满足，自然会难过。恨自己真没有用，感到郁闷、懊恼、消沉。

三、逃避后的纠结

当你可能要面临某个特定场合时，因为出现强迫预感而选择了逃避；当你正在面对某个特定场合时，却在过程中遇到某个强迫拐点而选择了逃避。

虽然你因为暂时解脱了困境而获得了满足，但事后你会为自己的胆小懦弱而感到自责，为自己的前途而焦虑。

为了总结失败的教训，你会不断回味，不停地模拟演练逃避前的那一幕。

四、迂回后的纠结

很多强迫症患者遇到强迫预感或强迫拐点时，虽然不去对抗，没有逃避现场，却采取迂回的方式绕过强迫拐点。这样做似乎没有错，可是他们从来不甘心这样做，常常是因为自己迂回绕过而感到别扭和无奈。

他们做梦都想直接跨越或突破强迫拐点，只是恨自己缺乏这份勇气和力量而感到自责和纠结。

他们认为迂回绕过就是变相逃避，而逃避是没有好下场的。他们担心这样"逃避"下去，自己的强迫症会永远好不了。连一个小小的行为（直接跨越或突破）都控制不了，今后自己还能成就什么大事呢？

正如一位武术冠军说："我与七八个人搏斗都没有问题，却被强迫症打得落花流水，怎么不叫人感到郁闷和窝囊？"这好比一只雄狮竟然被一只小狗追吓得四处逃窜，这不是滑天下之大稽吗？

五、不强迫后的纠结

强迫症患者并非每时每刻都会发生强迫，事实上，许多强迫症患者会几天，甚至几个月都不会发生强迫。

当强迫症患者自我感觉良好时，见人就想证明自己好了，正常了，该扬眉吐气了。比如表情强迫症患者，在状态好的时候，常常会有意无意地在他人面前表现自己。

不强迫了，自然会开心快乐一阵子，见人就想证明，这本是人之常情。但高兴归高兴，不能得意忘形。而强迫症患者总想趁热打铁，乘胜追击。趁着现在状态好，心态好，就四处出击，无事找事，做出别人无法理解的古怪动作。

只要碰到热闹的地方，只要遇到曾经笑话过他的人，他们就会跟进，并且急切地表现自己，生怕别人把他当成智障或"脑残"。直到别人的目光露出不屑一顾和讨厌的神态，才灰溜溜地离开。真是自讨没趣，大伤自尊啊。

回到家里必然又会自责、回味、评价、折腾一番，心里反而更受伤害。好端端的心情竟然被自己搞砸了，情绪一落千丈，本来好好的，却一下子倒回到"解放前"。有了这一诱因，第二天底气明显不足。

六、纠结后的危害

自然灾害在发生过程中，总是伴生或诱发一系列新的灾害和衍生灾害，形成一条环环相扣的灾害链。其中最早发生并起主导作用的就是原生灾害，而由原生灾害所诱导出来的灾害称为次生灾害。有时次生灾害的危害和实际损失会超过原生灾害，危害不可小觑。

强迫也一样。真正伤害强迫症患者的并非强迫本身，而是强迫症患者不肯原谅自己的强迫而引起的心理纠缠。事实上，每一次对强迫的评价和总结都是在加深强迫记忆，加重心理阴影，强化对强迫问题的敏感度。

强迫症患者必须放弃或切断"迫后"纠缠，放弃对抗是阻止负能量增长的必不可少的手段，也只有放弃对抗才是缓解强迫症状加剧的唯一途径。唯有如此，强迫症所致的心理波动最终才会走完它的程序而消失。

反之，每一次对抗负性情感的冲动（即心理波动），都需要同等的能量来压制，这意味着要消耗你宝贵的正能量，而且这股正能量不仅不能制止情感的冲动，反而助纣为虐，推波助澜，掀起更大的情感冲动。

发生了强迫（强迫思维或强迫行为）后，你所做的任何所谓的鼓励、暗示、疏导都是无效的。如暗示自己"不要难过""坚强些，怕什么""想开点""不要在乎""不要当回事""不要想那么多""是你自己想得太多，过于敏感，别人不一定会这么想的"，等等，如此暗示疏导，看起来很有道理，实际上都是在对抗情感冲动，阻拦情感发泄，势必会筑起更大的负面情感。

发生了强迫，影响了生活和工作，或者逃避强迫，都会让人难过，这是人之常情，所以你必须接受。如若你去对抗，必然会遭到无情的惩罚。

发生强迫后心情能尽快恢复平静，比不强迫带来的好心情要宝贵千百倍。许多强迫症患者都把关注点用在"迫前"心理调整和"迫中"行为控制上，往往忽视"迫后"心理调整，恰恰后者才是强迫症康复的关键。

实践证明，患者在"迫后"情绪得不到合理疏导，会加重其强迫症的心理阴影，特别是"迫后"评价和讨论，这是强迫症久治不愈的最重要的原因之一。因此，"迫后"心理能否安抚和发泄，对强迫症的康复具有重大意义。

第十五章　强迫症患者的逃避

【案例】小明犯了一次错误，被爸爸批评，因此小明非常害怕他爸爸。一次小明逃课玩电子游戏，老师告知小明的爸爸他没有去上学。小明的爸爸质问小明是不是上网吧了，小明想说真话，但看到爸爸的目光，生怕被批评，心里非常害怕，不敢说真话，于是就谎称和同学小刚一起帮助孤寡老人干活去了。此后，小明总是胆战心惊，生怕爸爸知道真相。

【分析】撒谎前，小明有两种心理：一是想说实话；二是怕说实话——撒谎。如果说实话，担心爸爸会批评他；如果说假话，又担心谎言被揭穿的后果，也担心自己变成坏孩子。人都有趋利避害的天性，先逃过眼前的"害"（被责罚），不敢说实话，撒谎。至于后果（谎言被揭穿和自己变成坏孩子），以后再说。于是小明就选择撒谎了。

撒谎后，小明也有两种心理：一是害怕谎言被揭穿的后果；二是为自己做了一个不诚实的坏孩子感到不安。小明为了避免谎言被揭穿后的挨打，至于诚实与否，先躲过现在的危机（谎言被揭穿），至于后果（变为不诚实的坏孩子），以后再说。于是努力去圆谎。

俗话说，一句谎言要用十句谎言去圆谎。小明躲过了爸爸的责罚，却开始犯愁了：自己是不是堕落成一个不诚实的坏孩子了？假如有一天谎言被揭穿怎么办？从此以后，他特别关注爸爸的脸色，更加害怕他的爸爸，生怕谎言被揭穿。生活学习变得忧心忡忡，精神总是焦虑不安，注意力不集中。

小孩撒谎是一种逃避现实的"习惯"。其实，孩子做错了事对父母撒谎是出于害怕被罚而采取自我保护的一种逃避反应。如果孩子经常在父母面前撒谎，就会形成"父母面前→撒谎"的一对条件反射链索系统，这就是撒谎的"习惯"或是动力定型。从今往后，孩子不管做了什么事，都会习惯性地撒谎。

为什么要把"习惯"打上引号？因为所谓的"习惯"并非真正的习惯。每次撒谎后，孩子的心里都会产生自责和愧疚感，担心谎言被揭穿。其实孩子也不喜欢撒谎"习惯"发展下去，也想改正，做一个诚实的积极向上的好孩子，只是屡改屡败，心理愈来愈感到焦虑、自卑、烦躁、不安。

为什么会屡改屡败呢？撒谎不是单纯的行为方式。人类的任何行为都要经过从陌生到熟练的过程。换句话说，除本能行为外，人类所熟练的、几乎自动化的动作不是生来就有，而是靠后天习得的。当人们学习了某种行为后，就会对这一行为变得习以为常。

没有任何一个习惯会让人感到不舒服，甚至痛苦自责、纠缠不休。

然而，撒谎的"习惯"总是让撒谎者的内心感到难以平静，甚至惊恐不安。世界上没有这样的习惯。

既然撒谎不是行为习惯，那它究竟是什么呢？我们说，撒谎是在心理因素支配下的一种行为过程，其结果就是谎言。由此可见，习惯性的撒谎不是单纯的行为习惯，而是和心理紧紧联系在一起，是从心理到行为，再从行为到结果的一种过程。

善意的谎言没有心理负担，正常人偶尔发生强迫也没有心理负担。恶意的谎言会产生心理负担，强迫症患者发生了强迫也有心理负担。

撒谎习惯如何改？孩子为何会撒谎？因为害怕责罚。这种恐惧属于体验获得性恐惧。改变恐惧只有通过重新认知和零距离接近害怕的对象，形成新的体验。

孩子的认知能力很差，因此，只要改变体验就可以。要让孩子体验到，做错了事不被家长暴打，即消除孩子讲真话的后顾之忧，才能从根本上改变撒谎"习惯"。任何人都存在某些逃避行为，譬如，上述的撒谎就是一种逃避反应。

第一节 逃避概念

晋代文学家陶渊明，在其名篇《桃花源记》里描述了一个与世隔绝、恬淡宁静的世界，充分表达了作者对世外桃源生活的向往和憧憬之情。

在现代社会中，不少强迫症患者希望避开纷繁复杂的世事，不愿与他人接触与合作。面对困难和挑战，行为退缩，缺乏信心，往往采取回避态度。现代心理学称这种不愿与外界沟通、回避现实的封闭心态为逃避心理。

强迫症患者都有怕发生强迫的不安心理，怕的程度之大是一般人难以想象的，更是难以理解的。因怕强迫就想办法逃避强迫。

逃避过后，强迫症患者总是自责、纠缠不休。他们宁愿多做一些繁重的劳动也不愿面对强迫的"拐点"。在他们的头脑里种下了这样一种信念：自己的强迫症不可能好。因此，在任何时候尽量避免。

逃避反应是强迫症患者临场的重要特征之一。几乎每个强迫症患者都会在不同程度上存在着掩饰、逃避强迫的行为。

相对于通常意义上的"逃避"，强迫症患者的逃避是一种对恐惧的敏感性反应。主要是指：接触特定的场合、特定的人、特定的事物和特定的环境时，表现出极力回避所害怕的环境和强烈的紧张体验。

其强烈程度与引发逃避体验的情境很不相称，也就是说，在大多数人并不觉得需要逃避的情况下暴露出过分的、令人难以理解的逃避性反应。

强迫症患者也知道这种逃避是过分的、不合理的，却无力防止逃避的发作，从而陷入焦虑的情境。长此以往，这种焦虑情绪会恶化成"逃避症"。

面临强大的"敌人"，采取逃避是出于保护自己的本能需要，属于天经地义。如果不分轻重缓急、不分敌我形势，一味地退让逃避，属于病态行为。

本书定义的逃避并非只是消极逃跑，而是蕴含积极退让意义的迂回战术。

第二节　逃避场景

强迫症患者会采用各种逃避方式，面临压力不同，采用的逃避方式也不同。

一、无条件压力场景

担心发生强迫导致切身利益受损，是每个强迫症患者的共识，属于客观性恐惧。有此顾忌，"迫前"必然会出现害怕强迫和逃避强迫的各种反应，这是人之共有的心理。

任何人遇到超过其心理和生理承受限度的压力（我们称之为"无条件压力"），都会产生恐惧紧张（无条件反应）。

在无条件压力下产生恐惧和紧张，甚至发生强迫是极其正常的。

大多数人能接受这种现实，只有极少数人不能接受它，总是想方设法消除恐惧和紧张，努力地避免发生强迫，但结果又因不能缓解恐惧紧张而烦恼，不能避免强迫而纠结，最后不得不逃避。

二、"条件压力"的场景

当无关刺激与无条件刺激或"无条件压力"多次结合、强化，无关刺激就会取代无条件刺激的地位产生条件反应。也就是说，无关刺激受到强化后就会变成条件刺激或"条件性压力"。

当强迫症患者敏感到某种"条件压力"的存在，就会产生条件反应——恐惧。

这种恐惧的对象在形式上属于客观刺激，但内容上却属于主观体验（来自心理阴影）。因此这种恐惧属于主观性恐惧，即恐惧的对象不是客观实际的东西，而是主观意识。

譬如，乐队指挥看到观众席里的一个小孩，突然意识到自己的孩子正处于险境（因为他想起了自己出门时忘了关燃气，而自己的孩子被锁在房子里），就会惊慌错乱，此乃人之常情。但在别人看来，乐队指挥的怪异行为简直不可思议。

强迫症患者产生了恐惧心理后，才会出现各种与之匹配的紧张和逃避的反应。

强迫症患者面临的条件性压力主要包括以下五大场景。

（一）面临强迫拐点

在现实中，强迫症患者会自发地搜索强迫拐点。他们对"拐点"有着超前搜索的本领。练就这身本领不是一朝一夕，而是长期"训练"和强化的结果。往前搜索，可以提前发现目标（"拐点"），以便绕开强迫。

就像丛林中的小动物在觅食时，小心翼翼地提防，提前搜索猛兽出没的迹象，防患于未然。

因而，"避开强迫"和"往前搜索"的习惯都是后天习得的条件反射。

面临强迫拐点，避开的方法很多。不同类型的强迫症有不同的迂回方法，即使同一类型的强迫症也有不同的迂回方法。

当然，也有不少患者总是和强迫拐点拼命，从而导致强迫症加重。

（二）即将出现"拐点"的场景

强迫症患者也想和正常人一样自然而然地出现在公共场合，但到了某处特定的场合，却常以各种理由搪塞逃避。

一次公司高管会议，要求每人上台发言。此情此景，小张很害怕，因为他有表情强迫。随着发言顺序的临近，他紧张得不得了。最后他假装拿起电话站起来说："什么，我岳母发生了交通事故？在哪？人民医院急救？好好好，我马上赶过去！"

小张假装一边接电话，一边急匆匆地离开令人窒息的"恐怖"会场。

离开会场后，他松了一口气，有些沾沾自喜。但不久之后，他就为自己的谎言自责不已，为自己的逃避深感不安。

（三）可能出现"拐点"的场景

强迫症患者都有社交恐惧症状，大都害怕参加社交活动。特别是当他预测到某些特定场景，往往就会借口临阵逃脱。

其实，他已经预测到如果去面对准会砸锅（发生强迫），才借故离开。所以，一听到要开会或聚会就赶快溜走。

（四）涉及强迫的场景

俗话说，当着秃子莫说光。同样，当着强迫症患者莫谈强迫。

几乎每个强迫症患者对强迫畏之如虎，到了谈虎色变的程度。

因为怕人家谈论强迫，总是想方设法、装模作样地掩盖其强迫病症，一旦发生强迫甚至听到别人说其有强迫，就会羞愧难当、痛苦不堪。

一些来访者，总是要求我们替他严格保密。发生了强迫怕人知道，治疗强迫也怕人知道。这种态度不仅助长恐惧不安心理，而且会加重强迫症的记忆。

然而，在强迫症的社交网里，强迫症患者之间、强迫症患者与心理医生或咨询师之间，却换了一种景象。几乎每个强迫症患者都喜欢滔滔不绝谈论自己的强迫症状和经历，唯恐你不关注他的强迫，不知道他是强迫症患者。

看到书里有"余光"（或"表情""门窗""计数""吞咽""清洗""眨眼"）两字就不舒服，就不愿看书。看到电视中相声演员模仿某种表情，表情强迫症患者就会愤恨地关掉电视；看到银幕上演员眨巴着眼，眨眼强迫症患者就感同身受，难过地闭上眼睛。如果有人谈论强迫，就会如坐针毡，浑身不自在，含恨地走开。

在社交场合中，如果有人当面指出他是一个强迫症患者、神经病，这下可不得了，比骂他什么都难以忍受，羞愧得面红耳赤，无地自容，像斗败了的公鸡几天抬不起头来。

有个眨眼强迫症患者告诉我：只要看到别人眨巴着眼，他就感同身受，好似牙齿被石磨，痛苦似穿心。广告上只要看到"强"字，见到"迫"字，都会难过地低下头；看到"眼睛"，眉毛就会紧缩，心有抽痛的感觉。

（五）现实生活的场景

为了避免发生强迫被人耻笑，强迫症患者渐渐养成了孤独自闭的性格，过着与世隔绝的生活。

有个强迫症患者说："我总是在逃避所有的事情。逃避上学，逃避上班，逃避社交，甚至逃避我的爱情和婚姻……"

我上大学时，为了逃避别人的取笑，总是胡思乱想，习惯于费尽心思地琢磨着如何应对那些可能面临的场景，寻思大量的幽默动作来掩饰可能会遇到的窘境。

我总是独来独往，变得不合群，内倾思想越来越强，心理障碍越来越重，性格越来越孤僻，渐渐发展为自闭。

不难看出，从强迫拐点的场景发展到"现实生活的场景"，强迫症患者对强迫的敏感度愈来愈高。

必须理解，强迫症患者对强迫拐点的场景的恐惧远远大于"面临现实生活的场景"的恐惧。

换句话说，从强迫拐点的场景，到"面临现实生活的场景"，强迫症患者对强迫的敏感度、恐惧强度、逃避反应表现得愈来愈弱。

我常常看到强迫症患者遇到强迫拐点，就会搔首抓耳、窘态百出。他们往往会用各种怪异的表情和动作，有时表现得像一个滑稽演员，来实现强迫拐点的过渡。

第三节　逃避原因

与强迫斗争的漫长岁月中，强迫症患者学会了"拐点"扫描和场景预测的特别本领，哪些地方、哪个时间、哪些人在场、哪些场景可能会发生强迫，都具有准确的预测能力。这是一种训练而来的敏感，严格来说，是多级条件反射的结果。

强迫拐点是对偶尔出现的强迫的关注强化而形成的心理冲突点。一旦出现强迫预感，即大脑扫描到不安全因素（强迫），就会立即引起全身警觉，接下来就会紧张、恐惧，再接下来就会掩饰和逃避。

为了逃避强迫，强迫症患者习惯于用一些肢体语言来遮盖掩饰窘境，甚至走为上计；为了躲避被作弄、取笑、怀疑、歧视，大多数强迫症患者选择了逃避，这些逃避行为将会延伸到生活的各个方面。

强迫症患者总是把自己藏起来，几乎与外界隔离，使自己的行为和心理孤立起来，从而导致心理和行为的偏常。

因此，正常人对强迫症患者的印象是性格孤僻，行为怪异。

如果有人劝告强迫症患者不要同外界隔离，不要逃避（强迫），或许他会抱怨说："我也不希望自己性格孤僻、逃避现实，实在是无奈之举啊！"

他们也时常埋怨别人，责怪自己，对自己不合群的心理或行为感到焦虑，陷入了一种渴望突破却不敢突破的矛盾、焦虑和纠结之中。

强迫症患者许多怪异行为或怪异表情不是最初引起预期性强迫的原因，而是面临预期性强迫不得不采取的一种逃避手段。

第四节　逃避利弊

虽然逃避行为是强迫症患者为了躲避强迫而形成的一种"习惯"，但往往又表现为避重就轻、审时度势、理性思考、权衡利弊。也就是说，强迫症患者的逃避是有选择的，是因人而异、因场合而异的。

如果事情很紧迫，强迫症患者也会硬着头皮去面对。这是权衡利弊的结果，即发生强迫的后果和逃避现实可能造成的后果孰轻孰重，强迫症患者一掂量就能做出正确的判断。

逃避，固然可以避免发生强迫，而硬着头皮去面对，强迫的恐惧就会被你豁出去的勇气所击退。恐惧减小了，强迫的阻力相对也少了。

因此不管强迫症患者做出哪种选择，逃避或面对都可以避免发生强迫或者少发生强迫。不同的是，逃避行为虽可有一时快感，然终究以失败落魄、自责不安为结果。而硬着头皮地面对，虽然捏着一把汗，如履薄冰，却是以成功喜悦为结果。孰轻孰重，强迫症患者一看便知。

一般来说，强迫症患者对自己的症状何时会多、何时会少、何时会来、何时没有，都能成竹在胸。他们在面对"拐点"之前，善于运用敏锐的触角，全方位、准确地探测出强迫症的"气味"——是否存在强迫的场景、是否存在可能会引起强迫的"疑似对象"，即是否存在引起强迫的隐患，而后轻松地作出"最佳"选择——或奋勇向前，或迂回，或省略，或掩饰遮盖，或临阵脱逃。

好汉不吃眼前亏。对付强迫之道如用兵之道，敌强我弱时避其锋芒，敬而远之乃明智之举。

毫无疑问，逃避可以使有机体免遭恐惧的威胁，避免不必要的伤害，短时间内维护有机体的平衡。面临强大的敌人，暂时的退让是为了将来的反攻，因为小不忍则乱大谋。但是，如果一味地逃避，闻"迫"而逃，只会保护病灶，强化症状，增加心理负担，使问题变得更糟。

当你庆幸逃避获得成功的同时，你的强迫意向也将得到强化。过度的逃避，只能使强迫的恐惧变得更加强烈。

需要理解的是，采用任何行为方法都是减少强迫或是逃避强迫的手段，包括通常使用的转移注意力法、松弛疗法、系统脱敏疗法等。

综上所述，逃与不逃，取决于当时的情景，更取决于对当时情景的认知与判断。

第五节　逃与不逃

不难看出，强迫症的五大逃避场景皆因强迫而来，而强迫现象又由实际压力或者无法抗拒的客观原因引起。对正常人来说，偶尔的强迫现象是正常的；对强迫症患者来言，有强迫拐点也属于正常。

面临强迫拐点时，应该允许它的存在。但对待强迫拐点只能采取迂回战术，见机行事，切勿正面攻之。否则，强迫拐点就会得到强化，变得更加固定。见机行事，并非闻风而逃，也不是游而不击，消极怠战，而是战术上的迂回。

面对的目的，是让自己不逃避现实，重在参与，而非表现如何。为达目的，见机行事，采取迂回手段，乃用兵之道。

一、逃与不逃

不同的场景采用不同的迂回战术。

面临第一种逃避场景时，应该选择迂回绕过，或者走为上计。而对于后四种逃避场景，因为距离恐惧源（实际压力）相对较远，因此，你完全可以大胆走完这段距离，而不是选择迂回绕过或逃避。

强迫症患者常常会出现一些奇怪的动作，这些动作大都源于逃避强迫有关的一切所作的努力。强迫症患者总是未雨绸缪，对任何不测之事都要做好充分准备，认为只有这样，才能避免强迫。

二、接纳恐惧

只有正面接纳恐惧，适应恐惧，才能最终驾驭恐惧。

当你迈出了第一步，也就是面临强迫预感，你没有退缩，而是先答应下来，实际上你已经突破了心理束缚。

我们把这种敢于面对恐惧紧张的场面，或者敢于接受挑战的行为，称为"突破"。比如，你开会发言担心表情强迫，当你主动站起来，你就突破了自己，取得了胜利，接下来的事将变得简单而有趣。

你遇到的情况不外乎下面两种。

一是没出现"拐点"。大多数情况下是这样的结果，除非"迫前"你自己折腾得非常厉害。

二是出现"拐点"。不要紧，迂回绕过，不要蛮干强攻。

总之，不管遇到哪种情况，你都有选择的余地，来维护自己的利益和尊严。面临各种逃避场景，要学会带着恐惧去面对。能从正面过就过，过不去，不要勉强，迂回绕过，只要把任务完成就行。如果连迂回的途径都没有，走为上计。

但请记住，要"走"就要走得洒脱，要"逃"也要逃得心安理得！

第十六章　认知误区

强迫症为何久治不愈？这是所有强迫症患者都想问的问题。

我认为，原因是多方面的。有主观原因，也有客观原因。主观上，强迫症患者大都自以为是，结果聪明反被聪明误。

一旦坠入了强迫症的陷阱，犹如作茧自缚，一切挣扎都是徒劳的。客观上，强迫症恍若遥远星辰，可望而不可即，置身其内犹如闯入一座扑朔迷离的魔宫，找不到出口。

千百年来，无数强迫症患者尝试了无数的方法和偏方，均以失败告终，感到悲观失望，无可奈何，强迫症也因此被称为世界性难题。

难道强迫症真的没有办法可以治愈吗？

当然不是！只要跳出现有的思维模式，任何疾病都有可能找到解决的途径。

颠覆传统，采取逆向思维的思想认知分析疗法——"秋水理论"，已经成为越来越多人的共识，使愈来愈多的心理疾病患者摆脱了痛苦，走上了自我疗愈的道路。

第一节　强迫症是一种习惯吗？

大多数人认为强迫症是一种不好的心理或者行为习惯，因此往往把它当作一种习惯来改。

有个来访者述说："小时候，家长常提醒我，叫我不要动不动就撕本子。其实，我也尽量让自己不撕，可是越想控制，越想撕，甚至把新课本都撕掉了。"

我曾下定决心改这个坏习惯、坏毛病，可是一次次都以失败告终。

还有个人说："小时候有人看到我脸上表情怪异，就教我练表情操，我就照着镜子练习脸部一张一弛，几个月下来，强迫的表情没见好转，嘴巴和脸部却有事没事一张一弛，太不雅观，邻家小妹见到我就学几下，长大后，她看见我还会模仿几下。"

睡懒觉、好张口骂人、随地吐痰、抽烟、喝酒、挖鼻孔等坏习惯，只要想改，一般稍加控制就会很快改正过来。而强迫症这个"坏毛病"呢？你能随时控制自己不强迫吗？不能！相反，强迫症这个毛病和失眠症一样，越改越重。

世界没有越改越严重的习惯。不管是好习惯还是坏习惯，世界上没有痛苦的习惯。任何行为习惯在其实施的过程中不会有痛苦厌烦的感觉，像抽烟、喝酒、随地吐痰、挖鼻孔等习惯，不仅不会让人感到丝毫的痛苦，相反自得其乐、习以为常，他们没有改变这种习惯的强烈愿望。而强迫症患者在其强迫发作的过程中非常痛苦，他们无时无刻不想改变这种"习惯"。

不妨冷静地深思一下，你的强迫症之所以逐渐加重，不就是因为你拼命想立即改掉它但又觉得不可能改掉的这种矛盾心理和焦虑心情所引起的吗？

所以我们说，强迫症绝不是一种坏习惯、毛病。

可为什么大多数人把强迫症视为一种习惯？这是因为强迫现象和习惯容易混淆一起。

事实上，有许多强迫现象，比如习惯性洁癖和病态性洁癖，在旁人看来十分相似，但前者是一种自我陶醉的行为习惯，后者则是一种令当事人非常恐惧和痛苦的"习惯"。前者的行为能改却不想改，后者想改却改不了。因为强迫症是一种"反习惯"。

随着强迫性动作的重复发生，强迫行为的确会形成肌肉记忆。当然，这种肌肉记忆每次都会伴随着创伤性记忆一同刻录在大脑中。尽管如此，我们也不能说强迫行为就是一种行为习惯，因为这种强迫行为令人痛苦。

然而，解脱后的强迫症患者（从强迫症阴影中走出来的人），如果"迫中"不注意强迫拐点，而是一如既往地往前冲（面对"拐点"，不去迂回），就会固化强迫症的肌肉记忆，而这种强迫行为就会变成一种习惯行为。

第二节　强迫症受遗传基因决定吗？

关于强迫症的成因，国内外尚无定论。有"习惯论""生理缺陷论""神经紊乱论""基因遗传论"等，每个说法都似乎有道理，而且都描述得恰好和强迫症患者所想的或者所期待的解释几近吻合。难怪，很多强迫症患者在网上看了一些他们中的一个或几个说法之后就觉得自己对强迫症很了解了，况且自己的亲身体会还是那么深刻呢。

可是，随着广大强迫症患者对强迫了解的"深入"，在强迫症面前仍然无所作为，却很少有人愿意反思或放弃对强迫症现有的认知。

试想：既然拥有了正确的认知，为什么对避免或解决强迫症没有任何指导意义，最后还需仗着某些技巧或药物去面对生活？在这些所谓认知中我们已经默认了自己脆弱的生活能力！

网上经常有人散播些"基因遗传"的最新研究成果，说什么西方科学家发现了导致强迫症的基因，因而找到了强迫遗传的"科学"根据。

先不说这些，我们来看看所谓的强迫遗传论和基因决定论，用我们已有的常识和基本逻辑便可以得出结论。

一、关于强迫症遗传

至今还没成文的研究结果表明强迫具有特定的遗传规律，如代代传、隔代传之类。有些强迫症患者声称他们的强迫症是遗传来的，不少强迫症患者的家族中确有几个有强迫"症"的长辈或家族成员，如果不是遗传，那么几代人都强迫该如何解释？

假若长辈之中有一个是强迫症患者，或者他对孩子的一些异常表现（比如余光现象）看得很重，那么，他对孩子的所谓强迫一定很在意、很敏感，当孩子偶尔出现强迫，将难逃其"法眼"。接下来，孩子很有可能在他的暗示、悉心照料或者责罚下形成心理压力，并发展成强迫症患者。

假如长辈中有一人是"习惯性强迫"（比如习惯性洁癖），而孩子从小耳濡目染，孩子也容易"感染"上习惯性洁癖。

如果孩子学会了习惯性的强迫（比如不停清洗的习惯）之后，没有承受太多的心理压力或思想包袱，特别是没有父母的提醒和责怪，孩子的强迫最多只是常态性强迫，不大可能发展为伴有心理障碍的病态性强迫。

可见，孩子的强迫不是遗传来的，而是由父母"关心"成长起来的。

有人说："我父亲有强迫，所以我的强迫症是父亲遗传给我的。"

我们可以从父母那里遗传到单双眼皮、黑白皮肤、AB血型，但是你可以遗传到父母的思想认知吗？你可以遗传到父母的感情吗？你可以遗传到父母的喜怒哀乐吗？

为何强迫症患者在一些场合会强迫，而在有些场合不强迫？有的阶段强迫多，有的阶段强迫少？假如强迫是遗传，就意味着先天不足，强迫与否怎会因人、因时、因地而异呢？

有些"微信语音强迫"（不停重复和删除录音）者，打电话却不会，而微信也只是近几年才发展普及起来的，难道这是遗传吗？

强迫症患者感觉很痛苦，对强迫憎恨无比，这种情感也是遗传过来的吗？

强迫症患者大都有自己的强迫拐点，害怕某些特定的场面，而在心情好时，或在愉快轻松的环境中却又可以坦然自若，这些强迫拐点，这些特定的场面，这些情绪也是从父母那遗传而来吗？真是荒谬！

说到这里，有些来访者可能急切地想说："就是因为遗传了强迫的生理缺陷，我才有这样的性格，这样差的自控能力。"

应该知道，很多模仿性强迫者（比如看到妈妈有洁癖，自己也模仿）也有不少发展为强迫症患者的，他们原来（指模仿强迫前）也很正常，怎么就会通过模仿而导致生理上的缺陷呢？

可以发现，模仿性强迫者和由模仿性强迫者发展为强迫症患者，尽管他们的强迫现象没什么两样，可是他们的内心差别很大。前者对强迫习以为常，后者则痛苦不堪。

强迫症患者的心理障碍如此巨大，自己觉得根本无法逃脱。难道这种心理障碍也会遗传吗？

某人很容易感冒，其父母也经常感冒，能说这人的感冒是其父母遗传给他的吗？

二、关于基因决定论

基因决定论的缔造者非得给强迫来个量身定做，为强迫的基因决定论强加一个所谓"科学根据"。一个错误的结论往往建立在错误的命题之上，得出了一个伪命题，或是将因果颠倒，得出一个反自然的结果，这就是现代版的"按图索骥"。

我们知道，人体的一切症状都是由基因和环境共同决定的，其中基因起基础的决定作用，环境对人起后天塑造作用。

"强迫遗传规律"的不明显就是基因选择表达的结果吗？你在心情轻松愉快时一点强迫意向和强迫迹象都没有，难道这是你的强迫基因临时决定的吗？模仿成强迫者难道是在模仿之前强迫基因没被激活，模仿强迫后就导致强迫基因被激活了吗？

事实上，人的基因的选择性在细胞分化时就已经确定了，它们怎么可能临时改变主意呢？真是荒谬至极！

一位已康复的强迫症患者深有体会地说："我的强迫症起因是8年前在路上碰到一位邻居长辈，我当时因为赶路没有和他打招呼，邻居长辈就在我身后'呸'了一下吐了痰。我当时很不爽，认为对方有意蔑视我。就这样，我一直耿耿于怀。后来我只要听到或看到有人吐痰，我就会怀疑对方是故意针对我、挑衅我，心里立即升起一股怒气，想冲过去质问对方为什么这样。我明明知道我这样做不对，可又无法控制！我每天都活在愤怒、恐惧和困扰之中。现在我终于从强迫的泥潭中拔了出来，成了正常人。有人说强迫的'遗传基因决定论'是根本站不住脚的，我的康复就是最好的例子。"

第三节　强迫症究竟是什么病？

几乎所有的临床观察都证明，强迫症就是对强迫的恐惧和强迫。

正常人也会偶尔或经常发生强迫，但正常人不会害怕强迫。因为他们能够客观看待这个令人"讨厌的家伙"，觉得它是天经地义的。因而他们不会打压这个正常的结果，更不会对它耿耿于怀。

一句话，他们能顺从自然规律，服从因果关系。

只有极少数人不服从强迫的客观规律，这些人和正常人有着截然不同的态度。

他们认为正常人不会发生强迫，正常人想控制自己的情感或欲望就能控制住，只有他们才控制不住，才会出现强迫。加之发生强迫常常受到别人的嘲笑、模仿、提醒、歧视、责骂，确实会影响自己的生活、学习和工作，促使他们认为强迫是自己的缺陷、污点和耻辱。

基于这样的认知，他们就会厌恶强迫，排斥强迫，对与强迫有关的因素都会耿耿于怀。

原始的心理阴影形成了。这意味着，以后只要遇到特定的场合，心理阴影必然会以条件反射的形式表现出来，就像种子遇到适宜的环境就会破土发芽。

于是在某些交际场合就开始有了强迫意向、强迫预感和强迫的恐惧感。简单地说，临场开始萌发害怕发生强迫的心理或强迫意向。

由此可知，害怕强迫是受因果关系影响的，但患者却认为自己太亏，他们不想有这样的结果，非要把这个所谓的不正常的结果打压下去。可是他们发现，越打压，恐惧越强烈，强迫变得越厉害，为此耿耿于怀，新的心理阴影就形成了，它重叠在原始的阴影之上。

怕什么，必然会注意什么。因为"迫前"害怕发生强迫，担心发生丢人现眼的事情，你肯定不想看到这样的后果发生，于是你就会关注强迫预感，关注强迫的恐惧感，关注强迫的动态，关注自己的一举一动。此时，你的注意力已完全被心理阴影这一强大的"磁场"吸引住了。

本来这都是强迫症患者正常的思想意识，但你却认为这是懦弱的表现。你不想受其控制，极力想挣脱"磁场"的向心力。于是你会自我打气，自我暗示，自我鼓励，可是，所做的一切都是徒劳。无论你用多大的力去抗争，你都挣脱不了心理阴影这个强大磁场，就如孙悟空头上的紧箍咒，越想挣脱它，越是被其牢牢控制住。

你深深体验到对强迫的万般无奈。每当强迫预感来临时，你是进也难，退也难，但你绝不会坐以待毙，更不会眼睁睁地看着被强迫无情地伤害。于是你的心里总是充满矛盾，又总是全神贯注地关注强迫，暗示自己，鼓励自己，努力对抗，拼命挣扎。

无可奈何中，强迫症羞羞答答地露出了狰狞的面容，虽然你极不情愿看到它，但它还是在你的眼皮底下不可避免地发生了。此时的你已经身心俱惫，力不从心。因为你已竭尽全力了，可你收获到的却与你付出的不成正比。这种"违反常理"的结局真让人难以接受。本来发生了的事情就已成了历史，可是你还是活在记忆里，每天追思着逝去的时光，幻想着没有强迫症的未来。心理阴影也因此一次一次地重叠。

用尽了方法，千方百计，都以惨败告终。你开始变得压抑、自卑、胆怯、焦虑、多疑、抑郁。强迫症让你欲罢不能、欲哭无泪。为了脱离这个魔力，你可能会祈求上苍给你神力。

其实，正常人也会因为生活或工作压力出现一些所谓强迫的症状，这乃是正常人皆有之的强迫现象。强迫症患者害怕强迫而出现的强迫，是强迫症患者特有的病态性强迫。

综上所述，打压正常现象是导致害怕强迫的根源，而害怕强迫，继而打压强迫又是导致大量强迫的前提。

第四节　强迫症的"标"与"本"

一口盛满水的大锅，锅底下是熊熊燃烧的大火，如何让水凉下来？是扬汤止沸，还是釜底抽薪？

心理障碍（对强迫的错误认知）和强迫现象，哪是标？哪是本？

不弄清楚这个概念，强迫症很难得到根治。

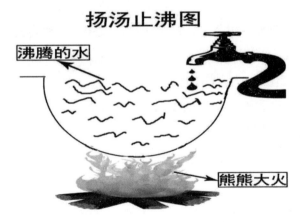

要想锅中的开水停止沸腾和降温，最快的办法就是往锅里掺入冷水或冰块，这就是扬汤止沸。

但你会发现，不久之后，锅中的水又会重新翻滚起来，因为锅底下还有熊熊燃烧的大火。

因此，要想彻底让锅里的水凉下来，就要釜底抽薪，把锅底下的火种灭掉。

当然，最科学的办法就是双管齐下——扬汤止沸和釜底抽薪同时进行。

下面是争论了很多年的几个观点：

【观点一】心理障碍是强迫症的"本"，强迫的症状是强迫症的"标"。

【分析】我们把锅中高于常温的水比作强迫的症状，把锅底下熊熊燃烧的大火比作心理障碍。

如果用某些方法缓解强迫症的症状，就像扬汤止沸，虽然立竿见影，却只是暂时有效。因为病根还在，大火还在熊熊燃烧。所以时间长了强迫症必然复发，就如锅中的水不久还会升温和沸腾。

只有把心理障碍（就如大火）祛除了，心理阴影才会停止复制和恶化。就如锅中的水不再升温和沸腾，强迫症的症状才能真正缓解和消除。

如果再加上一些治标的方法，如放松术和现实中的系统脱敏，消除的速度会更快。这就和锅中的水一样，在消除火焰后，再往锅里放冰块，水才能更快地冷却。

如果从来没有发生过强迫，就绝不会形成强迫心理问题。但人怎么能没有一点强迫（比如眨下眼睛）呢？这是无法抗拒的客观事实。虽然人人都有强迫现象，但并非人人都有强迫的心理问题。

只有对常态性强迫产生了认知偏差，才会形成心理障碍。有了心理障碍，强迫就会从常态转变成病态。

所以，先有心理障碍，后有病态性强迫——强迫症。

前面已经作了详细的阐述，这里不再赘述。

【观点二】强迫症的症状是"本"，强迫症的心理问题是"标"。

【分析】他们把锅中高于常温的水比作心理问题，而把熊熊燃烧的大火比作强迫现象。

该观点的依据是：如果没有强迫现象，绝不会产生强迫的心理问题，如强迫意向、强迫观念、强迫恐惧、强迫预感、因强迫而痛苦、因强迫而纠缠、因强迫而焦虑、因强迫而抑郁，等等，以下简称强迫症的"心理问题"。

因此，强迫现象是心理问题赖以存在的物质基础。只有消除强迫现象这个物质基础，才能从根本上摧毁强迫的心理问题。

持该观点的人强调：如果是治标，即采用某些心理疗法，使强迫心理暂时得到缓解或者消除，但只要回到现实环境，只要发生几次严重的强迫，巨大的压力又会击垮心理防线，强迫心理又会死灰复燃。

他们认为，心理问题得到缓解，好比锅中的开水掺了冷水，虽然水立即停止了沸腾和降温，但只要锅底下的火（强迫现象）不熄灭，水（心理问题）照样会升温和沸腾。

观点二听起来很有道理，似乎无懈可击，实则本末倒置。按照他们的观点和逻辑，可以得出下面的结论。

结论1：强迫决定强迫心理。没有强迫，就没有强迫的心理问题；有强迫的人必然存在强迫的心理问题。

结论2：强迫现象的多少与心理问题成正比：强迫现象越少，心理问题越轻；强迫现象越重，心理问题越重。

结论3：只要发生了几次重大强迫，心理必然崩溃，并形成心理问题。

结论4：强迫症的治本必须以消除症状为宗旨，才能从根本上解决强迫的心理。

结论5：强迫症的治标，就是以安抚心理痛苦为目标，做一个自欺欺人"阿Q"式的"强哥"。

下面我们对以上结论做进一步分析和判断。

结论1：强迫决定强迫的心理问题。

毋庸置疑，没有强迫就没有强迫的心理问题，但有强迫的人未必就有心理问题。

因为现实生活中有许多"习惯性强迫者"，他们没有强迫的心理问题，并且每个人或多或少都有一些强迫思维或强迫行为，你不能说每个人都有强迫的心理问题。

事实上，也只有极少数人才有强迫的心理问题。

这足以说明问题。

因此，强迫现象不能决定强迫的心理问题；强迫的心理问题是由强迫现象（包括强迫所致客观伤害）和对强迫的认知态度共同形成的，其中认知态度往往起决定性作用。

结论2：强迫现象的多少与心理问题成正比：强迫越少，心理问题越轻；强迫越重，心理问题越重。

（1）任何一个强迫症患者，只要使用一些方法或药物，都不大会发生强迫，或者强迫现象大幅度减少。

但现实中，大多数使用方法或药物暂时稳定了强迫情绪的强迫症患者，其强迫的心理问题依然存在，甚至比不用方法或药物时还加重了。

比如，不少服药过后的强迫症患者，虽然强迫思维暂时得到缓解，但常常出现嗜睡和一些躯体化症状，并且产生对药物产生副作用的过度担心，以及对自身问题的恐惧、焦虑和抑郁等。

显然结论2是站不住脚的。

（2）许多强迫现象很少，甚至比正常人还要少的强迫症患者，其强迫的心理问题却非常重。而有的强迫现象特多，甚至比一般强迫症患者还要多的"习惯性强迫"者，却没有丝毫强迫的心理问题。

例如，我见过不少眨眼强迫症患者，他们的眨眼频率看起来很少，甚至比一般正常人还要少，可他们的眨眼强迫的心理问题却很重。

不要以为我是在主观推断，这绝不是个别，而是相对比较普遍存在的客观事实。

这个结果告诉我们，强迫并非有些人想象的那样：强迫现象的多少，与强迫的心理问题成正比关系。

换句话说，强迫症状的多少，与强迫的心理问题不一定成正比。

这和结论2不符。

结论3：只要发生了几次重大强迫，心理防线必然崩溃，并形成心理问题。

我曾经调查和访问过一些"习惯性强迫"者，他们在工作和生活中经常发生强迫，不仅影响了自己的生活和工作，也常常被人提醒或指责。

奇怪的是，他们的心理防线固若金汤，强迫的羞耻感似乎对外界产生了免疫。

显然结论3也是站不住脚的。

结论4：强迫的治本必须以消除强迫现象为宗旨，才能从根本上解决强迫的心理。

这个结论是以"强迫决定心理问题"（结论1）为前提的。

既然结论1被证实为悖论，以它为前提的结论4自然也站不住脚。

结论5：强迫的治标就是以安抚心理痛苦为目标，做一个自欺欺人的快乐"强哥"。

该观点把心理问题与心理障碍的概念混为一谈，片面地将心理问题归纳为情感问题，忽略了思想认知这个关键因素。

他们认为心理疗法都是采用暗示、鼓励、安慰等方式来缓解患者的心理，使他们暂时脱离痛苦、不安、恐惧、焦虑、紧张、纠结、抑郁的精神状态，让情绪趋于平稳。

"秋水理论"并非如此。患者接受秋水疗法后，遇到现实的压力还会恐惧，还会紧张，还会发生强迫。发生了强迫，受到打击伤害，照样会痛苦，情绪照样会波动。这些都是无法改变的事实。

秋水疗法的宗旨是解决强迫症患者的认知问题，而不是消除患者的情绪问题。因为情绪和水面一样具有不确定性，常常会受现实环境影响而波动。

而认知只有"错"与"对"两种。人不会犯相同的错误，就如人不会掉入同一河水里一样，一旦知道自己的认知错了，就不会再倒回到错误的认知里。也就是说，人的认知只有进步，决不会倒退。

尽管接受秋水疗法的患者在受到残酷现实打击后，思想和情绪很有可能发生激烈波动甚至内斗，但已建立起来的正确认知往往不会因情绪变化而改变。就如一个人被父亲打骂导致情绪低落，非常痛苦，但绝不会轻易否定父子之间的血缘关系。

相对情绪来说，人对事物的认知非常稳定。改变错误的认知固然很难，但要让正确认知倒回到错误的认知却更难。

总而言之，观点二把强迫现象视为"本"，所以他们才会一直追求消除这个"本"。

强迫现象能完全消除吗？哪一个人能保证自己在生活中不管遇到什么场合都不会出现一点强迫？

这种企图以自己的主观愿望去改变客观规律的做法必然会受到规律的惩罚。

既然强迫现象是无法消灭的，这意味着锅底下的火（强迫现象）永远不会熄灭。只要锅底下有火，锅中的水还能不升温、不沸腾吗？

所以，强迫现象是"本"，心理问题是"标"的观点在现实中是解释不通的。

哲学告诉我们，自然界的现象往往都是显而易见、表露在外的东西，本质的东西往往隐藏在现象下面，需要透过现象才能看到本质。

所以，外显的强迫现象和内隐的心理问题，哪个是"标"，哪个是"本"，就更清楚了。

在强迫症的各个环节中，错误认知和态度是根本，心理阴影、强迫预感、强迫思维、强迫意向、强迫行为等都是结果（"标"）。

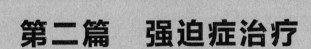

第二篇　强迫症治疗

特别提醒： 有躯体化症状和自残自杀倾向的重度强迫症，建议去专科医院住院治疗。

本篇我们将针对中轻度强迫症详细讲解其自我疗愈途径，这同样适合重度强迫症的辅助性疗愈——作为心理支持的一个参考。

世界上治疗疾病的方法无非就是药物疗法和非药物疗法两大类。

除了少数出现躯体并发症（如身体出现各种不适），大多数中轻度强迫症不痛不痒，显然采用药物治疗不大现实，只能选择非药物疗法。

本书着重介绍非药物疗法中的秋水疗法、放松疗法和脱敏疗法等。

第十七章　强迫症因果关系

第一节　基本概述

唯物主义哲学认为，因果律是对立统一的辩证关系，是宇宙中最为普遍的规律。任何现象的背后，都有它的原因，许多看似偶然的事件，其实蕴含着必然。

事物的发展变化是内因和外因共同作用的结果，内因是变化的根据，外因是发展的条件。

世上没有不变的结果，只有永恒的规律。

众所周知，治疗疾病必先找出因果关系，否则就会像盲人摸象，缘木求鱼。

然而研究者和治疗师往往会走入一个思维误区：在解决问题的过程中，偏爱简单的因果关系，认为原因必在结果附近。

树上结的果子和树根是一对很近的因果关系。要想树上不再结果的办法，就是把树拔了。这恐怕是大家都认同的根治办法。树没了，真的就不再有果子了吗？

表面确实如此。可是，人还可以在原地重新栽下果树，随后结果。因此，要想彻底除掉果子，并非取决于树根，而是树苗和种树的人，这才是问题的根本。

第二节　因果偏见

在心理治疗中，人们往往会被眼前的景象所迷惑，而忽略了背后的元凶。

许多强迫症患者认为自己的问题是压力太大，因此会把标靶集中在如何缓解紧张心理的层面。事实上，压力只是一种外因，思想和情感才是内因。尤其思想问题是内因中的内因。

不从源头上治理，而只从表面或者相近的因果关系入手，很难触及问题的根本。

虽然这样处理问题的方式简单明了，客观保守，容易被人接受，但在这种思维影响下，各种针对性治疗（即症状性治疗）的方法应运而生，层出不穷。

主流心理疗法，大都按照物质决定意识的公式，把客观刺激当成心理问题的根本原因。比如，行为、精分、人本等各大流派，甚至连认知流派也这样认为，只不过各大门派描述方式不同而已。

行为学派认为客观存在是因，主观心理是果，只要消除它们赖以生存的物质基础，心理问题就不复存在。

毋庸置疑，没有偏常行为和由此导致的各种实际压力，就不会产生心理问题。现实中每个人或多或少都会出现一些偏常行为，但我们不能说人人都有心理问题。这说明，偏常行为与心理问题之间并不构成因果关系。

因为行为学派错把现象当本质，才会拼命地消灭现象。心理问题之所以逐渐加重，不正是人们拼命想改却又改不掉的矛盾和焦虑心情所致吗？

精分派认为，心理问题，包括心理扭曲、人格变异、负性情绪、心理冲突等都是由于过去受过某些伤害引起的。只要帮助来访者理顺因果关系，找到创伤源头，心结就解开了，问题也解决了。

可是同样的伤害，有的人却没得心理疾病，这说明伤害性事件到心理问题之间一定存在某个中间因素起到调控作用。

认知派认为：心理问题的根源来自异常或歪曲的思维方式，这主要跟个人成长有关，正是这些成长中的经历形成了自动思维和核心信念，只有通过疏导谈论来改变和重建不合理的认知与信念，才能达到治疗目的。

认知派也强调客观刺激（成长经历）对人的思维和行为的最终决定作用。

第三节　问题归因

虽然许多心理治疗的门派有自己的理论体系，也不乏临床实证，逻辑上确实毫无破绽，但我却不敢苟同。读者只要从强迫心理问题的"五因"关系就知端倪（如图所示）。

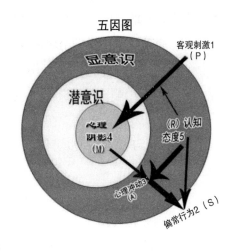

一、条件刺激（我们用P表示）

任何心理问题的发生都离不开一定诱因，即条件刺激。特定的时间、地点、人物、环境、心境、生理因素、事物等都可以作为触发心理事件

的诱因。所以许多人就认为这些诱发心理事件的客观刺激才是真正病因。

比如失眠困扰者对噪音很敏感，认为噪音是导致失眠的原因。他们因此想方设法排除噪音，但噪音并非他想象的那样越排除越少，而是越来越敏感，后来连手表走动的滴答声，甚至连心脏跳动的声音都会如雷贯耳。就这样，失眠症者每天都在恐惧紧张、焦虑不安中煎熬着。

二、偏常行为（我们用S表示）

所谓偏常行为就是不正常的行为。比如余光强迫行为，会招致他人怒视和社会歧视，让强迫症患者常常处于非常尴尬的境地。因为无法控制自己的目光，这让他感到心力交瘁，自责、自卑、郁闷、恐惧、焦虑、不安、逃避等心理滚滚而来。眼睛不敢正视，要么低着头，要么望着天或者斜着看墙，故意避开某些目标，用各种怪异动作故意掩饰余光的窘境，不敢去上课，不敢参加社交活动，社会功能逐渐退缩，而这一切都是因为自己有异常行为。

三、心理反应（我们用A表示）

即条件刺激作用下的结果，如预期、恐惧、焦虑、恼怒、自卑、闪回等心理冲动和由此引起的胡思乱想、心理冲突、提心吊胆等心理活动或情绪。心理反应会伴随紧张、胸闷、气堵、心悸、四肢冰凉、大脑一片空白等生理反应，这将削弱人的社会功能。就像社恐者，因为害怕出丑，不敢参加聚会，不敢上班，这看起来也是因果关系。

四、心理种子（我们用M表示）

包括潜伏在其中的精神创伤或负性记忆、失败的经验痕迹和性格缺陷等，虽然深不可测，梦里却常见到它们，平时有意无意也会通过你的一言一行、一举一动表现出来。

当然，心理治疗师也可以通过各种心理技术，追根溯源，找到它的踪迹。

心理种子就像冬眠的蛇，平时静静地蛰伏在潜意识深处，只要遇到特定的条件刺激就会蠢蠢欲动，产生各种心理反应。比如小时候受过的伤，长大后你可能还记得，还会触景生情。许多人因此认为这就是心理问题的病根。

以上心理问题的四大诱因，都是强迫症患者自己能感受到的，人们一直都在与之斗争，心理治疗的所有方法都是因为它们而诞生的。

很多研究者或治疗师认为它就是问题的根源和治疗的标靶。

心理种子真的是我们的敌人吗？当然不是！它们只是敌人投下的烟幕弹，真正的敌人藏在神不知鬼不觉的地方嘲笑我们的愚蠢！

还有一种看法，认为强迫症归根究底，其实都是因为一个"怕"字，而最深层的原因，在于性格上的缺陷，例如自卑、胆小敏感、要求过高、好胜心强等。他们认为，强迫症就像一棵病树，因此，治愈的关键在于三步：先砍掉树干（害怕）→顺势剥落枝叶（各种症状）→最后再进一步挖根（改造性格）。

说得非常有道理，性格似乎是真正的原因。但不良性格是我们的病根吗？当然不是。

我的性格至今没有多大的改变（江山易改，本性难移），但我的思想和认知变了，我多年的口吃和强迫症以及抑郁症好了。我的许多朋友也跟我有相似的经历，他们的性格也没有改变，但强迫症或心理问题照样获得康复。

五、思想问题（我们用R表示）

每个人的症状都不同，但敌人却是共同的。是谁把心理种子埋进了我们的潜意识？是谁把不良记忆刻在我们的心底？是我们颠倒了的思维，是错误的思想和态度。

这好比一棵发病的树，所有发生在病树上的一切，包括树根、树干、树枝、树叶、开花、结果，都取决于栽树的人，而不是树根。因为树连根砍掉后，人还可以在原地重新栽一棵相同的树，结同样的果。

第四节 思想问题

我参加过许多全国性的心理学术会议和心理工作坊，大家的话题都聚焦在如何缓解心理压力，怎样减轻心理症状方面，人们津津乐道的都是各种针对浅显病因的方法，而对不痛不痒的思想嗤之以鼻。

何况人们也很难意识到自己的思想有问题，尤其是带着浮躁、急功近利的当代人。但我们古人看到了，古人就是从思想问题下手去解决人的各种心理问题。

曾子曰："吾日三省吾身。"大家翘首等待新疗法出现时，没有人愿意去听这样的夫子言论。

人们通常把自己的失败归因为客观环境，能找出许多客观理由。诸如怪自己运气不好、命不好、出身不好、居住环境不好，什么都怪，就不怪自己的主观思想。

强迫症患者何尝不是这样？一切不如意都是因为客观原因，而自己的主观思想毫无问题。这是多么幼稚的思维！

事实上，人的思想出了问题，很容易导致心理问题，如人格扭曲、精神创伤、负性情绪、行为怪异等。

心理种子是怎么种下去的？首先，你肯定受到过某种客观性伤害；其次，你对所受伤害的认知态度。同样的伤害，有的人一笑而过，有的人耿耿于怀，说明每个人对所经受伤害的看法不一样。换句话说，人受到精神打击后是否形成精神创伤，个人的认知态度是个重要原因。

一般来说，人的心理从常态发展到病态，客观刺激是外因和条件，而认知态度则是内因和根本，这不正是埃丽斯和贝克等心理学家的认知论吗？

然而，贝克却认为在客观刺激到强迫之间起调控作用的主因是潜意识思维，而不是显意识思维。贝克忽略了人类思想的导航性，这恰恰是人与动物最本质的区别。就如法官审案，虽然也会带着个人的经验和核心信念，但最后决定判决的不是核心信念，也不是自动思维和惯性思维，而是对法律的尊重，对控辩双方的证人证词和提供的事实证据的理性分析做出的判断。显然这是思想认知层面的。

在强迫症的心理咨询中，很少有来访者会说自己思想认知有问题。认知疗法能否担此重任？这引起我的思考。

认知疗法的宗旨是解决人的思想和情感两大问题。

西方文化偏重情感层面，东方文化注重思想层面。由实践积淀起来的核心信念和惯性思维对人的影响固然非常重要，然充其量也仅仅是潜意识层中的经验思维，对人的决策起不到关键作用（就如上述法官断案）。

来访者的行为虽然有时会出现惯性或偏常，也只是因为理性思维没有把好关（思想麻痹或失去了理性），才使经验思维有机可乘，暂时占据主导地位。所以，认知被扭曲的主因是思想而不是经验思维，后者是以往经历和思想认知共同形成的。

明确了认知的主次，就能采取相应的对策：首先，改变思想认知问题，即改变看问题的角度；其次，用实践行动改变经验思维。

如何化解心中的困扰？心理困扰者都有探索问题真相的迫切愿望，都是一些不到黄河心不死的人。既然如此，就应该满足他的好奇心，把真相呈现在他的面前，而不是遮遮掩掩，避重就轻。只有看到真相，心理疙瘩才会解除，心里才会释然。

对强迫症患者，如果想用暗示性方法去解决他的问题，无异缘木求鱼。如果你安慰人家说：不要紧，你没有什么问题！过去受过的心理创伤会好的……

可一回到现实，人家就会质问你：为什么我的问题依旧？你只能故伎重演地用暗示手法安慰他。而对同一个来访者，暗示疗法用多了就无效，最后黔驴技穷，无计可施。

西方文化背景下，如果人遇到了排解不了的痛苦，就会有人，比如教堂里的牧师来安慰你：一切都是上帝预备的，都是最好的安排！上帝给你关闭一扇门的时候，也会帮你打开另一扇门。所以，不要问原因，只管服从上帝的安排。

一些人听了这个，以为真是神祇的安排，真的就俯首帖耳。但有些人就不同。比如强迫症患者，他们都是一些对事物持强烈批判态度和穷根问底的人，积极的暗示不起作用，反而容易接受消极负面的暗示。因为他们非得弄清楚来龙去脉。

作为一名心理疗愈师或咨询师，必须从思想高度把问题的原本对来访者讲清楚，而不是云里雾里地瞎侃。正因为心理咨询师的掩饰，导致来访者延误了治疗。

对强迫症患者来说，这些方法就像吃止痛片一样，开始觉得有些好转，但不能持久。因为没有触动来访者的病根，反而把病根"保护"起来了。强迫症患者的病根是思想问题，思想认识需要学习才能获得，而药物和暗示不能改变人的认识。

人的心理问题，大多是因对社会不满和心理规律不了解造成的。

知己知彼才能百战不殆。不入虎穴焉得虎子，不去零距离探测强迫症患者思想深处的问题，仅凭几句大话就想解决问题，无异痴人说梦。

因为陷入迷茫，不知路在何方，所以心理治疗的根本是为强迫症患者照明道路，而不是讲什么大道理。

许多强迫症患者看过心理学的书，都知道放下的道理。

大道理谁都知道，但几人能做到呢？让来访者放下，是咨询师最大的挑战。只有把来访者的思想问题找到后，才能真正治病救人。

心理咨询师需要一种逆向的思维导向。比如山洞内迷路，人们通常都会说："点亮火把，大胆往前探索，努力加油，鼓起勇气，不要泄气，功夫不负有心人……"结果死也走不出来。

这些鼓舞人心的话，对方不但不愿意听，反而说你忽悠人家。因为这些人都自以为是世界上最聪明的人，属于高智商的人，你说的道理他们当然也知道。假如你这样告诉他：只有熄灭火把，才能发现洞口透进的微弱之光……

你把这样做的道理讲清楚，对方自然就会心悦诚服。因为这是独辟蹊径的逆向思维。

成语"杯弓蛇影"，诠释了一千多年前的中国就有解决心理疾病的能力，《儒门事亲》也记载了治疗恐惧症的成功案例。

事实上，我们的古人早就掌握了心理治疗的秘密。道家的无为、易家的阴阳、释家的因果、中医的平衡、王禅的纵横捭阖之术、孙武的兵法战略、儒家的方圆中庸、王阳明的知行合一，等等，都是心理治疗的法宝。

心理治疗，说到底就是打开来访者的心结，让他们放下，不再执着，回归正常生活。

"秋水理论"认为，心理问题的病根不在神经系统，也不在潜意识层面，而在人的思想意识层面，思想问题应该是心理治疗的标靶。

思想浸染着伦理风俗、人文教育、宗教信仰、社会环境和历史沉淀等客观存在，因而中国人的思想问题必须根据中国自身的文化特点进行改造。但许多传统文化艰涩难懂，需要用现代语言去描述和包装，才能通俗易懂。也就是说，在强迫症心理治疗过程中，传统文化应作为内核，现代心理技术可作为手段，实现标本兼治。

第五节　大禹治水

"大禹治水"的故事在中国可谓家喻户晓，人人皆知。

远古的黄河是一条从西部高原流到东边大海的天然河道。雨季，黄河流域年年闹水灾，百姓苦不堪言。于是尧帝派大臣鲧前去治水。

如何才能有效地防止黄河泛滥成灾？鲧想到了，最直接的办法就是水来土掩，即从正面拦截黄河，效果立竿见影。这样治水，虽能暂时遏制洪水，保护下游的百姓，却为日后的黄河泛滥埋下了巨大的隐患。因为黄河被人用大坝拦截，表面上屈服，人们容易被眼前的景象所麻痹，看不到凶兆，过着"安居乐业"的生活。但实际上，被拦截的黄河每时每刻都在积蓄势能，暗流汹涌，最终会冲塌堤坝，以排山倒海之势一泻千里。面对突如其来的洪水，百姓毫无防备，只能葬身鱼腹。

黄河终归大海，乃大势所趋，天道所在。任何企图堵截黄河的做法，只能暂时有效，最终必然无效，而且还会造成不可挽回的人为灾难。这就是"人作孽不可活"的道理。

不可否认，鲧治水的初衷也是为了保护百姓的利益，也是在施行人道，但他却是逆天而行，最终被天道无情地惩罚。鲧因治水不力被处死，并由其儿子大禹接任。

大禹汲取父亲失败的教训，不再盲目围追堵截，而是去寻找黄河泛滥的原因。为了获取第一手资料，掌握黄河水患规律，大禹沿着黄河徒步考察。

经过几年的跋山涉水，从黄河的源头到黄河入海口，发现华夏地形呈西高东低态势，大禹知道了黄河最终要流入大海的道理，了解到水往低处流的自然规律，认知到黄河之水天上来的天道，总结出"黄河之水天上来，奔流到海不复回"的客观规律。

因此，大禹不敢堵截黄河，而是让洪水流到它的故乡大海，最终形成"顺天道、施人道"的思想，并因此制订了"疏而不堵"的治水方案。

当然，大禹"顺天道、施人道"并不是一味地向大自然低头，而是既顺从自然又改造自然的过程，它不是机械的，而是机动灵活的。因为大自然常常会给人类带来灾害，譬如，远古黄河曾被一座大山挡住去处，导致河道狭窄，黄河涨水时，泛滥成灾。

黄河入海是大自然，相比来说，大山挡道则是小自然。为了服从"黄河入海"这个大自然，就要改造"大山挡道"这个小自然。

为了疏通河道，确保把黄河顺利地引入大海，大禹带领民工把河道中的大山劈开，挖深河床，拓宽河沟，再用挖起来的泥沙构筑两岸堤坝，把黄河夹在一条通向大海的安全通道里任其发泄，却不致泛滥成灾。

经过疏通后的黄河，虽然汛期到来依然波涛汹涌，令人望而生畏，但由于大堤的屏障作用和百姓对洪水危害的警惕性，才有了真正意义上的安全保证。每年汛期到来之前加固堤坝，一般都能安全度过汛期。从此桀骜不驯的黄河在人类面前变得服服帖帖，百姓安居乐业。

大禹成功治水归结为：顺天道，施人道，即天人合一之道。顺应水的自然流向（即顺其自然），这就是顺应天道；不让洪水泛滥成灾，维护百姓利益（即为所当为），这就是施行人道。只有顺天道，施人道，才能行霸王之道。

顺应水的本性去治水的做法，既合了黄河东去的天道，又保护了黄河百姓的人道。这是对"顺其自然、为所当为"的最好诠释。

大禹治水方略是一种着眼长远，舍弃眼前利益的逆向思维方式，堪称古今中外"标本兼治"的成功典范。

鲧治水的方法是一种急功近利、追求立竿见影的短期效应的顺向思维方式，是历史有名的"治标不治本"的反面教材。

大禹治水方略（我称之为"黄河理论"）对当今社会问题、心理问题具有巨大的现实指导意义。

"大禹治水"的故事给后人许多启示。

一、没有调查就没有发言权

鲧因为不做调查研究，仅凭个人主观经验，急功近利，贪求眼前效果，不按客观规律办事，逆天而行，最终导致灾难性后果。

而大禹从调查和实践入手，加以分析推理，找出事物的发展规律，并顺应客观规律办事，创下不世之功。

二、堵为急功近利，麻痹人心

鲧堵截黄河的做法，实际上是麻痹人心，让人丧失警惕，最后死无葬身之地；而疏而不堵的做法，为人敲响警钟，让人居安思危。

三、人各有志，不可强求

凡事能改变就改变，不能改变就接受现实。人各有志，不可强求。

治心之道，犹如治水之道。强迫情绪来临时如滔滔黄河，汹涌澎湃，然而它从"天"而降，从潜意识深处奔泻而出，无法阻拦，只有从保护自身利益出发做力所能及的事情，因为洪水无情，会泛滥成灾。面临不良心理，如果任其发展，恣意妄为，就会发生灾害，伤害患者的自尊。所以，既顺从强迫情绪的冲动，又要避免发生灾害。怎样才能避免发生灾害？为所当为，转移注意力。

强迫症患者应该像大禹治水那样，正确认识强迫症的真相，找到它的规律，顺应它的脾气，让强迫情绪更加顺畅地朝着安全理性的通道发泄，绝不从正面堵截潮流，而应从侧面采用疏导、迂回战术防止其泛滥成灾。

大禹治水的思想是我们中华民族的瑰宝，基于这种思想建立起来的"黄河理论"是强迫症疗愈的理想之路。

第六节　治疗误区

从现有的临床案例观察，强迫症疗愈的复发性很高。

我曾接待过大量强迫症患者的网络咨询，其中不乏自称"疗愈"好几年的强迫症患者，但他们最终还是回到了原地——症状依旧。

这引起了我的思索。我也曾学习许多经典疗法，后来才明白大部分疗法仅仅是让患者通过转移注意力的方式获得暂时性的解脱，而不管病灶如何。其最大缺陷是过度使用暗示疏导和行为转移，而忽略了系统的认知心理分析，这意味着现有的疗法最多只能归类于某种行为疗法。

虽然这些疗法也告诫强迫症患者必须正确认知自然规律，并且按照事物发展规律办事，但这些心理疏导或者传统说教缺乏实质性的内容，无异于隔靴搔痒的心理暗示罢了。

许多强迫症患者接受心理咨询后，开始有明显的效果甚至满怀信心，但到了后来就走进了死胡同，希望变成泡影，陷入了更大的痛苦和迷茫。所以，不能期望施用鼓励暗示疗法从根本上治愈强迫症。

客观地说，一些经典疗法之所以不尽如人意，问题不在疗法本身，而在于强迫症患者接受其疗法的前提，必须要放下。

正如许多强迫症患者所述："我不是不知道该怎么做，而是根本做不到去那样做！"

"我也知道顺其自然，为所当为是对的，但我为什么就做不到呢？我也知道自己的问题只要放下就会好，但是我就是欲罢无能，想放下却放不下。"

"我的心理疗愈师总是叫我服从自然，按规律办事……可是我的强迫症的规律是什么？它是怎么形成的？是怎么发展壮大的？为什么我花了九牛二虎之力都克服不了它？我什么都不懂，估计我的疗愈师自己也不懂。我只知道恶魔来临的时候我感到生不如死……"

古人说："放下屠刀，立地成佛。"意思是说，只有痛改前非，才能走向正途。

只有放下，才能轻装上阵；只有放下纠缠过往，才能死心塌地离开；只有放下，才能清静无为；只有放下，才能顺其自然，为所当为。

没有放下，谈何"顺其自然，为所当为"？即使短暂做到了，也只能是自欺欺人罢了。

因此，让强迫症患者放下妄念，放下对抗，才是治疗的核心。只有放下，"顺其自然，为所当为"才能水到渠成。

当然，"放下"和"顺其自然，为所当为"具有辩证的统一，没有放下之前，患者可以刻意地"顺其自然，为所当为"。

对强迫症患者而言，"放下"意味着心灵蜕变，无异于脱胎换骨的重生；对心理工作者来说，要说服强迫症患者"放下"，无异于构筑一座浩瀚的灵魂工程。

然而，放下，真的很难。

强迫症患者都是打破砂锅问到底的人，都是好穷根究理、刨根问底，不到黄河心不死的人。要让这些人"放下"，就必须让他们对自己"强迫症"的前前后后看个清清楚楚，明明白白，只有这样，他们才能死心塌地，而不是不明不白、稀里糊涂地盲目顺从，否则就像打太极，变来变去，打回原地。

简单地说，放下的前提就是洞识真相。

我们相信，只有科学系统的认知心理分析和尊重客观规律的行为疗法，双管齐下，才能让强迫症患者更快地放下。

在强迫的心理干预中，"正确认知"犹如开山挖渠，引水而下；"放下"好似水到渠成，瓜熟蒂落。大势已定，强迫症不放下也得放下啊！

前面我们已经知道，强迫症都是因为对恐惧的恐惧，才变得不可控。

因而强迫症的康复必须要消除恐惧，而消除恐惧又必须获得对恐惧的正确认知。也就是说，强迫症患者要想尽快获得康复，就必须在思想上和实践上对自己的病症和致病的各种因素同时具备正确的认知。

思想认知是先导，实践认知是行动。如果没有正确的思想认知，光凭自己瞎摸索，不知何年何月才能获得正确认知。

虽然经典疗法的宗旨是要强迫症患者在生活实践中获得认知，并最终获得领悟，但这种美好的愿望又有什么实际的意义呢？

事实上大多数强迫症患者最终会在人生某个阶段获得顿悟，其病也会因此不治自愈。但如果这种顿悟是在七老八十以后，还有多少现实意义？

强迫症的真正疗愈，是帮助患者早日解脱，尽快缩短康复时间，而不是让强迫症患者苦苦地挣扎。如果一味地追求所谓的"顺其自然，为所当为"，只会虚度年华。

如果当年大禹有前人留下的治水理论知识，知道黄河最终要流入大海，就不用花几年时间跋山涉水。要不是其父鲧犯错的深刻教训，大禹或许也会像其父亲一样去堵截黄河。

现在的人不会再犯同样的错误，也不需要像大禹治水那样徒步考察，只要把学到的理论知识来指导实践，从而轻松地获得成功。

只有懂得学习和借鉴别人的知识，才能事半功倍；只有站在巨人的肩膀上才能看得更高远。如果事事都要靠自己去摸索，那将不可思议。

人为什么要读书？从小学读到大学，甚至读到博士，不就是想获得知识吗？不就是想更好地指导人生道路吗？前人花几千年积累下来的知识，而你却丢弃不用，非得再重新探索，你要浪费多少人力、物力和精力？

只有继承前辈的理论知识，才能飞得更高，飞得更远。

所以我们不能照搬别人理论，而应结合各自的神经质症特点，灵活学习和借鉴。在此基础上，深入探索自身症状的真相，把其中的道理全部理解透彻，直到思想完全领悟，才能学以致用，用学到的知识去指导自己的生活实践。

何去何从？不言而喻，也毫无疑问，只有学习，在此基础上结合实践，才能有所创新和发展，强迫症也才能真正获得康复。

第十八章　张景晖疗法

张景晖疗法是张景晖老师根据自己多年来从事口吃问题的研究和实践所创立的一种认知心理分析疗法。

张景晖认为，口吃（或强迫）的核心问题是认知，疗愈的关键是改变认知，即消除心理障碍。

第一节　心病心药医

纵观古今中外强迫症的治疗史，人们都是把强迫症当作某种生理疾病或不良行为习惯来治疗，因此有人试图用药物、手术和针灸等来治疗强迫症。由于强迫症不是身体器官的病变，这些疗法当然无效。

也有人用气功和太极拳来提高生理机能，试图弥补"先天性缺陷"，但因为强迫症不是生理缺陷引起的，这些疗法也无效。

还有更多的人想通过练习一些方法改掉强迫症，但因为强迫症不是行为习惯，治疗也都遭到失败。

在众多治疗的方法中，有些方法（比如药物）仍然作为强迫症疗愈的辅助手段，因为它们确能起到立竿见影的作用。

必须理解的是，方法和技巧只是一种治标的手段而已。不管你强迫症状减少到什么程度，哪怕减少到零，也不代表你的强迫症已经彻底好了，因为你的病根还没拔除。

治标手段即使有效也是暂时的，不把病根治好，发生几次强迫就要全线崩溃。

强迫症的病根是什么？我们认为，是由错误认知引起的对强迫过分恐惧和无休止心理纠缠的一种心理障碍。因而把强迫症叫作"对强迫的恐惧症"和"对强迫的强迫"更为确切。

强迫症是由强迫现象（或强迫症状）和心理障碍引起的心因性疾病，即：强迫症＝强迫现象+心理障碍（或：强迫症＝强迫症状+错误认知）。

强迫现象是外因，心理障碍是内因，心理障碍在强迫症的发展过程中起了决定性作用。

大多数强迫症患者的身心是健康的，学习和工作都能完成得很好，思考和判断能力并不比正常人差，只是在表现强迫这一"点"上却坠入迷雾中。

强迫症本来可以不治自愈。人本来就具有自愈能力，就如感冒一样不治疗也会自我痊愈。生活中不乏强迫症自愈的人，强迫症患者也能打听到，身边有些人以前也有强迫症，可是未经过任何措施自然地好起来了。

而你的强迫症，为什么不但没有自愈，反而一步步严重起来呢？

对待强迫症的错误认知和态度，即心理障碍，就是妨碍强迫症自然而愈的因素。强迫症状之所以越改越重，就是因为有错误认知这个"好朋友"在支持它，两者结成"同盟"，所以怎么改也改不过来。

如何改变这种局面？首先应该破打这个"同盟"，切断两者的恶性循环，最大限度地把强迫的症状孤立起来，它就会不攻自破，不知不觉逐步减少，若再施以系统脱敏、放松训练，更能立竿见影。

如何把强迫的症状孤立起来呢？就是改变对强迫症的错误评价和所有对待强迫症的错误态度，让一切都成为过去，以全新的态度对待强迫症。

教育自己全面、正确地认识强迫症及其形成和发展的规律，从迷雾中觉醒过来，解脱出来，服从事物的自然，服从感情的自然，去掉无知的自觉和不自觉地"努力"，实事求是地承认现实。在生活中再施以修养、陶冶和磨炼，打破促使强迫症发展的思想矛盾和心理纠葛，使感情达到平衡和调和。

根据致病因素进行疏导才是心理治疗的根本途径，因而病人的心理活动是强迫症主要的矫正对象。

心病必须"心药"治。所谓心药就是开导的言辞，是使用语言给病人热情的指导、耐心的启发和深刻的批判，解开思想疙瘩，打开心灵大门，触及最深层的内心世界，最终达到心理上的平衡和健康。

必须指出的是，张景晖疗法，绝非使用心理暗示，因为心理暗示无法触及强迫症患者深层次的思想问题，只能隔靴搔痒地对潜意识起一些安慰作用，因此，对强迫症的疗愈没有多大意义。

第二节　认知是根本

对事物有什么样的认知，就有什么样的思想态度，而思想态度又决定了人的行为方式，人的行为再提升为情感。譬如，谈恋爱，女方认识男方后，产生了初步的印象（评价），开始有了好感（态度），接着同意接触。通过频繁接触（行为），耳鬓厮磨，就会产生感情。因此，认识是基础。只有改变对强迫的错误认知，进而改变对它的错误态度，才能根治强迫症。

强迫症患者喜欢自作多情，总认为别人也会像他一样关注强迫。其实，世界上只有一个人最关心你的强迫，就是你自己。

每个强迫症患者都喜欢抱怨，都认为自己的失败、所有的不如意都是自己有强迫症的缘故。别人的责怪，也是因为自己有强迫症。

他们总是抱怨别人对自己不理解，总认为自己有能力，就是被强迫症这只拦路虎影响了其才能的发挥。于是他们常常暗下决心："我一定要消灭强迫症，等我强迫症好了，让这些嘲笑我的人、看不起我的人，好好瞧瞧我卓越的工作能力吧！"

就这样自我解嘲，自以为是，自我安慰。其实人家责怪你的不是你的强迫问题，而是你的工作和学习态度——不成熟，不负责任。

如果你冷静下来反思自己，就会明白，领导批评你，跟你的强迫症并没有多大关系，因为正常人根本不把强迫症当一回事。别人对你的评价关键看你的办事能力和工作态度。

强迫症患者小陈在社会调查中谈到自己的感悟说：我惊奇地发现正常人也有胡思乱想和穷思竭虑的时候，但是他们对待这个问题的态度和我们强迫症患者截然相反。他们把自己出现的"强迫"视为人之常情，视其是自然规律，不去关心，不去评价，这让我感到很大的震撼。当我问他们那样会影响生活怎么办，他们说：那又怎么样？正常啊。我又问：不难受吗？他们说：无所谓，谁没有胡思乱想，甚至想得睡不着的时候。看来他们确实没有对强迫产生自我折腾，不会因为这个来折磨自己的内心。

强迫症患者小李写道：我姐姐曾经也对我说，她根本没有发现我有什么强迫性眨眼的问题，直到我到外面求治，她也坚持说我没有这毛病。她是个老师，她也提到过自己在讲课时也有表情"强迫"的时候，并且给我讲那是正常现象，进而给我讲了我姐夫的种种事例来给我证明。我姐夫有时眨眼比较频繁，可他竟然自认为没这回事。当时我只是以为我姐姐在安慰我。

是的，强迫症患者总是在自己短浅的视野内看自己，看强迫，根据自己的眼光来看待外界对自己的看法，真是以小人之心度君子之腹啊！生活中，旁观者不经意的一笑或者善意的一个眼神，我们都会敏感地觉察到，其实我们真的没有必要那么在意外界的眼光，强迫也真的没有我们想象得那样重要，我们太自恋了。

我以前在政协机关工作了多年，有几年没有评上先进工作者。我就怪自己的口吃和强迫，如果我没有口吃和强迫症，我就能评上先进，都是这病把我给坑的。现在回忆过去，我工作中确实有许多地方做得不够好，领导的批评其实很中肯。

我常常憧憬着，等我口吃好了以后，人家会对我刮目相看；等我的强迫症好了以后，我将是一个幽默风趣的人；等我的口吃和强迫症都好了以后，我将博得领导和同事们的一致好评和尊敬；等我口吃和强迫好了以后，我一定要让那些曾经讥笑、挖苦我的人感到惭愧。

可是当我的口吃和强迫症完全康复后的许多年，这些想法都没有实现，因为那些都是不切实际的遐想罢了。

不得不提醒患者，当你的强迫症好了，你的生活不会有多大的改变，因为一个人总的能力是平衡的。在你患强迫症期间，你吃苦耐劳，学习成绩好，工作勤奋，一旦没有强迫症的烦恼，你在这方面的优势或许就要丧失。

总而言之，要从强迫的迷雾中走出来，必须改变固有的认知，重新审视强迫症的一切，建立全新的认知体系。

第三节　批判是良药

光知道自己错了，还远远不够，必须要对自己的错误思想进行深刻反省和批判，而不是死死抱着不放。只有这样，才能形成新的正确认知，这就是吐故纳新的道理。

在接受咨询中，我们建议不使用同情、安慰和鼓励的手段，而是采用说理性的批判。这些批判有时是和风细雨的，更多的是毫不留情的严厉批判，因为不这样就难以触动强迫症患者固执成性的、僵化了的思想和错误的主观态度。

经常有一些强迫症患者跟我视频聊天，说了一阵后，他们总会问："老师，您看我怎么样？"

言下之意要我们夸一下他们面对镜头的坦然，但我们从不赞美。相反总是以讽刺的语气批判他们自我陶醉的态度和自以为是的思想。

在具体心理治疗中应始终贯穿自我批判、相互揭批这条主线。心理治疗师要认真听取来访者的倾诉，更应拿起批判的武器，以批判为宗旨，对其僵化了的思想深挖狠批，绝不姑息迁就。

只有通过批判，才能使强迫症患者改变对强迫的错误评价，才能改变其内在世界的内容。这就是古人说的"忠言逆耳利于行，良药苦口利于病"。

强迫症患者之间也应该相互揭批思想态度，当你批判别人思想的同时，也可以提高自己的认识水平。通过观察别人身上的问题，能映照出自己的问题，才能从内心深处挖掘出错误的思想根源，最终从强迫的心理纠缠中解脱出来。

请看强迫症患者的自述。

有名强迫症患者说：若有人问我什么东西最大，我会毫不犹豫地回答，强迫最大！多年来它压得我抬不起头、直不起腰、喘不过气来，它把我的一切都给废了。

也有名强迫症患者这样说：我已深受强迫危害多年，虽然现在比以前好得多，但还是感觉没有彻底消灭它。最近感觉强迫对自己的破坏力真是越来越大，牵扯到了许多重要的事情，是目前阻挡我前进的一大障碍，一块拦路石。现在到了四面楚歌的严峻局面。考验自己的时候到了！在这种情况下只有前进，没有后退，顺我者昌，逆我者亡。我打算让这个祸国殃民的强迫症今年年底在我眼前彻底消失。这回我要斩草除根，绝不手软，强迫症的末日已经到了！

现在强迫症已兵临城下，马上就要发起全面进攻。这次一定要有好的战果，相信自己一定能行。只有想不到的，没有做不到的！祝愿自己的强迫早日消失！祝愿自己早日做一个没有强迫的正常人！

有名表情强迫症患者更是慷慨陈词：人最宝贵的是什么？都说是生命，依我看，人最宝贵的是要有一张完美的外表和一颗完美无瑕的心。人生对一个强迫症患者来说，生命可以置之度外，对象可以不找，恋爱可以不谈，工作可以任劳任怨，名誉可以不要，耻辱可以忍受，冤枉可以强咽，疾病可以不治，痛苦可以不管，莫须有的打击可以不予理睬。总之，一切都可以不要，可以任意抛弃，但强迫不能有！

看看吧，这样的人不患强迫症，谁患强迫症呢？如果不深刻批判这种唯"迫"最大、唯我独"迫"的错误思想，强迫症是好不了的。

有名女患者诉说自己的错误思想：

我无知地把所有人都可能出现的强迫现象妖魔化了，我那么关注它，那么害怕它！我竟然让这个恶魔住进了我的心里，扎根、苗壮成长！我怨天尤人，恨老天对我不公，恨父母在我小的时候没有给我太多的关爱，没有给我一个和谐快乐的环境。我敏感多疑，时刻提防着，唯恐别人取笑我、看不起我，以小人之心揣测别人心里会有什么想法。我消极悲观，以为强迫是横在我面前的一条鸿沟，我永远也无法逾越，我甚至幼稚地认为我宁愿断一只手断一只脚也不要强迫！

我竟然把一切归罪于强迫！是它让我找不到想要的工作，是它让我闷闷不乐。我始终不肯接受自己有强迫这个现实，一直在逃避强迫，碰到周围有人强迫就如同是自己一样羞愧难当，听到有人谈论强迫症也是万分痛苦。我陷入了强迫症的迷宫，左突右击，始终也走不出这个困境！

过去我总是认为，自己对强迫症知根知底，所有的道理都懂，现在我才发现自己一直徘徊在山脚下，还自以为登上了山顶，我真是一个自以为是的家伙。

老师不愧是心灵导师。讲课言简意赅，字字珠玑，每一句话就像针一样扎在我的心坎上，把我们自以为是、固执己见的思想剖析得淋漓尽致，批驳得体无完肤。尤其是幽默风趣的话语、各种浅显易懂的例子，把我如坚冰一般的心渐渐地融化了！我真正认识到自己错了，我错得彻底！现在想来，真的太可笑，我真的太无知了！原来每一个人都有恐惧和紧张，都有不完美的时候啊！

为什么大家都活得好好的，而我却这么痛苦！多少人有强迫，却照样在各自的领域有卓越的表现！而我却在这里自怜自艾，自暴自弃，真的是自作自受！

追根溯源，强迫症患者都是作茧自缚，都在穷其所有能量与强迫作斗争，把人生应该想的或做的和本应该实现的属于自己的成功都耗费掉了。

有名强迫症患者在他的学习心得中写道：我们总是把希望寄托在寻找对付强迫症的方法上，并执着地相信这个世界上一定有这么一种方法，只要用上就会万事大吉，就会高枕无忧、一劳永逸！

于是我们每天把大把大把的时间都耗在网络上，只要听说有哪个人好了就会迫不及待地想与之取得联系，询问方法。有时有的人说要在网络平台发布一篇治疗强迫的方法，大家就像见了荤腥的猫一样，在网上等待、潜伏很久，期待方法的发布，以为得到了这个方法就能一步登天，将强迫症这个恶魔彻底踩在脚下。

但是结果如何呢？我想大家都知道，希望越大，失望越大！而且更可悲的是，我们这些来访者仍然执迷不悟，在寻找方法的道路上依然执着。

我们打点行囊，迈着蹒跚的步伐继续着寻找方法的不归路，哪怕用算命、断臂等代价也要找到那个治疗强迫症的秘方，因为我们的内心依然坚信根治强迫症的方法就在前方，或许再向前走上一小步就成功了。我们总是相信"最后的胜利往往存在于再坚持一下的努力之中"，这就是撞了南墙不回头，见了黄河也不死心，真是可悲可叹！

在网络如此发达的今天，人们在寻找了诸多方法并且不能成功后，也开始觉得强迫症用方法是无法战胜的，并且一度陷入绝望之中。只是这种绝望之心并没有真正死去，在痛苦思虑之后，来访者开始了幻想。

我想这也是人的正常心理吧。想想如果我们遇到了一件无论如何都无法克服的事情并被其折磨得体无完肤时，我们都会产生幻想，希望能有个"神灵"来拯救自己。

对于备受折磨的强迫症患者也是如此。

在经历了诸多痛苦后，我们开始希望天上掉馅饼，走捷径，一蹴而就！

于是有些来访者开始购买治疗强迫症的课程，或者想通过其他治疗生理的手段来解决自己的痛苦，更有的来访者听说失忆能够治疗强迫，于是幻想能得到让自己失忆的方法。但结果会怎样，我想大家都明白！

这两种心理是多么可怕，又是多么无知！我们把青春年华都浪费在了强迫症上，值得吗？难道我们失去的快乐时光还少吗？

因为强迫症，我们无视家人的苦痛，无视孩子的学业，无视那些关爱我们的人，眼中只有强迫症。以为只要强迫症好了，一切都会好，以为强迫症好了，我们面前就会一马平川，我们就会成为脱缰的野马。

结果会是这样吗？那些没有强迫症的人，他们的生活与我们想象的一样吗？其实他们的生活依然有无尽的烦恼，有无尽的问题在等待处理！

其实这一切都是我们对强迫症的错误认知导致的，我们认为强迫症挡住了我们的人生道路，是强迫症让我们辍学，是强迫症让我们找不到老婆，是强迫症让我们失去了好的工作，我们把一切不如意都算在了强迫症的头上。

从此我们关闭心门，不敢也不愿去看外面的世界，眼中只有强迫症。我们暗下决心，埋头苦干，与强迫症势不两立，不是你死就是我亡！

当我们一次次对强迫症吹起冲锋的号角时，其实强迫症也在一次次地奋起抵抗，它觉得自己很冤！于是，我们的打击更是激起了强迫症十倍百倍的报复！

难道这一切真的是强迫症的错吗？我们放眼古今，强迫者比比皆是，为什么他们没有因为强迫症而停滞不前？在同样的强迫面前，为什么有的人成就了伟大？我想他们在漫漫的人生长河中，放过了强迫，没有和强迫争斗下去，而是把有限的生命投入无限的工作与生活当中，带着强迫在工作生活中充实自己，完善自己，最终成就了伟业！

所以我被强迫症折磨得遍体鳞伤，并不是强迫本身的问题，我也不能再拿强迫症当借口，强迫是无辜的。

强迫之所以成为恶魔，是因为我认定强迫是恶魔！我认定强迫是恶魔在先，强迫症的报复在后！

我必须放过强迫，与强迫症握手言和，化干戈为玉帛，只有这样才没有对抗，只有这样才没有灭亡，而只有爱！

第四节　允许是关键

马克思曾说："人所具有的，我无不具有。"上帝把你作为一个"人"创造出来了，人所具有的，上帝都给你了，思维给你了，智慧给你了，紧张给你了，强迫也给你了，你想要也得要，不想要也得要。你是非要不可，不要就得受到惩罚。因为你不要人皆有之的强迫，就惩罚你得强迫症。

只要是人，谁都避免不了有时要发生强迫，你也是人，所以你也必须允许自己有强迫。只有承认现实，接纳强迫才是根治强迫症的正确途径。

通过学习，绝大部分强迫症患者在道理上能够接受"允许强迫"这个道理，知道人人都有强迫，自己也是"人"，因此应该允许强迫在自己身上的存在。可是有这么一部分强迫症患者，口头上虽也高喊"允许强迫"，但一旦发生了强迫，心里就会骚动起来，这些人只是在道理上接受，并没有从感情上接受允许强迫，这是因为他们还死抱着一次也不强迫的错误主观愿望，固执地不肯砸烂这个"框框"，自欺欺人地找出各种借口为自己不允许强迫辩解。

有的强迫症患者说只能允许少量强迫而不能允许多量强迫，自欺欺人！多量强迫就是不允许少量强迫的结果。每个强迫症患者一开始强迫时绝不是多量的，只是偶然发生，这时若能正确对待，也就是允许它的存在，可终身不患强迫症。

实际上允许少量或有选择允许强迫就是不允许的代词。所谓少量是多少？几次以下算少量，才能允许呢？强迫症患者自己想想看，你曾经允许过哪一次发生的强迫了呢？有过允许的时候吗？任何一次强迫，甚至连极轻微的、别人很难觉察到的所谓强迫不是也要痛苦地自我折腾一番吗？

不仅要允许强迫的发生，还必须允许恐惧心理的冲动。

一般来说，允许强迫出现，心理必然会坦然。

必须理解，强迫症患者如若不能改变对强迫的错误态度，固执地不能允许强迫，当然仍会引起怕强迫的恐惧心理。这时千万不能与这种心理采取直接对抗态度，要服从自然，任其发展好了，因为这也是人的正常感情，把它交给自然，让时间去洗涤，去消退。

强迫，人皆有之，这是不可抗拒的客观事实。只有允许强迫在自己身上存在，才能打破思想矛盾，才能缓解心理上的纠缠。思想解放了，强迫的机会自然就少了。

第五节　允许有误区

"接纳强迫"的观点在业内盛行很多年，多数人把"允许接纳"理解为：必须做到毫无顾忌地大大方方、痛痛快快地、毫无条件地任由强迫发生。

"要我无条件地允许强迫，如同叫我到大街上裸奔，我绝对办不到！"表情强迫症患者小张说。

允许强迫是强迫症获得康复的前提。如果不能允许自己强迫，强迫症的康复如纸上谈兵，一切都是空谈。

可以肯定，所有获得解脱并走向康复的强迫症患者都必须经历"允许强迫"这一关。

然而，允许强迫绝不是任由强迫堂而皇之地出现。如果把"无条件允许强迫"理解为"毫无顾忌地强迫""痛痛快快地强迫"，无异于天方夜谭，恐怕没有几人能做到。

我在强迫症的康复过程中，没有做到毫无条件地强迫，而是有所允许，有所不允许，我相信其他获得康复的人也是如此。

"毫无顾忌地强迫""无条件允许强迫"显然是不现实的，即便有允许，也只是在某些设定场合，而非真正恐惧的场合，没有任何学习借鉴的现实意义。

事实上，没有被强迫症逼到绝路上，谁能做到旁若无人、大大方方地接受强迫？

第六节　允许的思考

"允许强迫"是一个沉重而又必须面对的话题。"允许强迫"就是接纳症状，即对现状的坦然接受。回想起来，我的康复也是这样允许了强迫，才走上了自我康复的轨道。

我的老师曾经在课堂中指出：患者和正常人只有一步之隔，大胆地跨过这一鸿沟，无条件地允许"强迫"，置之死地而后生，强迫症的心理情结就会在一瞬间一了百了！这就是破釜沉舟、置之死地而后生的突破！

说这番话时，老师扫视了全班学员，竟无人敢站出来宣布无条件地允许强迫。于是老师又折中地提出：强迫症不过是一件外衣，勇敢地甩脱这件披了几十年的"外套"，做一个"强迫现象最多的正常人"！

"我就是这种强迫现象最多的正常人！"

要做到这点，无须多大的勇气，只要你愿意，谁都能做到。如果叫你裸奔，或者叫你大大方方地强迫，你恐怕需要万分的勇气。倘若叫你"迫后"允许强迫，应该轻而易举吧。

虽然我的强迫症状很多，但我只能接受现实，别无选择。其实，只要没有心理问题，没有痛苦和纠结，我愿意做一个带着强迫现象最多的正常人！

想到这，我突然恍然大悟！纠结了那么长的时间，不就是不愿接受这个客观现实吗？可是在事实面前，谁又能躲得过呢？

我接受了老师的指导后，经过了一年左右的折腾，终于从整体上彻底放弃了斗强迫、治强迫的念头，坦然接受强迫的现状，完全投入生活中去。

所谓"坦然接受强迫"，实际上就是无条件地允许强迫。

从局部来说，与强迫的斗争还难免，对抗强迫，纠结强迫也时有发生，这个过程符合"事物总是在矛盾中迂回前进"的发展规律。

当强迫预感和恐惧感十分强烈的场面发生时，很少能有人真正地冲破出来。

强迫症患者自己心里也明白，只要"豁出去"，跨越这一步，强迫自会消失，"迫中"自然会洒脱（习惯型强迫例外）。这种跨越是对人生最高境界的挑战。

如果面临万丈深渊，即使有个声音在喊，跳下去就有生的希望，不到生死存亡的关头（如后面有追兵杀来），谁敢往下跳？

对待强迫能有置之死地而后生的雄略胆识，强迫症的心理根治就在今朝。

你敢睁眼等着别人往你眼睛里撒沙子吗？我的回答是：绝不允许！如果这是无条件允许强迫的诠释，我绝不同意这种违反天性的"允许"。

军事指挥家在战略上藐视敌人，战术上却重视敌人。同样，正常人（包括强迫康复者）在"迫前"能做到允许强迫，而在"迫中"却重视强迫。这句话，看起来充满矛盾，实际上是辩证的统一。正常人虽然对强迫不大在意，但在"迫中"却不会乱作为。虽然他们大大方方，却会小心翼翼地应对场面。

熟练的厨师会允许（即不怕）被刀伤到手指吗？不允许！电工会允许被高压电电死吗？绝不允许！司机能允许自己发生交通事故吗？绝不允许！既然这些人都不允许恶果的发生，为什么还敢于操作？难道他们不知道潜在的危险？当然不是，他们早就意识到了，切菜时刀切手指是常事，因此熟练的厨师也会小心翼翼；电工带电操作发生事故也非罕见，心里早知道，所以电工也小心用电；驾车发生交通事故更是常事，驾驶员因此都会格外小心驾驶。

艺高人胆大，有恃才无恐！没有成功奠定基础，没有自信打造框架，人们无法准确地完成规定的表演动作。矫健的步伐不是先天具有的，而是从小到大练习的缘故。每一个脚印都是成功道路上的一小点，每一次小小的成功都会积累一点自信，每一份自信又将成为实现下一个目标的动力。

害怕被电死，却不害怕操作电，是因为电工有驾驭电的自信；司机害怕发生交通事故，但不畏惧驾驶，是因为司机熟练驾驶，有安全行驶的体验和把握；害怕刀伤到手指，但不害怕切菜，是由于厨师熟能生巧。有哪个司机开车能允许发生事故？想都不敢想。即使下意识有此念头，也会被显意识劝止，因为司机对自己的驾驶技术有足够的信心，不会关注，也就是忽视了小概率事件（交通事故的发生）。

同样的道理，如果正常人"迫中"出现了"质量"问题，如发生了严重强迫，也会感到尴尬或不爽，但不会事后纠缠不休，当然就不会对它产生不必要的恐惧和苦恼，更不会对它执着起来。

一句话，正常人"迫后"允许出现失误。正常人之所以敢于面对，敢于藐视强迫，是因为他们确信自己能驾驭强迫（让自己不强迫）。虽然正常人有时也会察觉自己发生了强迫，可是他们从没有"不要强迫"的愿望和努力，没有担心发生强迫的心理压力，没有"迫前"的紧张和犹豫，心身自然而轻松。也就是说，正常人"迫前"藐视强迫，一旦发生强迫后，就允许了强迫。

需要理解的是，正常人虽然没有强迫的预期和由此带来的心理压力，但正常人也有临场的紧张和恐惧，因此，正常人开始也可能会遇到迟疑和僵持的"拐点"现象。

强迫症患者面临特定的场合后，为何做不到自然而轻松，做不到谈笑风生的洒脱？因为他们失败的经历太多，对自己丧失了自信。

失败、痛苦的记忆太深，在"迫前""迫中""迫后"，都会情不自禁地高度关注自己的状况，动作表情怎能洒脱起来？

"迫前"，眼看自己要强迫、丢人现眼，眼看着强迫会损毁形象，损害自己的生活和学习或工作，这一系列的担心害怕，绝不是空穴来风，是强迫症患者的亲身体验和教训，是实实在在的情感心理。

有些强迫症患者天真地认为，当他允许了强迫可能带来的一切后果之后，心里一定就会坦然。

2006年，有位医学博士在社交网上说："我以前总是害怕在单位领导面前发生强迫（表情强迫），后来我想通了，我之所以害怕，是因为我害怕表情强迫会影响我的前途和工作。后来，我自问：'即使我因强迫丢了这份工作又会怎样呢？我还担心自己和家人会饿死吗？我担心找不到合适的工作吗？不！绝对不会！我专业水平是一流的，走到哪里都有人接受。'想到这，我的心胸开朗了，顾虑全消了，我就要强迫，我要尽情地强迫，大大方方地强迫……由于我允许了前途上的损失，从此我根本不怕发生强迫……"

这段话看起来贴合实际，实则主观妄想太强。2006年，一个医学博士，到哪里不吃香？还害怕找不到一份合适的工作吗？

"此处不留爷，自有留爷处。"

事实上，一个有成就的人，被老板炒鱿鱼没什么大不了。所谓的损失也就没有"损失"的意义。

这位博士可能对所在单位的前途、待遇不屑一顾，甚至可以做到不顾后果地强迫。但是，如果请他去参加全国性的学术演讲，他敢不顾后果地暴露自己"狰狞恐怖"的表情强迫吗？

博士也是人，而且是一个更懂得体面的人，更有尊严的人，当然做不到！

如果走到了人生的穷途末路，甚至真心想自杀，这样的人能允许强迫吗？一个连死都不怕的人，一点表情难堪何足为惧？

无论是对主观意识的恐惧，还是对客观物质存在的恐惧，归根结底，恐惧的基础还是客观物质，恐惧的终极目标也是客观存在。

换句话说，不管是单纯的恐惧，还是怕上加怕的复杂恐惧，害怕丢面子，害怕失去未来的恐惧始终是强迫症患者恐惧的根本。物质"根本"一解除，主观问题必然土崩瓦解。

强迫症患者总是担心发生强迫后会造成各种各样的损失，幻想着这种顾虑有朝一日能够消除，幻想着只要完全允许由强迫造成的物质损失，对强迫的恐惧感就会消失……

强迫症患者能真正舍弃自己的切身利益吗？

只要你敢于面对现实，证明你已经允许了强迫，这就是战略上藐视强迫。但是，藐视强迫绝不意味着任由强迫发生，而是在具体操作中要尽量避免强迫的发生，这就是在战术上重视强迫。

只要尽力了，即使发生了强迫也无妨。这就是"秋水理论"的"迫后"一律允许。

这好比，司机只要敢于上车，就藐视了交通事故的小概率事件。但驾驶过程中，司机决不能马虎，而应重视交通安全。如果万一发生了交通事故，不接受也要接受啊。这才是强迫症患者必须采取的正确态度。

所以，允许强迫的真正含义应该是：

"迫前"允许强迫预感；

"迫中"阻止恶性强迫发生；

"迫后"接纳发生了的一切。

这好比，既要允许滔滔黄河东逝水，又决不允许黄河泛滥成灾。万一黄河不幸发生了灾难，不接受也只能接受。

第十九章　治疗实施

前面，我们学习了强迫症的基本原理，懂得强迫预感是心理阴影的外在反应或者是强迫种子的破土发芽。

心理阴影是潜藏在人脑深层的记忆种子，随内外因素的变化而变化。换言之，环境变化、心情变化、认知态度变化，以及各种条件因素的刺激，都会唤醒强迫症的记忆或种子，导致病态性强迫的频频发作和强迫症的周期性反应。

在一次次失败和痛苦的体验中，在无休止的斗争和纠缠中，强迫种子获得了巨大的生命能量，这种能量既包括强迫症所带来的羞耻愤懑心理和逃避现实的怨恨心理，"迫前"折腾、"迫后"评价而产生的纠缠心理，也包括因长期压抑和忧虑导致的心理抑郁。它们既是与强迫长期斗争失败的结果，更是反复评价纠缠的结果。

随着斗争的深入，这种生命内能与日俱增，在人脑中横冲直撞。有谁能经受其折腾？这就是强迫症令人感到痛苦的原因所在。

不在沉默中爆发，就在沉默中灭亡。能否维持生命能量的平衡，决定着心理阴影的强化或是淡化，也决定着强迫症康复的成败。

所以，在强迫症康复过程中，既要重视多余势能的合理排泄，又要兼顾亏损能量的及时补充。当情绪趋于愤怒或怨恨时，要及时排泄势能；当心里处于焦虑或恐惧时，不要过于自责，适时安慰自己，合理吸收亏缺的能量，以成功获取自信。显然，后者比前者耗费的时间不知要漫长多少。

总之，既要合理疏导生命势能，使之安全发泄，又要积极填补生命能量，才能全面淡化心理阴影，从而使强迫症真正得到康复。

发泄能量最直接的办法，是从能量聚集的核心开始，把能量引泄出来。就像一座频繁向外喷发的活火山，怎样使之不危害人类和环境？最好的办法（如果能做到的话），是在火山喷发前把内部凝聚的能量安全导出。

如何管控强迫种子或释放心理阴影，使这座"活火山"变成一座没有势能的"死火山"，静静地潜伏在大脑深处，不危害人，这就是强迫症康复的基本原理。

第一节　面对现实

病毒性感冒会出现发烧、头晕、伤风、流鼻涕，这些症状是怎么来的？病根是感冒病毒。如何治疗感冒？首先接纳症状，接受患病的现实，不要怨天尤人，少安毋躁，去看医生，查找原因，然后对症下药。

强迫症会出现各种怪异的客观症状，同时也伴随着恐惧、预感、对抗、纠缠、冲突、痛苦等心理症状。这些症状是怎么来的？我们认为，强迫症的病根是强迫症患者对强迫的错误认知。

如何治疗强迫症？首先接受患病这一现实，接纳强迫症的客观症状和心理症状，认真查找强迫症状的原因。通过接受正确的理论，深刻剖析强迫症形成和发展的原因，然后对症下药，彻底批判错误的认识，改变错误的观念，放弃不切实际的评价，深刻反省主观思想问题，从强迫的迷雾中走出来，从作茧自缚的困扰中解放出来。在康复过程中，又要顺其自然，循序渐进，为所当为，做自己该做的事，缺什么补什么，充实自己，整体提升自己。否则，由于自身状况与现实很难融合，容易导致功亏一篑。

经验告诉我们：无论在"迫前""迫中"还是"迫后"，强迫症患者的心理总是充满着矛盾和痛苦。因为强迫的症状，强迫症患者肯定会感到不适应，或是受到打击后，强迫症患者身负压力，感到心烦。于是就会想方设法防止症状的发生，但症状总是在对抗中加剧。

接下来，患者担心的不仅是强迫症状的问题，而是症状为何变得不可控制的问题。他总是琢磨着："为什么强迫的症状控制不了？为何千方百计都无济于事呢？"

百思不得其解。强迫症患者为此感到无助和悲哀。连最简单的出门都迈不开腿，难道不是天大的讽刺吗？他日思夜想，穷思竭虑，却无可奈何。战胜不了的敌人，让人感到害怕，解决不了的问题会让人忧心忡忡。

许多强迫症患者说自己很自卑。是啊，连三岁小孩都能办到的事，对强迫症患者来说竟比登天还难。当看到幼儿园的小朋友天真灿烂的笑脸，而陷入表情强迫的你又做何感想？一股发自内心深处的自卑感油然而生。一次次的斗争失败，强迫症患者的自信心几乎丧失殆尽。

强迫症患者都很聪明，在实践中总是不断调整斗争的策略。强迫症患者总是问自己："我这样做了，怎么还是会关注强迫？怎么还会和强迫斗来斗去？怎么还是强迫依旧啊？无论我怎么做，都摆脱不了强迫症的困扰啊！"是的，这就是强迫症的脾气，这就是心理规律。

人的内心世界不以人的意志为转移，相反，人的情感往往在自我控制下沿着相反的方向前进：理性的力量越大，情感朝反方向前进的步伐越大。所以，强迫症患者必须要"放弃人为的拙策，服从感情的自然"。

第二节　分析病情

患者总是千方百计和强迫斗来斗去。就在我们斗得不可开交之时，强迫记忆被激活和强化，病态性强迫进一步凸现。

我们知道，强迫之所以发展成为强迫症，是因为我们对强迫持有不正确的认知。如果当初不采取错误的态度对抗正常性强迫，强迫就不会发展为伴有心理问题的强迫症。也就是说，强迫症很大程度上是思想认识导致的心理问题。既然如此，认知疗法就显得尤为重要。在强迫的症状没有缓解之前，古代老子和庄子的顺其自然的无为思想将大有作为。

不追求外显症状的治疗，而从诱发的原因入手，是医学基本常理。但是医生也会兼顾强迫症患者的外显症状。譬如，如何减轻感冒病人的发烧、伤风、流鼻涕等病痛的折磨，医生往往会给病人开些抗症状药物。

大家都知道，这些抗症状药物只能起抑制和缓解作用，无法起到消灭感冒病毒的作用。如果以抑制症状的手段，企图达到消灭病毒的目的，无疑犯了医理之大忌。

病毒诱发炎症，炎症造成肌体发烧。强迫预感、强迫思维和强迫行为，都是强迫症的症状。在强迫症形成过程中，患者不正确的认知会带来不切实际的评价和错误的对抗态度，进而会采取不策略的斗争手段。无休止的斗争直接导致或加重强迫的症状。

强迫症主要表现为心理问题，而心病只有心药医。重新认识强迫症，正确了解强迫症的本质，摸清它的脾气，并在实践中体验、体会、顿悟，融会贯通。这种认知疗法才是强迫症疗愈的基础。

心因性疾病不会像生理疾病那样对肌体直接造成器质性损伤，但是强迫症却会对人的身心健康构成巨大伤害。因此，几乎每一个强迫症患者都有一本伤心的血泪账。

应当承认，强迫行为对儿童具有"传染性"，这是因为儿童具有很强的模仿能力，当儿童看到身边强迫者的怪异行为时容易引起好奇并模仿。但强迫症本身却没有传染性，因为强迫症不仅包括强迫的行为异常，而且还包括生理、心理、思维和认知层面的问题，而人的思维和认知没有传染性。

世上很少有人会因身体疾病而自杀，大多是因心理问题而自杀。

强迫症对患者的心理或精神的伤害几乎是毁灭性的。有强迫者，一旦由强迫现象的"携带者"发展为强迫症患者，从此就会变得一蹶不振，自我封闭，对人生、对前途缺乏信心。

第三节　制订方案

病态性强迫的核心是，错误认知和心理阴影的存在。因此，消除错误认知和淡化阴影是疗愈的根本。"秋水理论"为强迫症患者的自我疗愈指出了一个方向。

一、正确的认知疗法

帮助患者了解真实病情，放弃虚构、夸张的评价，打消不切实际的幻想，自动解除对抗态度，充分认识病态性强迫是不可直接战胜的道理；思想上祛除剿灭强迫症状的念头，即完全接纳强迫症的一切症状；行为上高度重视病态性强迫的发生。

二、必要的行为疗法

诸如系统脱敏、放松疗法可以帮助强迫症患者减轻强迫症状，缓解心理压力。对非病态性强迫可以采用必要的行为手段来减免症状的发生。对病态性强迫可以采用回避、迂回的战术，切勿从正面突破。

对中度以上的强迫症患者，我们建议在通过药物稳定病情或情绪的前提下，再接受心理疏导。

只有少发生恶性强迫，才是减少恶性刺激，抑制反射结果，瓦解动力定型的物质前提，但不是根本保证。因为，强迫现象再少，强迫症患者还会追求，还会不断地刺激和伤害自己，即强迫症患者的"环境——恐惧"或"环境——强迫"的反射链依然存在，它不是以强迫症状的多少来衡量，而是由患者自己的认知态度决定。

三、现实的秋水疗法

"秋水理论"认为"战略藐视强迫，战术重视强迫"是面对现实，缓解心理压力的方略；张景晖之"不评价、不骚动、不讨论、不批判"是接纳症状，面对现实，淡漠强迫，淡化强迫意向的必要前提；老庄的无为思想是强迫症获得最终康复的保证。

值得注意的是，病态性强迫是强迫症的标志，没有病态性强迫就不成为强迫症患者。同样，没有常态性强迫就不成为习惯性强迫者。

世界上没有不强迫的人。只不过强迫出现的多少、性质如何、态度如何，决定强迫者的心理、生理和社会功能的正常与否。

千万不要有意识地使用一些方法和手段来对付强迫拐点，到了关键时候，在需要方法的时候，随时拿来为"我"使用。当然，方法只是权宜之计，切勿自作聪明地妄想通过某种方法斗败强迫拐点。

许多强迫症患者担心，采用"迂回绕过""走为上计"等迂回的方法是不是逃避强迫拐点？这样下去真的能消除或淡化强迫拐点吗？

必须理解，我们的目标是为了学习、工作和生活，而不是攻克某个强迫拐点。为了实现我们的目标，采用何种途径并不重要。这就是兵不厌诈的道理。

强迫症患者必须理解，任何直接对付强迫症状本身的所谓有效方法都是暂时的，最终必然失败。

强迫症患者可能会问，我在上面提出的几个方案不正是要大家使用方法直接对付强迫症吗？

上面为你提供的直接对付强迫症的方法（不包括脱敏、放松练习等）其实都是一些避开强迫拐点或避免出现恶性强迫的手段。虽然减少强迫发生的方法只是权宜之计，即对强迫的避让是暂时的，然而在关键场合适当使用某些方法又是必不可少的。

譬如，服用安眠药对身体可能有些不利，但因为重要考试临近而焦虑，可以服用适当的安眠药。否则，如果因失眠出现考试发挥不正常会导致更大的焦虑。

走路时看到路中有一堆石头，你会本能地搬掉或避开。不管你作出"搬掉"或是"避开"的决策，其实，都是在使用方法。你的潜意识就是要让行走变得简单容易，因为人的本能就是避重就轻。

换句话说，你依照本能作出的决定都是顺其自然，但顺其自然的同时也应为所当为。因为本能的做法虽然合理，但不一定正确。人们需要用理智去修正，朝着正确的方向去修正自己的所作所为。所以，做事情既要符合本能，又不能一味地符合本能，应作适当修正，使之符合社会需求。

人生道路上遇到了一堆困难（比如强迫拐点），何不把避开跨越（迂回绕过）的时间延长一些？把"路面"打扫得更干净一点？使问题处理得更完美一些？结局将是何等从容豁达！

如果逃避是为了避免受到更大伤害的无奈之举，那么逃得伟大，逃得光荣。

治疗强迫，其实就是治疗人生。遇到沟坎（强迫拐点）能跨就跨，不能跨就迂回绕过。问题解决了，不管是正面克服（跨过去），还是迂回绕过，都不值得你去研究琢磨，继续往前走，人生道路还很漫长。何必对过去之事耿耿于怀，安分守己做人做事就好。

即使遇到几个"刁蛮之人"（强迫拐点），无须争个高低，拼个鱼死网破。宽忍、谦逊、避让，这些退让本身就是进取，是为追求真理，为最终赢得胜利而积蓄正能量。

强迫症不也如此吗？强迫症阻挡了我们的思维或行为的畅通，疏通清理几下，能满足生活和工作的基本需求就已足够，何必再论长短！

因此，任何方法都不能消灭强迫，但任何时候我们都在使用方法对付它。亦如黄河，人们没有方法堵死它的东流，却可以控制它的泛滥。

为了更好地理解秋水疗法，下面引用一篇庄子的《庖丁解牛》，以飨读者。

有一个姓丁的厨师替梁惠王宰牛。梁惠王（看到厨师精湛技艺后）说："你的技术怎么会高明到这种程度呢？"厨师回答说："臣所喜好的是自然的规律，这已经超过了对于宰牛技术的追求。当初我刚开始宰牛的时候，对于牛体的结构还不了解，看到的整头牛和一般人所见一样。三年之后，见到的是牛的内部肌理筋骨，再也看不见整头的牛了。现在宰牛的时候，臣下只是用精神去和牛接触，而不用眼睛去看，就像视觉停止了而精神在活动。顺着牛体的肌理结构，劈开筋骨间大的空隙，沿着骨节间的空穴使刀，都是依顺着牛体本来的结构。宰牛的刀从来没有碰过经络相连的地方、紧附在骨头上的肌肉和肌肉聚结的地方，更何况股部的大骨呢？技术高明的厨工每年换一把刀，是因为他们用刀子去割肉；技术一般的厨工每月换一把刀，因为他们用刀子去砍骨头；现在臣下的这把刀已用了十九年，宰牛数千头，而刀口却像刚从磨刀石上磨出来的。牛身上的骨节是有空隙的，但是刀刃没有厚度，用这样薄的刀刃刺入有空隙的骨节，游刃有余，因此用了十九年而刀刃仍像刚从磨刀石上磨出来一样。即使如此，可是每当碰上筋骨交错的地方，我一见那里难以下刀，就十分警惕而小心翼翼，目光集中，动作放慢。刀子轻轻地动一下，哗啦一声骨肉就已经分离，像一堆泥土散落在地上了。我提起刀站着，为这一成功而得意地四下环顾，为这一成功而悠然自得、心满意足，拭好了刀把它收起来。

第四节　解脱之道

困于屋子里的麻雀想飞出去，肯定会朝有光亮的窗户冲去。窗外的世界是那么逼真，离它那么近，还有它的同类在蓝天飞翔，它多么想飞出去。可一次次的努力和拼搏，却换来头破血流，伤痕累累。不是它不用力，相反它用尽了力，可就是出不去。

此时此刻，你不要跟它讲什么大道理——要勇敢、坚强、负重、坚持、策略、养精蓄锐、振作、重整旗鼓，甚至劝说它放下、认命……，你讲的这些道理它全知道。可是无论它用什么方法，下多大的力，都无济于事，除了屡战屡败，头破血流，一无所获。

都说"世上无难事，只要肯攀登"，可是它用心、用情、用力，做的全部是无用功。这让它想不通。

　　强迫症患者就像这些被困于屋子里的小鸟，开始进来的时候都是带着好奇，现在呢？成了愤怒和抑郁的小鸟。

　　问题出在哪？并不是小鸟不用力，也不是方法不先进。

　　小鸟啊，你可否稍做停息，冷静思考一番：是不是努力的方向和思维出了问题？

　　要知道，眼睛也会骗自己。虽然外面的世界就在眼前，近在咫尺，甚至触手可及，但可望而不可即。

　　你是不是一直都活在虚拟而又真实的世界？外面的小鸟，我的同类就在眼前飞来飞去，怎么不真实？

　　其实，你我活在两重天，隔着一堵无形的无法穿越的玻璃墙。只有大智慧者，才能独辟蹊径，舍去眼前的希望之光，而闭上眼睛，寻找藏于黑暗的缝隙或洞口。虽然光芒微弱，但那是生命的通道。

　　找到生命之光的人被称为领悟者。

　　心理问题者，一定要用逆向思维，而不是顺向思维——人人都知道的冲向光明。事实上这个光亮的窗户却是透明的玻璃墙，是死亡陷阱。

　　看懂了上面，你就知道了自己（屋子里的小鸟）和心理问题的解脱（外面自由的天空）还有多大距离。

　　这个距离，其实就是认知上的距离：不是触手可及的一层玻璃，而是倒回去——哪里进来的就从哪里出去。

第五节　道法自然

　　强迫症患者大都是在生活中受挫（受到打击），如果再加上错误认知和偏见的发酵，就会形成心理阴影，之后又在现实生活中对抗而固化强迫的症状。

　　强迫症患者只有获得正确认知后才能解脱，只有在接纳（而不是堵截）病症后才能释放负能量，也只有假以时日，在生活中才能疗伤。

经过30余年的研究和实践，我们总结了一套强迫症心理治疗的原理与方法——"秋水理论"（又叫"黄河理论"）。

"秋水理论"以认知心理学为基础，采用逆向思维，颠覆了传统理念，深刻剖析了强迫症形成、发展和变化的心理机制，揭示了"迫前""迫中"和"迫后"的心理活动规律，澄清了认识上的许多误区，最后从"改变错误认知，切断强迫思维，淡化心理阴影"三个方面对强迫症的自我疗愈进行了深刻的阐述，康复之路清晰可见。

"秋水理论"的基础是认知，其核心是天人合一、道法自然的无为思想。

知己知彼，百战不殆。盲目对抗强迫症的方法虽然暂时有效，但不能解决根本，久了又会复发如旧。

如果反其道而行之，既不逃避强迫，又不与之正面对抗，即大胆面对，聪明迂回，过后全都接纳，或者说，"迫前"藐视强迫，"迫中"重视强迫，"迫后"接纳强迫，强迫症便可自愈。

授人以鱼，不如授之以渔。"秋水理论"不是传授对付强迫现象的方法或技巧，而是从强迫症原理入手。因为方法或技巧只能奏一时之效，以后还会问题不断。只有掌握原理，才能出神入化地创造各种适合自己的方法，如此之法浑然天成。这就是知行合一、止于至善的诠释。

"秋水理论"的宗旨也是无为而治，但强迫症患者都是一些刨根问底、穷思竭虑、不到黄河心不死的人。要使这些人"放下"执念，不去作为——不与强迫搏斗，回归现实生活，绝非易事。

放下不是让强迫症患者忍气吞声、苦苦挣扎，更不是靠药物麻痹痛苦，而是攻心为上，打开心扉。因此，方向比方法更重要。

不曾拥有，何谈放下！要想放下，必先看穿事物的真相。只有对强迫症的前因后果看个清清楚楚，明明白白，才能死心塌地地放下，而不是不明不白地被迫接受一些大道理，否则就像玩太极，绕来绕去，最终还会绕回原地。

欲穷千里目，更上一层楼！只有站在巨人的肩膀上才能看得更高远。没有正确的理论为指导，仅凭自己瞎摸索，看破谈何容易！

魔高一尺，道高一丈。只要遵循客观规律，掌握事物的道与法，就没有降服不了的心魔。只要看清强迫症的本质，掌握了它的规律，谁都可以获得完全康复。

解铃还须系铃人。这需要从源头到末尾去分析和梳理问题的因果关系。使之明白，强迫症乃昨日因、今日果，丝毫怨不得别人。

只有掌握真相，才能把握方向。只有抽丝剥茧一般撕开强迫症的层层面纱，让来访者看清它的真相，由衷地感悟以前是多么无知和固执，从而自觉地放下对抗，反思自己的主观问题，才能改变内在世界的内容，也只有从内心深处挖掘思想病根，才能走出重围。

第二十章　放松术

第一节　基本原理

如果你用手平举一杯水，开始可能觉得很轻，但几分钟后，你可能觉得这杯水似有千斤举不起来了。其实，这杯水的重量始终是一样的，但是你端得越久，就会觉得越沉重。

这就像我们承担压力一样，如果一直把压力放在身上，不管重量大小，到最后我们会觉得压力越来越沉重而无法承担。必须做的是，放下这杯水，休息一会儿之后，再将它端起来，这样我们才能够端得更久。

白天工作累了，感觉有压力，下班时就要放下，不要再带回家了。回家后应该休息，明天再重新扛起这压力，这样我们就不会觉得压力沉重了。

人际交往也是一样，每次临场和进场后，强迫症患者的大脑神经都处于高度紧张兴奋的状态，急需得到放松，恢复弹性。所以，不管结果如何，都不要"迫后"回味，应该休息或者发泄，因为后面还要面临新的考验。

压力，既是动力，也是阻力，学会调节，学会放下。为了释放工作和生活中所带来的各种压力，放松疗法也应运而生。

放松疗法是一种调节心理、放松肌肉的行为治疗方法，也是心理治疗采用的基础训练，对消除紧张、焦虑情绪，防止心理疾病恶化都有很大帮助。

什么是放松？简单地说，就是让身体松弛下来，尽快恢复安静。

紧张和放松，是神经系统对立统一的两个状态，两者互为依存，互相转化。放松是细胞或神经中枢的抑制状态，紧张则是细胞或神经中枢的兴奋状态。

怎样才能达到放松？总的原则：先紧后松。所谓的"紧"，就是让全身或局部神经中枢紧张兴奋起来，并使之疲劳过度而产生抑制，即转为松弛状态。就如机械钟表，要先"紧发条"，产生动力后，做功消耗动力，最终达到松弛。再如，睡前泡个热水澡，或用热水泡脚，容易使全身或局部细胞发生兴奋活跃，继而转为抑制状态——睡眠。反之，用冷水冲凉，容易使全身细胞发生抑制收缩，继而转为兴奋状态——失眠。再如，喝茶开始能使人镇静，但很快进入兴奋状态。

强迫症患者的言行举止容易激动兴奋，这是长期压抑自己导致的亢奋反应。病态性强迫是因为神经系统和相关器官肌肉组织高度紧张兴奋而导致的，所以，要真正缓解病态性强迫就必须熟练掌握缓解紧张的放松术。

强迫症患者在"迫前""迫中""迫后"都会出现剧烈的心理波动和思想斗争，这些心理上的冲突或纠缠必然带来强烈的情绪反应（如肌肉时常处于紧张和兴奋状态），导致强迫反应。因此，无论在"迫前""迫中"，还是"迫后"，放松练习都显得十分必要。尤其在"迫后"采取心理疏导、安全发泄等放松训练，对缓解心理压力、淡化心理阴影都很有帮助。

第二节　呼吸松弛法

采用稳定的、缓慢的深呼吸（即腹部呼吸）方法，达到松弛目的。具体方法如下：

1.准备阶段：身躯站立（或坐位或卧位），双手下垂，全身呈自然松弛状态。

2.紧张阶段：把腿用力绷紧下沉，再用鼻子吸气，双手慢慢握紧拳头，微屈手腕，最大限度吸气后稍屏息一段时间，直至身躯颤抖的紧张状态。

3.放松阶段：缓慢呼气，两手慢慢展开、放松，身体处于全身肌肉松弛状态。

如此重复呼吸20次以上。训练时注意力高度集中，排除杂念，全身肌肉放松。成功后则随时可在实际中应用。每天练习1~3次，坚持练习3个月结束。

如果临时急用，可做几次深呼吸。比如，小李正准备开会，突然想到前两天开会发生的丢脸一幕，脚步停住了："我究竟去开会，还是不去开会呢？"随即出现"拐点"：思维和动作出现冲突和僵持。

这个时候，他可以吸口气后屏住呼吸，憋足气，利用吐气的机会，一般可以顺利通过"拐点"——顺利去开会。样子虽然难看，却也不失为对付"强迫拐点"的一种治标手段。

第三节　肌肉松弛法

肌肉松弛法，也叫运动放松，对缓解恐惧和焦虑情绪有很好的效果。因为恐惧和焦虑会导致人体肌肉紧张，通过放松肌肉，能有效地缓解这些紧张。

肌肉松弛法很多，如：气功、太极拳、跳舞、跑步、游泳、打球、唱歌、金鸡独立、阳光浴、热水洗澡、热水泡脚等。

需要理解的是，放松训练并非休息或休闲，而是通过运动或紧张兴奋最终达到肌肉松弛。所以，肌肉放松训练不宜喝浓茶、喝咖啡、静坐或静卧等。

肌肉松弛法不仅适用于强迫症患者，正常人在很多情况下也需要放松。例如，紧张的工作和人际关系，容易导致精神过度紧张、失眠和食欲不振等，可采用肌肉松弛法。有时候不妨大笑几声或者扮个鬼脸，可以缓解紧张气氛。你也可以屏住呼吸，咬紧牙关，握紧拳头，绷紧下身，再逐渐释放，能快速缓解压力和紧张。

如果工作任务繁忙，不分日夜地工作，更需要松弛锻炼。下班回家注意休息，多听听音乐，看看幽默小品或喜剧等。节假日可以出去度假、打球、聚会。

适度的游泳是减压和释放负面情绪的绝佳运动方式。水是最好的灭火器。跳入水中，任何火气都会化为无形。因此，不管你生多大的气，在水里舒展几下，上岸后就会发现，生气的你不见了，焕然一新的你，满脸红光，神采奕奕。

第四节　音乐放松法

"迫前"戴上耳机听音乐能有效转移注意力，"迫后"听听音乐也可以放松心情。

音乐之所以能起到放松或疗伤的作用，是和谐共振的原理。当音乐的旋律和人的心情节律（或情绪之波）合拍时，能在人体内产生共振（即共鸣）现象。人的神经细胞持续共振（兴奋）后，很快会归于平静（抑制）。譬如大家一起用力撞击铁门，喊"1、2、3，撞！"，心往一处想，劲往一头使，会产生巨大的合力。这就是和谐共振的力量。

除了在"迫前""迫后"采用音乐放松外，平时也可以借助舒缓的音乐进行自我放松训练。

不妨采用以下步骤操作：

①选择几首适宜的音乐。

②选择一个安静环境和舒适的姿势。

③闭目养神，最好用鼻子呼吸。

④尽量放松全身肌肉，从脚开始逐渐进行到面部，完全放松。

⑤持续20分钟，结束时首先闭眼而后睁开眼睛，安静地坐几分钟。

⑥当杂念出现时不要理睬它，持续默诵自己的暗示语，如："我会健康，我一定会健康！"

需要注意的是，所选音乐必须和自己当下的心情吻合，才能产生共鸣。

如何选取适合放松的音乐？不同年龄、不同教育、不同文化、不同经历、不同环境、不同心情，选择的音乐都不相同。年轻人充满朝气，喜欢朝气蓬勃的音乐。年纪大的人保守固执，自然喜欢经典怀旧的音乐。

悲伤的时候，选择哀伤的音乐。如泣如诉的音乐，能有效发泄苦闷，倾诉衷情。心情好时喜欢听喜庆的音乐，心情不好时喜欢忧伤的音乐。例如，办喜事时要播放喜庆音乐，办丧事时要播放哀乐。

生病、痛苦、孤独、无助、悲伤、郁闷、恐惧、抑郁、焦虑时，不妨听些梵音、笛子独奏、萨克斯管乐、葫芦丝音乐。如诉如泣的旋律会勾起人的悲愤之情，让人情不自禁地流下眼泪，也就是把积压在内心的负面情感释放出来，好像暴风雨后的宁静，让人觉得愉悦舒坦。

第五节　自我暗示法

自我暗示，是指透过"五感"（视觉、听觉、嗅觉、味觉、触觉）给予自己心理暗示或刺激，是思维脑和情感脑，或者显意识和潜意识之间的对话。

积极正确的自我暗示，能有效消除人的紧张恐惧心理，增强意志力量，保持镇定平衡的心理状态。

　　如果消极错误的暗示，比如当恐惧袭来时，许多人都会本能地驱除之，结果推波助澜。

　　假如你暗示自己："不要怕，我怕他干啥？他算什么！"你会发现，你越害怕；如果你去暗示自己："不要去想（烦心的事情），不要去关注，我要转移注意力！"你会发现，你越会关注。也就是说，你采用的各种暗示性的转移注意力的办法，其实都是折腾来折腾去，会让你原地踏步，让你越来越关注，越来越害怕。

　　其实，这些所谓的暗示都是按照顺向思维的方式，不仅不能让人放松，反而变得更加紧张不安。

　　所谓正确的积极暗示，就是先接纳和承认当前的情绪波动、想法、恐惧、焦虑、烦恼等都是合理的，即采用违反常理的逆向思维方式。

　　譬如你可以暗示自己："我是害怕，但这是人之常情，谁让我以前种下了恐惧的种子，有其因必有其果啊！"

　　你也可以这样自我暗示："我是害怕，但我为什么要害怕呢？事情不是还没有发生吗？我现在就忧心忡忡，能解决问题吗？岂不是把问题搞得越来越糟？我这样心事重重地折腾自己，势必造成可怕的后果。即对恐惧的恐惧必然带来新的恶果。""哦！原来这是记忆中的恐惧被唤醒，并非真的要发生什么！""你要记住：做好自己的事情，不要再种下恶因就可以，做自己该做的事情去吧。"

　　经过上面一番积极暗示后，做自己该做的事情，很快就能转移注意力。

　　在电视里我们常常看到这样的画面：有些人遇到烦恼，就会手持数珠喃喃自语，或者跑到寺庙祈求神灵保佑。

　　当你在"迫前"或"迫中"情绪很激动，或者表现欲望很强烈，你不妨提醒和暗示自己："我太急躁了，需要调整。大智若愚，大辩若讷嘛。"

　　如果"迫前"感到很害怕，不妨暗示自己："我的确是害怕，因为我是强迫症患者。我承认自己是害怕，但有果必有其因，乃人之常情。"

当你要面见领导或者有求于人时感到害怕紧张，你可以这样自我暗示："我是害怕，因为他是我的领导，我怕自己的前途受到损害。但他会伤害我的利益吗？我做了亏心事没有？"

如果"迫前"折腾很厉害，不妨暗示自己："我的确感到害怕和焦虑。既然恐惧感已经光顾了，我是无法躲闪的，只有接受它，而不是去战胜它。"

如果此时心理斗争仍然很剧烈，不妨再告诉自己："这是弱者的自卫！"

如果"迫后"纠结很厉害，不妨暗示自己："我的确感到难过和纠结，对前途也感到焦虑。但是，既然问题已经发生了，就无法倒回到没有发生的状态，唯有接受现实，为所当为，才是正道。"

请记住：真正伤害你的不是发生了什么，而是你自己的思想态度。

这样暗示属于商量口吻，你的潜意识或情感脑容易接受。切不可从正面对情感进行堵截，你的潜意识是无法接受的，结果会适得其反。

实践表明，当你要做一件令你感到恐惧和焦虑的事情时，不妨采用商量或疏导型的暗示后再行动，确实具有镇静作用。

第六节　倾诉放松法

释放负情感的最好办法，就是倾诉衷肠。倾诉就是发泄，完毕后，必然放松。譬如信徒向神灵忏悔就是一种倾诉式的放松。

"迫后"不管出现强迫与否，不管是面对还是逃避，千万不要把情绪埋藏在心里，找个合适的人倾诉，排解积压的势能。

需要注意的是：倾诉的对象必须是强迫症患者以外的人。反之，如果与同病相怜的强迫症患者倾诉，你在倾诉自己的负面情感的同时，别人也会把积压已久的负面情感倾倒给你。这样"半斤兑八两"，反而导致你的负面情感有增无减。

第二十一章　脱敏术

第一节　基本概述

强迫症患者对自己的症状都非常敏感，只要面临某些特定情景，神经系统就会产生过敏性反应（如恐惧紧张、心跳加快、呼吸紊乱、脸色阴沉、行为怪异等），它是患者在长期与强迫作斗争的实践中积累起来的个人主观经验，是通过条件反射的学习而获得的。

"过敏"既然可以由条件反射的学习而得到，当然也就可以经过再学习而消除，即条件反射的消退来实现。

也就是说，人的心理、生理和行为的最初反应，不管是正常的还是病态的，都是经过学习获得，而且也能通过学习来更改或消除。

为了脱去对某些刺激物的过敏反应，脱敏疗法自然就诞生了。

需要理解的是，脱敏疗法是脱去对学习而获得的条件刺激（如看到有人手持棍棒形状的东西就瑟瑟发抖）的过敏反应，而不是消除对先天性的无条件刺激（如突然响雷）的过敏反应（惊雷）。因为无条件刺激所带来的反应，如惊雷，属于正常过敏反应，没有脱敏的必要。而条件刺激所带来的条件反应，如看到有人手持棍棒形状的东西就害怕，属于异常过敏反应，有消除的必要。

脱敏疗法的主要理论依据是条件反射的获得、强化、泛化、消退等原理。作为一种心理疗法，脱敏疗法被公认为一种比较理想的消除恐惧、释放心理压力的方法，在临床使用中更适合于治疗那些易接受模仿和暗示的儿童们的失常行为。

脱敏疗法包括渐进式和跨越式脱敏两种。前者称为"系统脱敏"，后者被称为"突破"。

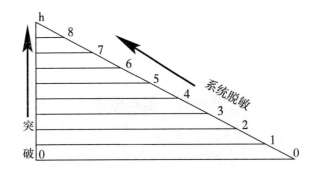

所谓系统脱敏，是把恐怖或焦虑对象按照强度大小分割为若干等级，由低到高有系统地逐步脱敏。如上图所示。

而"突破"则是从系统脱敏疗法里面分离出来的一种跨越式的行为治疗方法。通俗地说，突破就是挑战极限。

两者相互作用，互为基础。系统脱敏中每一等级的脱敏其实都是一个小小的突破。如果突破的门槛太高，难以实施，可以分割为若干个小门槛逐一突破。

必须注意的是，人的潜能有高低之分，所以突破一定要量力而行。

第二节　基本方案

系统脱敏解决的是强迫症患者自己能够胜任的恐惧，恐惧的层次是渐进的，是由量变到质变，最终消除对恐惧过敏反应的过程。

系统脱敏包括以下几个步骤：

1.建立恐惧等级。

（1）列出所有让你感到恐怖或焦虑的事件；

（2）将你的恐怖或焦虑事件按等级程度由小到大的顺序排列。

2.按照恐惧层次从低到高逐级进行脱敏训练。

3.每次脱敏前和脱敏后，都要进行全身性放松练习。

一般的做法是：用条件刺激，使强迫症患者出现预期性的恐惧和紧张反应，但避免出现过度的情绪反应和不良行为。开始用轻微的刺激，然后逐渐增强刺激的强度，如此反复，并逐步适应，最后达到治疗失常行为的目的。譬如，有个小孩子如果怕小猫、小狗等一些小动物，就可以让他先从远处观察这些动物，然后让他逐渐靠近，并且试探着抚摸这些小动物，最后，这个孩子就会高兴地、也多少有些兴奋地把小动物抱在怀里。

在实施系统脱敏的过程中必须注意以下3点。

1.脱敏前，先放松。有些害怕的对象，只有在患者毫无防备的前提下，才能更多地释放恐惧情感，比如对蛇、小动物、响雷等。所以这一类恐惧，脱敏前先不要告知对方，让对方没有心理准备，心情保持放松。

而有些恐惧，如果事先告知，反而越感到恐惧。比如，当你预测到自己即将发生强迫、失眠，或者你要见一位害怕的老板，心里立即就会感到紧张不安。怎么办？全身性放松。

2.脱敏中，应避免强迫症患者受到伤害或逃跑。这就需要立即改变信号刺激。如：告知对方"这又不是你害怕的那个东西，你为何这么害怕？你看，它不会伤害你"，并且当面把恐惧的对象（条件刺激）演示给病人看，使其迅速恢复安静。

3.脱敏后，必须让患者身心放松起来。

第三节　突破动力

与渐进式的系统脱敏不同，突破，是一下子蹿升到新的台阶，产生质的变化。台阶是一步一步上去的，如果你想要一跃10个台阶，通常情况下是不可想象的，除非得到足够的动力。当恐惧等级达到一定程度，仅凭个人意志是无法突破的。

要在平时，你想翻过3米多高的墙，恐怕使尽吃奶的力也难以达到，若是被敌人追杀，你可能轻松地就翻越过去了。如果叫你跨越一条4米多宽的山涧，那是不可想象的困难，但若后面来了一只猛虎追你，你可能轻而易举地就跨越过去了。

第一次高空跳伞，自然会害怕，不敢跳下去，但如果教练趁你不注意猛地一推，你就会顺利完成跳伞的相关动作。

借助外力正面接触恐惧源，将会大大缩短克服恐惧的过程。跳伞训练，教练身后一脚，踢掉了你的犹豫、徘徊的心理过程，省去了由低到高渐进脱敏的步骤，大大缩短了达到预定目标的时间。

许多平时不可想象的困难，能在某种压力的推动下如愿以偿，这就是突破。

突破的本质就是激发潜能，打破瓶颈，挑战极限。而激发潜能离不开诱因（能激发愤怒、恐惧、欲望的刺激物）和对刺激物的认知态度。

要想获得成功（或突破），首先必须具备"想要成功（突破）"的强烈欲望和相关的潜质（内因）；其次必须依赖客观刺激（外因）。

必须理解的是：突破靠的不是勇气，只需智慧！

蛮干只能逞匹夫之勇，在巨大的恐惧面前照样望洋兴叹。

常言说："（菜）籽不榨，不出油；人不逼，不成才；玉不琢，不成器。"古今中外，不知有多少名人因为被逼无奈，才走上成功之路。

明太祖朱元璋不是因为饥寒交迫，走投无路，或许就不会揭竿起义。

没有压力就没有动力，压力是取得成功（突破）的一个非常重要的因素。压力有客观实际压力和主观营造压力两类。

1.客观实际压力：是指未经你的同意，外界强加给你的压力，所以这种压力不以人的意志为转移。如：领导交代你今晚必须完成一篇报告，你可能下笔如有神；考试将至，学生感觉压力大，就会努力复习；乱世出枭雄；穷则思变，狗急跳墙，急中生智；绝处逢生，天无绝人之路；车到山前必有路，船到桥头自然直，等等。

2.主观营造压力：指外界没有逼迫你，是你自己找来的压力。如：领导交代你一个月之内完成一篇论文，你觉得难以下笔。这时不妨先放下不管，到最后几天，你就会因时间紧迫而显"神来之笔"。又如：卧薪尝胆；居安思危；主动到艰苦的环境中锻炼自己；到大城市，到竞争激烈的环境中谋求发展；先答应下来；堵死自己的退路，破釜沉舟，背水一战；过河拆桥，置之死地而后生；把自己逼到墙角下，逼到绝路上，等等。使自己无路可逃，人才会全力拼搏。

如何在养尊处优的环境中突破自己？首先树立正确的人生观，确立自己的人生目标和正确的航向；其次，自我加压，为自己营造一个充满压力的环境，变压力为动力。有些人之所以碌碌无为地活一辈子，就是因为缺乏理想，安于现状，丧失了斗志。

第二十二章　解决方案

本章我们开始研究如何解决病态性强迫。

前面我们已经知道，病态性强迫都是由预期性强迫演变而来的，因而解决病态性强迫的途径也是相似的。

下面我们根据预期性强迫的活动规律来探求病态性强迫的解决方案。

因为预期性强迫在发作前都有预警讯号，因此可以防患于未然，避免发生不良后果。

从强迫预感到强迫拐点，再到努力抗争，强迫症实现了三级条件反射的跨越，预警反应也由弱渐强。所以，从预期性反应到发生恶性强迫，不是一蹴而就，而是存在时间差。强迫症患者可以利用时间差，即从发现预警讯号那一刻来调节自己的行为，从而有效地避免发生恶性强迫。

即使重度强迫症患者，在恶性强迫发作前一瞬间，仍然蕴含着不强迫的机遇与希望，这是许多强迫症患者多年亲身体会得出的经验，也是更多的康复者给后来者的信心。

怎样处置预期反应，决定着强迫症的不同症状和康复的方向。利用好预警信号和把握"预警时间"是避免发生强迫的保证。因此，要避免发生恶性强迫，关键是要懂得其中的规律，善于发现预警，并抓住有利时机，选择正确的避"迫"措施。

第一节　预警时间

从发现预警讯号起，到发生强迫行为这一时间差，称为强迫的"预警时间"。

"预警时间"的长短，取决于诱因（条件刺激）、觉知、阴影三个因素的互动结果。不同的强迫，不同的场合，"预警时间"不尽相同。

根据"预警时间"长短，可以分为早期预警、中段预警、即时预警三种。

一、早期预警

离害怕的目标还有较长的时间。虽然强迫症患者有充分的时间未雨绸缪，但容易导致紧张不安、痛苦焦虑等症状，而且往往会弄巧成拙地把防范措施转为折腾，从而加重强迫。譬如几天后要面试，强迫症患者就会提前几天摩拳擦掌地练习强迫拐点，结果，越练越糟糕。

二、中段预警

是指马上要临场，有明显的预期反应，这时强迫症患者将有许多选择。譬如想找个陌生人问路，如果出现强迫预期怎么办？我是面对，还是逃避？若选择面对，我是迂回还是蛮干？

一举一动都在你的一念之间。

三、即时预警

"迫前"没有任何预兆，却在"迫中"突然出现预警，导致措手不及而发生强迫。譬如，手抖动强迫症患者小陈和老同学交谈，开始很温馨，没有强迫预感，但同学的一个表情引起他的强迫预期反应。因为事发太突然，小陈一下子愣住了，不知所措，导致手突然发生剧烈抖动。当强迫症患者发觉到了预警时，强迫已经发生了。

第二节　预防措施

从预期反应到强迫拐点，再到迂回，再到强迫思维或强迫意向，再到发生恶性强迫，强迫症患者自己完全可以操控。

发现预警后，采用迂回途径能有效避免出现强迫行为。

强迫症患者通常采用下面一些措施和对策。

一、迂回法

1.遇到"拐点"，正面难以通过，就使用迂回，声东击西，幽默一把。

2.遇到"拐点"，正面难以通过，使用肢体语言，此乃浑水摸鱼，正常人也常常这样，不会大惊小怪。

3.遇到"拐点"，使用迂回型的伴随动作等，滥竽充数，装模作样，正常人也常常这样，不会大惊小怪。

4.如果一开始遇到"拐点"难以通过，干脆走为上计，让人以为胆小。

5.如果中间遇到"拐点"，突然中止或结束活动，个性十足。虽令人有些费解，却又回味无穷。

二、蛮干法

1.遇到"拐点"，不愿迂回，有些搞笑。

2.遇到"拐点"，不懂迂回，让人皱眉。

3.遇到"拐点"，强行突破，导致两种迥然不同的强迫行为或强迫结果：要么拼命挣扎，表情滑稽，肢体痉挛，发生恶性强迫，令人捧腹大笑，但自觉丢人现眼，加重强迫；要么临阵脱逃，不得不逃，自责不已，加重强迫。

三、闻风而逃法

不敢面对，选择逃避，但逃得过今天，却躲不过明天。自责不安，惶惶不可终日，强迫越来越重。

以上列举的种种避"迫"方法，因人、因时、因地而异。如何选择，全凭强迫症患者自己操控。

在恐惧面前，强迫症患者有时也会做出缺乏理性的决定：要么进行蛮干——正面对抗恐惧，要么只顾逃避——闻风而逃。

有趣的是，重症强迫症患者往往采取蛮干，而轻微强迫症患者往往采取逃避，但结果都是一样：强迫症加重。

第三节　预感问题

上面我们只是讲述了如何利用强迫的预期性来预防恶性强迫的发生。

预期性强迫如何才能自我疗愈，或者说怎么才能削弱强迫的预期性反应（即强迫预感）？

前面我们已经知道，强迫预感是受心理阴影、条件刺激和觉知三因素共同决定的（"三点共线"）。由于条件刺激是不以人的意志为转移的信号，我们无法操控，所以要削弱强迫预感，必须也只有改变错误认知和淡化心理阴影。

前面我们已经对错误认知和思想做了深刻挖掘和反省，相信读者现在对强迫已经有了正确的认知。剩下的就是如何淡化心理阴影，本书后面我们将会详细讲述。

第二十三章 强迫症的思考

这是2016年我在南京某心理文化实践基地的讲课转文本。

现在国内外研究者都在探索强迫症的机理，都在苦苦寻找强迫症疗愈的有效途径。各种疗愈的方法也层出不穷，强迫症患者也在四处打听它的良方。尤其是在强迫症的网络社区和平台，大家都在寻找，都在等待新的方法出现，但这样的方法始终没有出现。包括我讲课时，也有很多人在翘首等待，听听是不是有好的方法出现。

第一节 我的强迫故事

曾经作为一名强迫症患者，我先讲讲我是怎样走出来的。

我的强迫症康复不是一个奇迹，而是必然。我很小的时候就患有很严重的强迫，记得12岁那年，因为控制不住高呼"反动口号"，被学校戴上现行反革命帽子。强迫的症状一直伴随着我的童年、少年和青年。

上大学时，我就努力寻找方法，不管什么方法，只要当时我能找到的，我都用过。一直四处寻求良方，寻找民间偏方，也曾四处拜师学"艺"，结果一次次悲观失望。

当我参加工作后，感觉身上的压力越来越大了，不仅因为口吃，更多源于恐惧、思维强迫和对未来的焦虑。

1988年，在家庭异常困难的时候，我把一些值钱的家产变卖后只身去了上海，找到年届七旬的张景晖老师。经过21天的心理治疗，我的口吃和强迫、恐怖、焦虑等心理问题，全都被老师的妙语点化，感觉压在心里十多年的顽石突然消失了，这种感觉是从来没有过的快慰。

第二节　我的不同观点

作为一名心理咨询师，一定要了解强迫症患者面临的问题。

有种感觉，就是有块石头堵在他们心里，这让他们在生理上常常会出现心慌意乱和胸闷气堵的现象。

为什么会胸闷气堵？当你恐惧时，就会导致相应的生理现象。例如有个余光强迫症患者，来到教室里就开始心神意乱，他担心自己用余光看人，就开始紧张。因为他有预感，还没发生余光之前，只要接触到熟悉的地点、人物，马上就会有余光的预感。

"秋水理论"认为，强迫症的形成和发展符合植物生长规律，也包括"播种、生根、发芽、开花、结果"五个环节。

强迫症患者一旦面临曾经发生过强迫的场景（时间、地点、人物、环境等），就会唤醒曾经发生的强迫的记忆，接着就会产生强迫预感和恐惧感。紧接着神经系统和身体器官顿时就会朝着强迫症发生的方向发展，出现胸闷气堵、眼睛发直、手足僵硬等生理反应。

这种现象，可以从心理学的角度进行解释。人在恐惧的时候，整个躯体和肌肉就会收缩。比如晚上走路的时候，突然有个人从你身后敲你一下，你不可能懒洋洋地说："谁呀？"你的躯体肯定会紧急地收缩。

这是有机体面临恐惧威胁时的本能反应，也是机体能量高度聚集和释放的一种状态。收缩的目的是防御或使有机体处于应急状态。

强迫症患者，只要身临其境，全身肌肉就开始收缩，包括呼吸气管也会收缩。一旦气管口径变小，胸腔里面的废气排不出去，外边的氧气进不来，就会导致闭气，出现胸闷气堵的心慌现象。

有心理创伤的人，到了身临其境的时候都会不同程度出现这种心理和生理反应。

当年我也经常遭遇这种生理反应，导致我一些身体器官不受控制。我的强迫症和焦虑症状常常出现周期性的反应，这个星期我发现我没问题，感觉我的强迫症好了。但好景不长，发现自己还是心慌，问题还是依旧。

比如说余光强迫的人，开始发现这段时间还好，突然间他就不行了，眼睛情不自禁地就斜视某个地方，根本控制不了。

每个人都有潜意识，我们把潜意识比作鸡蛋的蛋黄，强迫症的记忆平时都潜伏在里面。就像冬眠的蛇，平时没反应，但到了春暖花开，气温变暖，就开始蠢蠢欲动。也就是说潜伏的种子，如果不动它，它会在那里很安静。如果有人动下它，比如遇到熟悉的人、熟悉的地方或环境，就会触景生情，唤醒沉睡的记忆。

蛇醒来后，就会咬你一口，这就是条件反射。

第三节　不要轻言病愈

有个大学讲师诉说："我自认为自己的强迫症减轻了许多，甚至说好了，因为我有十年多没怎么复发过，也没有因强迫影响工作和生活。"

他说自己原来有强迫症，后来从一个大学来到另一个大学，变了个环境，就不强迫，新同事也不知道他有强迫的历史，他因此把强迫症隐藏了起来。

所谓触景生情，就是指遇到熟悉的环境，就会流露某种情感。熟悉的环境（也就是曾经发生过强迫的情境）是诱发强迫症的条件刺激。

他乡遇到老乡，两眼泪汪汪。身在他乡，家乡的情怀（或乡情的种子）没有人触发它，故而安安静静，但遇到同乡，马上就会想起家乡的事，让你的情感就像流水一样哗哗流。

其实这位朋友是因为换了环境，或者说他没有想或关注过强迫症，强迫的记忆或种子没有人触及它，自个儿静静地待着，就像一条蛇，进入了冬眠。

然而，终于有一天，它醒来了。有两个学生在他讲课时交头接耳，讲师没听到他们说什么，但从其窃窃私语的神情来看，马上想到他们可能在谈论他的强迫问题。

强迫症患者对周围的环境总是非常敏感，因为他的潜意识为他架设了接收有关强迫信号的"天线"。种子的使命就是繁衍后代，为此它就会吸收自然界一切有利于它成长的营养，也就是说，种子会接受与它有关联的信号——条件刺激。

在这里，这个信号就是那两个同学的交头接耳，讲师马上想到以前别人笑他的强迫也是这样交头接耳的神情。这一下子唤醒他的记忆然后他就掩饰并暗示自己：千万不要发作呀，否则现了原型啊。就如潜伏敌营的地下工作者，最害怕的不是敌人，而是自己人——认识他的叛徒。所以见到熟人交头接耳，就会联想到有人要告发他，要揭发他，所以就会紧张，然后就会想着如何趋利避害。

这位讲师就是如此。当他的强迫记忆被唤醒后，就会很紧张，于是强迫症就来了。

所以我说这位讲师的强迫症其实还没有好。

他感到不解地说：为什么我的强迫症会消失10年？

我说：你的强迫症没有好！你10年的强迫负性情感一直被你压制到潜意识里面了，变成了沉睡的种子。事实上，强迫症没那么轻而易举地获得解脱。

第四节　强迫症乃记忆

为什么却有很多强迫症患者不治自愈了？

因为他们的注意力被生活的琐事牵挂，而无暇关注自己的强迫症，强迫症的种子和记忆则静静地躺在潜意识深处无人问津。

其实，所谓这种不治自愈者也不一定完全好了。因为不强迫并不代表强迫症真的就好了。正如那位讲师十多年都不强迫，但也没解脱。

种子迟早会复发的，只是时间问题。

然而到了七老八十，甚至活到了100岁，即使复发也就无所谓。

问题是你的复发可能不会太迟。强迫症疗愈就像火山一样，火山下面有能量，强迫症的种子也有能量，你要让自己的强迫症完全康复，就必须把它潜伏的能量全部释放掉。就像火山，如果它是活的，你就要把它变成死火山，死的火山就没事了。所以强迫症疗愈没那么简单。

有个人告诉我说："老师，我害怕陌生的环境。"

我说："其实你更害怕熟悉的环境。"

"对对对！就是那熟悉的环境，就是那些常常提醒我强迫的人，老是很关心我的人，让我最害怕。"

正常人何尝不是如此。考生学习成绩的好坏，最害怕的并不是老师和同学，而是关心他的父母和亲人。

我在网上经常和强迫症朋友聊天，别人也经常跟我打招呼：老师，你好！

我在回复时，会经常打出两个微笑的字"呵呵"或符号。

但有些患者就说：老师，你为什么要嘲笑呀？

"我没笑你呀？"我连忙解释。

"你不笑？为什么要打个微笑的字（或符号）？而且还笑得那么灿烂？分明就是嘲笑我嘛。"

我明白了，所谓的"呵呵"这个微笑的文字或表情，和嘲笑有关联，构成强迫症患者的条件刺激。因为嘲笑的表情与发生强迫、丢人现眼有关联。别人的嘲笑，会让他们感到伤害和愤怒。

那种微笑的表情，包括所有与发生强迫的事有过关联的因素，都可能变成强迫症患者的条件刺激。

条件反射会泛化，就如一遭被蛇咬，十年怕井绳。

比如我害怕张校长，因为张校长和我的前途利益有关，因为我害怕自己的前途受损，所以我见到张校长就会产生条件性恐惧。张校长便是引起我恐惧的条件刺激，凡是跟张校长有关的东西，如他的儿子和夫人等都可能成为我的恐惧信号。

当我看到张校长的夫人马上就会想到张校长，当我看到张夫人牵着一条小狗，我也害怕。还有张校长的油光发亮的发型，或者在街上看到这种相似的发型，以及与他长相相似的人都会让我感到害怕。因为那都是联想，都是泛化了的信号。这就是神奇的条件反射。

第五节 关于第三信号

第三信号理论用于强迫症研究，是一个突破，也是"秋水理论"的一个重要组成部分。

我一路来到南京，看到山丘上有很多坟墓，就想到自己百年以后，也会躺在那里，顿时会产生毛骨悚然的恐惧感。看到坟墓，产生一种想法，这种想法让我害怕。表面上是坟墓让我害怕，实际上是"我可能躺进坟墓里"这一想法让我害怕。因为以前我也经常见到坟墓，但我都不害怕。

其实，我害怕的不是什么鬼，而是害怕自己今后也会躺在这样的地方。年轻的小伙，你不会想这个吧？

想法是主观的，它不是第一信号。想法不是语言文字，所以也不是第二信号。我把这个引起我害怕反应的"想法",称为第三信号。

为什么我害怕这个想法,这跟死亡有关,因为我害怕死。就如一个女人,抱着小孩站在阳台上,突然间萌发一种想法:我会把孩子摔下去吗?这个想法让她害怕!因为她怕自己真的会摔死自己的孩子。

有个来访者说:"我站在公司的写字楼顶上,有种想跳下去的感觉,我生怕自己跳下去了,这种想法让我毛骨悚然。"

失眠症者突然想起"今晚我会失眠吗",这种想法一出现,就会让他感到害怕,因为这种害怕紧接着就是失眠。

当强迫症患者产生"今天我会检查房门"这个想法时就感到害怕,因为这个念头一出现,紧接着就发生检查门窗的强迫行为。

第三信号理论可以让强迫症许多问题得到解释。

预感是人的自我保护功能,每个强迫症患者都有预感。

2004年印尼发生海啸,死了几十万人,当时科学家到海滩上去察看,发现尸体绝大部分都是人的,几乎找不到动物的。科学家得出的结论是:动物靠的是对灾害的预感,而人却丧失了预感。

大自然有个定律:用则进,不用则退。古猿人用指甲攀岩、挖东西,所以坚硬锋利。现代人无须用指甲攀岩,无须用尾巴掌握奔跑方向,也无须用它吊在树枝上摇摆。

为什么印尼大海啸这么大的自然灾害,人却没有预感呢?预感是需要学习的本领。预感能让人预见可能有利或不利的东西出现,从而趋利避害。动物和人类就是靠这个来保护自己。所以预感多好呀!

比如说天气预报,以前没有科学的天气预报,人们靠生活经验来预测天气。

谚语说:春寒致雨,春暖致晴。这就是古人预测天气变化的手段之一。患关节炎的人只要关节痛就知道要变天。

人就是靠预感来调解自己的行为。如果没有预感,可能就寸步难行,甚至命都难保。比如,你走在街上,连疾驰而来的汽车都没有预感,而不去躲闪,那就太危险了。

现代人的预感功能逐渐削弱了，代之而起的是依靠现代科技的预测手段，而不用自己去学习，比如天气预报。

尽管科技日新月异，但目前科学家对极端灾害的预测还没有完全掌握。所以现代人对地震、山洪暴发和海啸还无法做出准确的预测，而许多动物都有这个本领，因为动物都是靠这个本领安身立命的。

动物的异常反应往往是发生自然灾害的前兆，所以动物被誉为人类观测自然灾害的哨兵。

人类本来可以凭借自身的学习能力和观察动物的异常变化活动来预测自然灾害，但人类越来越自以为是，唯我独尊，远离自然，捕杀野生动物，破坏地球生态环境，自毁安身立命之路。

强迫发作的预感来了之后，患者不是顺从，而是压制。就像黄河的水，汹涌澎湃，告诉人类它要涨大水了。但有的人却不懂它的好意，不去逃命，凭着一股蛮力妄图堵截它，不让黄河往下流。

水往低处流是自然力量，你去堵它是人为力量。人力怎能堵住天力呢？这不是螳臂当车，自取灭亡吗？

预感来后，强迫症患者不是用预感这把宝剑来砍伤敌人，而用来自残，自己把自己砍伤。

君不见暴风雨之前，老天总会以"响雷、闪电、刮风"等方式向人们示警吗？这些都是暴风雨来临的前奏。大自然对众生多么仁慈啊！

如果人的耳朵背了，老天就闪电让人的眼睛看见；如果眼睛不好，老天就打雷让人听见；如果耳朵和眼睛都不好，它就刮风，狂风一刮，告诉人们要下雨了。

这些预感就是通知你，把外边晒的衣服收进去。如果你不听，反而对老天发怒说：你不能下雨，不能闪电，我刚刚晒的衣服就让我收回去，老天你不公平啊！我要你把大雨收回去！

人要懂得知难而退，懂得趋利避害。既然老天告诉你要下雨，你就应该审时度势，见机行事，最要紧的就是保护自己，最大限度地自我保护，这就是预感告诉你的秘密和它存在的意义。

第六节　堵是强迫之源

如果人类不懂得珍惜预感，就会把预感这把刀砍向自己，自取灭亡。

当我害怕时，我却暗示自己"我不能害怕"；当我有"我想洗手"的想法时，我却暗示自己"我不能想，不能洗啊"。

为什么不能洗呀？因为我知道后果是什么。强迫洗手的人，最怕的就是洗手，因为手已经洗得皮开肉绽了。所以预感来了，我就会竭力抵制它，想叫停它。结果呢？适得其反！

有个女人，有强迫洗澡问题，她洗完澡，舒服一阵后，不久又去洗，一天几个小时泡在浴缸里，导致皮肤像豆腐渣一样脱落。一个原本漂亮的女人，弄得"满目疮痍"，后来她老公把他强行送到戒毒所，像戒毒一样，没办法了。

强迫洗澡、强迫洗手、强迫检查关门……出现预感之后，患者考虑的就是后果，想到后果，就想防患于未然。于是就会消除这个不良想法。但它会听你吗？

比如，我在街上碰到有人数一大包的钱，很是心动，我就想据为己有。这种想法一出现，我就害怕。这仅仅只是心动，但我预测到心动就会行动，行动就是抢劫啊。抢劫可是犯罪，可要坐牢，甚至死罪啊！

想到这，我就害怕，我当然不能让它实施！而这一切我认为都是预感引起，因为起心动念。为了防患未然，我要把它扼杀在摇篮里。

我是一个讲道德、懂法律的人，我是一个为人师表、德高望重的人，我怎么会有这种魔鬼般的邪念？

我怒责自己，打压这种想法："你不能有这种想法，你怎么为人师表，你的道德观和法制观到哪儿去了……"

想法就像黄河的水，越压越大，想法本来只有一点能量，但它就像黄河的水，越压越大。人能堵得过天道吗？

　　到了堵不住的那时候，就会发生崩溃，愤怒的河水就会一泻千里，给人带来灭顶之灾！这种灾难叫作强迫性结果。

　　每次发生强迫，并不是他想要的结果，而是他最害怕的结果。正因如此，他从一开始就极力阻止强迫的发生，但结果却眼睁睁地看着自己滑向了强迫的"死亡线"。这是多么伤心无奈的事啊！

　　预感到自己即将发生强迫和丢人现眼，怎么办？人的本能就是逃避，但跑一步，退三步；越挣扎，越后退；越后退，越接近"死亡线"。正如陷入了沼泽，越挣扎，陷得越深。用的力越大，越往下沉。

　　就如黄河，越堵，水位越高；越堵，水的压力越大，随时都可能崩溃。

　　为什么你要拼命堵它？因为你怕它泛滥带来灾难。

　　大家不妨看看问题在哪里。错，不在黄河滔滔；错，不在黄河水位变高；错，不在黄河崩溃。错，不该从正面去堵截它。这样堵，必然导致黄河崩溃，洪水泛滥。

　　强迫症也不能从正面去堵它，否则容易导致强迫行为的发生。被堵住的黄河，就如强迫意念或想法被压制，必然引起它的激烈反抗。这就是强迫与反强迫。

第七节　迂回才是上策

　　我们该怎样做呢？古人说：人法地，地法天，天法道，道法自然。

　　首先要允许黄河波涛汹涌。因为黄河之水天上来，奔流到海不复回，这是天道。既然是天道，我们就要服从，那就任其自流吧。

　　如果恐惧来了，如果我萌发不好的念头了，我要学会默默接受它。因为看一个人的好坏，并不是看他心里想什么，而是看他在做什么。

　　妻子对丈夫说：你嘴里老是说心里有我爱我，可你给我做过什么？你给我买过一件衣服吗?

爱一个人要落实到行动上,而不是挂在嘴边。所以古人说:论迹不论心,论心世上无好人。

任何人都有不良的想法,都会有各种杂念。黄河东流,是天道,人类一定要顺从。

水往低处流也是自然规律,但如果不好好管理,黄河就会乱流,就会给两岸百姓带来灾难。所以,顺天道的同时,更要行人道。

也就是说,顺其自流,却不能放任自流。为了保护黄河流域的居民、工厂、农田和庄稼,我们要采取措施,如在沿岸修筑大堤。

这就是道法自然的诠释。

"秋水理论"就是这样。首先一定要有道,然后才用术。方法建立在道的基础上,道可以解释为道理、自然规律,也可以解释为道路。

人在黑暗中行走为什么会恐惧?因为看不见。在黑暗中摸索,不敢大跨步前进。此时,光讲大道理有什么用?要打开来访者的心灵智慧,让他睁开眼睛,真真切切地看到自己前面的道路。

"老师,我的眼睛是睁开的啊!"

你睁开眼却戴着墨镜,有用吗?你的眼前还是一片迷茫。

繁忙的南京路虽然拥挤不堪,但只要你的眼前明亮,就可以穿梭来往,像蛇一样迂回行进。你走的"蛇形"线路或方法,事先可以预测吗?只有审时度势,也就是说,方法要根据实际路况随机应变。

只有根据实际路况才能决定采用哪种方法。因此,道路决定方法。

这就是道法自然的另一种诠释,这就是"秋水理论"。

还没走路,就计划着用什么方法走,这不是瞎折腾吗?

强迫症的疗愈也是如此。方法很多,但疗效各不相同。

条条道路通罗马,最快的方法就是从这里直飞罗马。

人活百年,却花几十年到罗马,花几十年纠缠强迫症,这值吗?

一定要找到适合自己的最好办法。

如果违背自然规律,自以为是地企图堵死黄河,实在愚不可及!

如果强迫行为发生了，就如黄河崩溃了，这个不该发生的结果发生了，你会怎样？伤心、难过，自责、耿耿于怀，过后纠结。

可是你知道吗？一旦发生了不好的结果，越去回味，模拟，演练，结果越糟糕。比如，今天上午我又一次发生可怕的余光了：我用余光斜视了旁边的女同学。之前她骂过我，说我老用眼睛斜她，骂我色狼。所以今天一上课，我就担心自己又会去斜视她，因为我怕大家误以为我是色狼！

我决不许自己再犯同样的错误！不许看她，不要看她，坚持！控制！不要！不要！不要啊……但我的眼睛还是不争气地，直勾勾地看着女同学。这就是"杯具"的余光恐惧症或强迫症。

老师，你要相信，我不是色狼啊！

对！我当然相信你是个道德君子，你太有道德感了！你就是不允许自己有一点点不道德的想法，才导致你见到女同学就会努力地抗拒它（千万不要斜视她），就因为你的道德感，才把自己推入痛苦的深渊。

这就是强迫发生的本质。你说这个过程是他愿意的吗？是他允许的吗？是他放纵的吗？当然不是！而是在他面前眼睁睁却毫无办法地看到它发生，就像陷入沼泽拼命挣扎，结果还是慢慢地陷入。

强迫症患者从开始到结尾，都在犯同样的错误——就是堵。一开始他堵自己的不良想法，遭到反抗后，仍然去堵，而且拼命地去堵。到后来，崩溃了，发生了可怕的结果，他还要去堵。

就如余光强迫症患者，每次发生不该发生的结果后，他总是不断地反思自责，不断去回味当时的情景，怪自己下手不够狠，怪自己毅力不够坚强，后悔自己不争气地去斜视女同学，模拟想象着"如果当时我这样做，这样控制自己的目光，就不会发生余光……"想象别人会怎么看待他，预测自己的未来会怎样黯淡无光，就这样总结教训或经验，自我纠缠，闭门造车地模拟演练……

这无疑会加重强迫症，并再一次形成新的心理阴影和强迫记忆，让强迫症久治不愈。

这就是大禹治水的原理和以逆向思维为核心的"秋水理论"。

第二十四章 治疗误区

第一节 如果长期不发生强迫，强迫症会好吗？

有些人认为，如果通过某些方法让患者尽量做到不强迫，久而久之会覆盖过去的强迫。这一观点得到许多患者的认同。

通过体验成功，来淡化对强迫的纠缠和痛苦；通过建立一种全新的习惯来覆盖以前强迫的习惯，用新的条件反射取代旧的条件反射。

听起来似乎有道理，看起来这似乎是捷径，但仔细分析，不难看出，其实质就是把强迫视为某种习惯——思维习惯或行为习惯。

我们知道，任何习惯都可以通过努力去改变。但这么多年，你的"强迫习惯"在你的不懈努力下改了过来吗？越改越严重吧。

由此可见，习惯和强迫症没有因果关系，看起来再正常的行为，也无法掩盖你那强迫的事实。

正如一名来访者在他的总结中写道：

"以前我总认为我的强迫洗手就是一种习惯，而我的强迫症是因为养成了不好的、顽固的习惯。因此我抓住一切机会去锻炼自己，拼命地练习。尽管我平时不怎么强迫洗手，但关键时刻总是控制不住。有位老师教我用某种方法去改变不良的洗手习惯，当我把这种克制强迫洗手的方法练熟后，虽然也有一段好时光，并且陶醉于这种久违的正常，可好景不长，强迫症最终还是把我打回原形，强迫症状远不如从前，心理问题也加重了。

"现在我知道强迫症绝不是一种习惯，因为没有越改越糟、越来越痛苦的习惯。强迫症的核心是错误思维导致的病态性强迫，没有通透彻底的认知就无法消除心理障碍，更无法消除病态性强迫，也就无法走上康复道路。紧抓症状不放的一些所谓方法，虽然冠冕堂皇，只是与客观规律背道而驰，与强迫症的疗愈适得其反，更使自己陷入迷茫和痛苦之中。"

另外一名强迫症患者解脱后分享他的感悟说：

"每个人都有可能或多或少发生强迫现象。其实，一点强迫没人会注意你，没人会觉得怪异。我们对强迫太在意了，总想完美无缺，以此来标榜自己没有强迫，这是不切实际也是非常有害的！

"我们对自己的要求太高了！我们太在意自己身上的'异常'，太在意别人的眼光！这种不切实际的、过度的、不正常的过分注意，是病态的，是导致强迫症的一切来源！正如读书写字，对某个字的过分注意和认知，会觉得它根本不是字；上下楼梯如果老是想着下一台阶该迈哪条腿，你将不知道该迈哪条腿，注意了反而会跟跟跄跄被楼梯绊倒！

"不要对自己要求太高了！带着这点顿悟，再回头去看"秋水理论"，才觉得句句是哲理，字字珠玑，而且循循善诱，对各种问题都进行了深刻的解剖，并提出了具体的解决办法，读罢如醍醐灌顶，亦如登高望远，豁然开悟。"

第二节 修行就能治好强迫症吗？

不少强迫症患者打算出家修行，企图寻求摆脱强迫症痛苦和烦恼的方法。强迫症很大程度上是一种心理疾病，这种心理疾病会通过各种生理症状和怪异行为反映出来。人的情感心理，只要不去强化，就会弱化，最终就会淡化。

许多强迫症患者在寻求解脱的途径，有的甚至想通过躲在深山修行等方式来转移注意力，转移对强迫的关注。必须理解，只要患者抱着消除强迫症的目的去转移注意力，终极还是会失败。

我们要求解除了心理障碍的患者从整体上做战略性转移，彻底离开强迫症的网络社交圈，走淡化强迫的道路，强迫思维或强迫意向才会真正消退。

强迫症患者转移注意力必须是真心实意的，从思想内部，从灵魂深处认识了强迫症的本质，真正看轻、看淡了强迫，真正藐视了强迫症，才会轻装上阵，义无反顾，阔步向前。

如果"人在曹营心在汉"，即使离开了强迫症的圈子，仍然心系着强迫症的变化，牵挂着强迫症，这种所谓转移注意力，其实就是逃避，是对现实的一种逃避，对强迫症的逃避，这对强迫症的康复有害无益。

我见过不少强迫症患者，他们宣称要彻底告别强迫症的圈子，实际上隔三岔五地隐名光顾着强迫症的社区，留恋着这里的"一草一木"。

这叫转移注意力吗？这一切的一切，都要求患者去深刻理解强迫症的原理，领会其精神实质。当你真正认识到强迫症原来就是这么回事之后，你就会感觉自己站在了泰山之巅，俯瞰红尘滚滚，一切都那么渺小。原来自己以前对强迫症所采取的方法都是自作聪明，作茧自缚，都是聪明反被聪明误……

当你对强迫症有了真正的了解后，你的心胸就会突然变得开阔了，思想豁然开朗了，你跳出了强迫症的迷障，你逃出了强迫症的魔宫。

这时候，我要恭喜你了，你的强迫症解脱了。当然解脱离真正康复还有一段距离，这段距离不用你费力地行走，只要顺其自然，做你该做的事情。发生了严重强迫，不像过去那样斗得死去活来，纠缠不休，你会照样生活工作。

一句话：你不评价所发生过的一切！即使你控制不住去"评价"一番，你也不要去对抗它，只有老老实实地服从它。你应该容许内心的一切波动，容许情感的一切冲动，绝不从正面堵截任何情感的冲动和爆发。

当然，你也要从侧面去安抚自己的情绪。顺其自然的同时，也应安慰、劝导自己，尽快让自己躁动不安的情绪稳定下来。只有让内心得到静养，你那颗被强迫撕裂得支离破碎的心才会渐渐得到修复，你的强迫症心理阴影也会神不知鬼不觉地淡化。

第三节 改变生活环境能治好强迫症吗？

有一个表情强迫男孩，因为想治好强迫去了国外，结果强迫还是依旧。有强迫的他，希望借助改变生活和学习环境消除自己的强迫。在国外的初期阶段，很少强迫，可是好景不长，还是强迫，而且比在国内还要严重。他找了当地强迫症救助机构，不但没有效果，心理负担反而加重了。回国探亲时，他却意外发现自己的强迫不见了。

在家里待了一个假期感觉非常好。渡完"不强迫蜜月假期"后，他又飞到了国外，让他吃惊的是，到了国外竟然也不强迫！他为此欣喜若狂，以为自己的强迫症奇迹般地好了。正当他踌躇满志的时候，有一回他在教室感觉到自己又要发生表情强迫，恨不得钻进地缝。

"强迫反复了，我的强迫症反复了！"他为此痛心疾首，真是一场欢喜，一场空。

其实，在任何一种生活环境中，如果没有发生强迫和刻骨铭心的痛苦经历，就没有创伤性体验，没有创伤性体验就没有强迫症的心理阴影。没有强迫心理阴影，就不会有强迫预感和强迫思维。

但无论在哪一种生活和学习环境中，都会多少出现一些所谓的强迫症状。这是因为你对待强迫的错误态度，病态心理还在，你还会检查，还会监控或关注自己的身体或外部某个方面，而任何内外客观存在（比如言行举止和身体变化等）都经不起高分辨率的检查。

一旦有什么疑点，你立刻又会高度敏感和关注，结果强迫又来了。

为什么强迫症会出现"蜜月效应"？其实这是注意力转移的缘故。

变换生活或学习环境，就是把对熟悉的环境的关注转移到相对生疏的环境上来。

从国内到国外，环境变换，意味着强迫症的条件反射在发生变化，由国内生活环境中建立起来的旧的条件反射，转移到国外生活环境中的新的条件反射上来。

综上所述，虽然更换了生活环境出现"不强迫的蜜月效应"，并不意味着你的强迫症的病点发生了转变。只要你对待强迫症的错误态度不变，强迫症的病根当然也丝毫未变，依然如故。

第三节　故意强迫能治好强迫症吗？

前面我们已经学习过，强迫症患者越是不允许自己发生强迫，越会强迫；反之如果允许发生强迫，反而不会强迫。

不少患者自作聪明地把"允许强迫"理解为"故意强迫"，他们认为只有故意发生强迫后才会取得成功——强迫症走向康复。

我们说，"允许强迫"是终极目的，而"故意强迫"是以允许强迫为手段，来达到不强迫之真实目的。如此允许，是假允许。

实践告诉我们，凡是以减少或消除强迫症状为目的的方法，开始可能有些效果，但最终大都会以失败告终。因此，"故意强迫"的做法也是不现实的。有些患者自作聪明，如法炮制出"故意强迫法"，却没有几人能真正从强迫的魔掌中逃离出来。

下面是一名从强迫痛苦中走出来的网友写的感悟：

"有人说，为了克服摔跤的恐惧，就应该不断敢于去摔跤。同理，一个人因为发生强迫而产生恐惧，就应该不断刻意去发生强迫。你不认为这非常荒谬吗？你看见过日常生活中有人为了克服摔跤恐惧而去不断摔跤吗？我相信这种现象只有在疯人院或许才能够看到。没有从根本上领悟强迫症的原理，没有思想上真正地觉悟，任何声称可以彻底解决强迫症的疗愈手段，很难令人信服。

有人说'故意强迫'了就可以不怕强迫，真是滑天下之大稽！事实正好相反。还有人说不断故意强迫了就会对强迫的感觉麻木，这样就敢于面对现实了。这完全违反基本常理。事实上，不断故意强迫，等于在不断强化对强迫症的敏感度，导致强迫症加重。因此，'故意强迫法'与强迫症的疗愈方向南辕北辙。这不是帮人，而是害人。"

第四节　强迫症的治疗一定要暴露强迫吗？

一、突破狂想曲

如果让强迫症患者（比如余光强迫）把自己的症状彻底暴露，余光就余光，不要爱小面子，不要怕丢脸，敢于把自己强迫症的丑陋赤裸裸地暴露在大庭广众之下，这样，强迫症的瓶颈就一定会被自己牢牢地掌握，内心积压已久的能量将得到极大的释放，思想从此获得彻底解放。无论是强迫症的心理症状，还是强迫症的客观症状都将走向康复。

如何暴露自己的强迫丑陋呢？除了向亲朋好友暴露自己有的强迫问题外，患者还可以找些令你敬畏的人来实施你的突破计划。请注意，尽可能找出那些过去曾嘲笑过你强迫的人，向他们暴露自己的强迫具有十分重要的意义。

这项计划难度可能非常大，能做到的或许凤毛麟角。因此，你可以采用智谋，创造一些高仿真环境条件，模拟演练。如果运气好的话，你的"同伙"趁你不注意，当着那些人的面，戳穿你的"伪装"，让你掩埋很久的隐秘暴露在外。

脸上长着一个疖子，越长越大，里面灌满了脓水，而你却怕痛，不敢动它，任由疼痛折磨。某天医生用手术刀给你的疖子割一下，很疼，脓水流了出来，就好了。强迫症患者的逃避心理何尝不是如此，一暴露就一了百了。

二、揭开红盖头

接着，一个大胆的计划出炉了：破釜沉舟！在当地电视台（或自媒体）通报你的隐情。长痛不如短痛。这是一个最具挑战性的突破，也是突破疗法的终极训练。

之前你要授权给你的心理疗愈师，授予他可以"剥夺你人格"的权力。心理疗愈师在你毫无知觉的时候，悄悄来到你的所在地，秘密找你的领导面谈，"举报"你的强迫问题，"揭露"你的强迫逃避心理和逃避行为，甚至到你所在地的新闻媒体"反映"你的强迫症情况，并在电视里曝光，旨在让你的亲朋好友和单位上下全都知道你的强迫症隐情，让你的遮掩强迫症的面子无处藏身，完全赤裸裸地暴露在公众的视线之下。

扯下你的遮羞布，会让你一时间觉得无脸见人！

暴风雨后的宁静。几年、十几年，甚至几十年一直被掩盖的抑郁情结像冰块一样彻底地暴露在阳光下。冰块融化了，心理疙瘩完全解开了，思想枷锁彻底解放了，内心豁然开朗了。

值得一提的是，实施这一大胆计划前，你一定要有充分的心理准备，要建立在正确的认知理论之上。要正确对待被电视曝光的事件，虽然会有一阵钻心的疼痛，想想自己以前总是强迫着，每天招人笑，每天苦苦地折腾，干脆一次性丢尽脸，让大家笑个够，岂不是更痛快！

也许你会担心，在强大的舆论压力下自己还能生存吗？一些明星因绯闻或艳照门事件丢尽了脸面，不也活得好好的吗？你又没做亏心事，相比之下，强迫症这点病耻感能算什么呢？更何况短暂的剧痛不就是为了长久的开心幸福吗？你又何乐而不为呢？

三、突破要现实

突破要符合现实，究竟怎样突破才符合现实？所谓的现实，是指不伤害自尊，也就是说突破是有底线的，不是盲目地蛮干。

譬如，拆弹专家需要突破的是尚未爆炸的炸弹，而不是正在爆炸的炸弹；工兵需要突破的是埋在地下尚未爆炸的地雷，而不是正在爆炸的地雷；伞兵需要突破的是敢于从高空跳下来，而不是敢于摔死；战士需要突破的是敢于上战场，而不是敢于被子弹打死；司机需要突破的是敢于驾驶，而不是敢于制造发生交通事故；电工需要突破的是敢于操作电路，而不是敢于被电死。

强迫症患者的突破是敢于面对强迫，面对现实，而不是突破敢于发生强迫，无视丢人现眼，无视损害自尊或自己的前途。

假如要驾驶汽车，必须练到敢于发生交通事故的胆量，恐怕没有几人愿意学开车；训练工兵必须触摸正在爆炸的地雷，恐怕只有白痴才会。

上面的突破可谓疯狂至极，但真的能收到预期效果吗？不！不大可能。即使电视台播放了你的强迫症隐情，你依然不敢暴露自己的强迫问题，反而更加忌讳、逃避、掩盖你的强迫症；即使全市的人都看到你强迫的视频，但人皆有之的爱美天性，也会让你掩盖自己的强迫。

只要你认为强迫（比如余光强迫）是丑陋的，是与公众审美标准格格不入，你就会觉得自己有强迫而自卑，因为人人都有随大流的心理和行为倾向。

"入乡随俗""少见多怪，多见不怪"乃社会现象。大家都能正常生活，只有少数人因为古里古怪的强迫症，自然就会成为众人取笑的目标。如果大多数人是这样，就无人当新鲜事说笑话。

即使你丢尽了脸，即使大家都知道你是强迫症患者，只要你是一个有头有脸、有七情六欲、做人有尊严的人，你就懂得遮丑和保护自己的隐私。难道当众直勾勾盯着异性的隐私部位看，不算丢人现眼吗？

网上有人宣称，只要练得厚脸皮，就不怕强迫，不怕死，强迫症没有不好的！是啊，只要人不怕死，没有什么不敢做的。要人不要脸，岂会在乎当众发生强迫？可是，世上有几人不要自己的脸面？

真正的突破，是带着强迫的恐惧去面对，而不是去突破敢于强迫，敢于出丑。真正的解脱不是敢于暴露强迫，追求对强迫不在乎，而是发生强迫后理解和宽容自己，让不安的情绪尽快平静下来。

第五节　一定要改造性格吗？

强迫症患者：每次发生严重强迫后，我就自我批判，自我反省，然后很奇怪，能好一段时间，然后会再强迫，就这样无休止循环，我也知放下"屠刀"，可每次都适得其反。

归根结底就是我的性格原因。我的性格内倾、虚荣心强、自我中心、胆小自卑、敏感多疑、独立性弱、好胜心强等。

纵然这么多年深知自己性格影响自己很多方面，可就是跳不出自己的怪圈，有其果必有其因。之前有人说我固执己见，很难跳出格局，确有一定道理。

从我懂事到现在这么多年，深受强迫困扰，每天都生活在焦虑、担心中，现在想想真是悲哀。正常人可以活得那么坦然，无拘无束，而我一直套着一副枷锁在走路。

我也知道，学习是唯一让自己变聪明的出路。网上的许多理论也学了，我有时看到重要的地方还会反复看，生怕落下一个字，这也跟自己多年的强迫症有关。

有时同情那些久治不愈的人，其实他们身上有我自己的影子，是我身上某个扭曲点的放大化，在我潜意识中也会有同样的熟悉感。

咨询师：你一直推脱自己的主观思想问题，借口说什么性格原因！

怎么才能放下屠刀？当然要靠实力！

当你认识到一切都是你自以为是、极端自我的思想导致的，你就会豁然开悟，就会放下。

好好反省自己的思想吧，而不是反省你做过的事，更不是批判自己在强迫方面的无能为力和什么性格缺陷。

你批判自己无能为力，怪自己的性格问题，其实你还是把问题推给别人，推给客观存在，你丝毫没有意识到自己的思想已经腐臭了。

强迫症患者：我经常自我反省，自我批评，甚至把自己批评得体无完肤，批评到最后就剩下纠结和自责。或许是我的方法不对。

咨询师：我没有看到你的自我反省，只听到你怨天尤人。你的所谓的自我批判，不是思想批判和反省，而是对自己的后果感到自责。

你一直怪自己没有用，怪自己毅力不够坚强，但就是不怪自己思想有多抠。这就是极端自我的思想在作祟。

无知不可怕，可怕的是对无知的无知！

自私不可怕，自以为是也不可怕，可怕的是，对这种思想浑然不知，甚至装聋作哑，极力掩饰。

这种人只能一辈子活在阴暗中。

真正的勇士，敢于直面自己的内心，敢于揭自己的短。

老师只能唤醒那些迷途的羔羊，却唤不来执意走到黑的人重新回头。

再次提示：强迫症患者需要反省的是自己的思维和认知，而不是行为或者结果。

既然知道只有学习这条路，为何不去投入实践，不去继续学习？

思想主观原因问题，怎么能怪自己的性格，怪自己的命不好？

这是完完全全的推脱，是逃避。

当然，性格缺陷，在强迫症的恶化过程中起了催化作用，但性格问题仅仅是重要因素，而不是决定因素。

我的性格至今未变，但我的强迫症已经康复很多年。

虽然现在我还会出现一些强迫现象，比如曾经有段时间，总是控制不住去注意街上的各种汽车尾号牌，但这和我从前的强迫症状和心理状况有着天壤之别，内心再也不会因强迫而翻腾，因为我完全允许了自己的强迫。

改造性格既不是强迫症疗愈的充分条件，也不是强迫症康复的必要条件。虽然改造性格可以缓解一些强迫，但不大可能从根本上解决强迫症。

因为性格缺陷的背后是人的思想认知问题，思想根本问题不解决，而去改变性格缺陷，这是本末倒置的做法。

第六节　为什么找不到自信?

如果开车总是发生事故，就会对驾驶丧失信心，害怕开车。如果经常强迫，影响正常生活，且被人笑话，加上错误认知，就会对自己渐渐失去信心。

有个"迫友"生病住院后，因为偶然间发觉自己住院期间不强迫，产生了巨大的自信，强迫症获得"痊愈"（即暂时没有出现症状）。

有个患者听到这个传奇故事后就说："我也生个病住院试试，看看我的强迫症会不会好。"

我告诉他："别人可以，你恐怕不行！"他有些迷惑不解。

我就告诉他说，人家是在无意识的状态下突破了强迫的恐惧心理。也就是说，在住院期间，因为其注意力完全集中到病情上面，对自己的强迫症丝毫没有关注过，而强迫症的脾气是：你不关注它，它就不打扰你，自然不会发生强迫。

所以强迫症患者因其他问题生病住院期间不强迫是常见的事情，但如果抱着以不强迫为目的去住院治病，去突破强迫，就会始终关注自己的强迫症状，强迫症状当然依旧。

必须知道，对强迫症的本质没有深刻的认识，不能正确地评价和对待强迫问题，即使"痊愈"了一段时间，遇到特定的环境和场合，强迫症照样反复如初。

成功了一次，就获得了一次自信。见好即收，不能贪婪，否则乐极生悲。强迫症患者，在一段时间不强迫了，看似好了，就想趁热打铁，这里试试，那里练练，结果又发生强迫了。发生了强迫，好心情又跌入了低谷。强迫思维或强迫意向又来了，自卑又加深了，自信也没了。

如果你在一段时间不强迫，就要学会见好即收，每一次不仅收获喜悦心情，更带来一份成功与自信。

强迫症状总是时好时差地呈周期性变化。状态好的时候你没有珍惜，总是被你白白地葬送，留下的却是伤痛的记忆。如此，你的自信何来？

不管做什么事情，都要学会点到为止，见好就收，把收尾做得漂亮点。每一次成功的体验都会在大脑中留下记忆痕迹，积累自信，补充正能量。而强迫症患者总是想证明自己不强迫，因此才一次次的试探自己的底线，势必造成相反的结果，把好端端的心情搞砸了，换来的又是跌进情绪的低谷。

做事业也是一样，一步一个台阶，每一步都应稳扎稳打，每一次成功都会积累一份自信。不要等到失败、落荒后才逃跑，要在精彩纷纭的时候就降下帷幕。听小说，总是看到精彩的时候出现"请听下回分解"，这样才可以引人入胜，耐人寻味。看电视也是如此，到了关键的时候就会吊人胃口，插播广告，让人欲罢不能。

第七节　为什么强迫症会越"治"越严重？

通过前面的学习，我们已经知道，病态性强迫是强迫症状与发生强迫时的场景之间形成了信号联系——条件反射。

许多心理疗法都归结到：打破原先强迫反射，重新建立一个不强迫的条件反射，如某些行为治疗、暗示鼓励或心理疏导性的治疗，这些方法的本质都是转移对容易发生强迫的场景的关注，即改变条件刺激，以求避免强迫反射的发生。

既然改变条件刺激就能转移注意力，避免发生强迫，那么这种方法能否真正治愈强迫？

我们认为不大可能！与其说这是缓解强迫，不如说是逃避强迫。如果通过这种避免发生强迫的手段来治疗强迫，势必导致强迫越治越重。事实上大多数强迫症患者也正是按照这样的思路来对待强迫，努力想克服强迫的，结果导致强迫症越来越严重。

有些患者说，他们从来没有参加过什么心理治疗，强迫症怎么也会越来越重呢？一些农村边远地区的强迫症患者，一辈子都不知道什么叫心理治疗，他们只知道用土办法和强迫症做无谓的搏斗。

当然，也有些人什么方法也没用，破罐破摔，得过且过，可一旦发生强迫就痛苦万分，把自己折磨得半死不活……

没有心理障碍的"习惯性强迫者"，通过主观努力完全可以改变不良习惯，例如习惯性洁癖者，只要自己愿意改，完全可以变成不洁癖。同样，不洁癖的人，也可以通过自己的努力，慢慢变成习惯性洁癖者。

不少强迫症患者步入中年之后，或者人生阅历十分丰富了，对强迫症的重视相对淡漠。生活的重担和烦恼促使他们不得不考虑工作、生活、家庭、子女等琐事，对强迫的关注程度相对减轻。这样一来，反而有助于其心理阴影的淡化。

心理阴影一旦淡化，强迫预感和恐惧感自然减轻。

到达这一步，强迫症已经在朝着良性方向发展。即便如此，患者长期以来形成的易于强迫的条件反射也不是一天两天可以改变了的，如果稍加注意，完全可以减少强迫，达到正常的状态。

中年患者和阅历丰富的患者有可能通过上述的过程达到正常状态，但是年轻患者和人生阅历尚浅的患者，由于其心理障碍尚且严重，对强迫的重视和关注十分强烈，不适宜改"强迫习惯"，反而越改强迫越严重。

对那些建立了正确认知，解除了心理障碍，正走在自我康复轨道的强迫症患者来说，如果见机行事地避开强迫的发生，即采取先面对，实在不行再迂回的战术，能够缓解思想压力和心理恐惧，从而减轻痛苦。

对没有解除心理疙瘩的强迫症患者而言，刻意避开强迫只会增加恐惧和压力，让强迫症变得越来越严重。

第八节 "无为而治"是消极等待吗?

"秋水理论"的核心是"无为而治"。无为而治是一种思想境界,是强迫症疗愈的可行途径,如果刻意追求这一境界往往得不偿失。

一个清醒追求强迫症消失的人,只会在原地徘徊折腾,其强迫症不大可能会疗愈。一个走路的人,走一步瞧一步,看看头顶上有没有花盆掉下来,看看擦身而过的人会不会拿刀捅他一下,再注视着自己的腿怎么迈,手怎么摆……这样的人走路实在是活受罪。

正常人走路就走路,来到一座危房下小心一点就是,遇到沟坎跃过去就行,迎面来了一个手持马刀的彪形大汉,心里咯噔一下,留点神就行,之后照样走路。如果边走边琢磨着怎么才能放松,怎样才能不被高楼上的花盆砸到自己,怎样才能避免被行人突然捅伤,这不是折腾是什么?

正常人做人做事,采用迂回是常有的事,这是真正的"无为"思想。

如果非要逆流而上,迎头硬拼,到头来会败得很"惨",这是"有为"思想在作怪。持这种观念的人,其强迫症不大可能会好。

"无为而治"不是叫你坐以待毙,而是以一种更积极、更主动、更有为的心态去坦然面对自己的人生。

经我们指导过的陈先生在留言中生动地描述了他学习后的心得:

"无为而治"的思想为很多人解开了心理枷锁。细究起来,此话很有哲理。无论你有什么心理困惑,也无论你遇到多大的难题,当你心急如焚,自己跟自己过不去,于事无补,最好的解决办法就是顺其自然,泰然处之。有些事你越是急于解脱反而把自己的心理束缚得更紧!更会加剧自己的心理负担。在此时,沉下心来,闲看花开花落,静看云卷云舒,很多急于解决的事情随着事物发展变化迎刃而解。实在是一切都有其自然的造化啊。

在顺其自然的同时，生活中该忙什么就忙什么，不要坐等时机的转化，要做自己力所能及的一切，尽最大努力改变你能够改变的一切，接受你不能改变的一切。在忙碌中充实自己，忘却烦恼，享受生活的阳光。那样，你的一切烦恼都会随着时间的推移烟消云散，而你的努力则会创造一个欣欣向荣的新天地。

朋友，任何人在一定的时期都会面临心理困惑和人生的烦恼，到时，你不妨一试上面所述，你会发现自然里求造化，无为中创有为！

第九节　强迫症"治"好了，怎么还会复发？

关于强迫症复发，本来就是一个悖论。事实上，不管你接受什么疗法，强迫的症状都会呈波浪形的前进或倒退，绝不是沿着一条直线行进。

我们回答这个问题，要分三种情况。

第一种情况：接受了正确的疗法，强迫症的内核就会得到控制，不会加重。这好比森林大火，火势得到控制，不会蔓延，最多在防火带内燃烧。也就是说，只要你接受了正确的自我疗愈，强迫症的种子就不会强化，但遇到适当的条件刺激，种子还会破土发芽、开花、结果，走完它的程序。

但此时发生强迫，不是坏事情，相反它意味着强迫的种子在释放负能量，这当然是好事。只有一次次释放负能量，埋在情感脑或潜意识深处的强迫症种子才会逐渐枯萎、死亡。

意思就是，当强迫的症状经过一段时期的螺旋形（时好时坏）的前进后，强迫症才会最终真正得到康复，不再复发。

第二种情况：如果你没有采用任何自我疗愈措施，直接投入生活，强迫症也会时好时坏、时进时退，呈周期性变化。

第三种情况：如果没有接受正确的自我疗愈，或者说被误导走了弯路，你的强迫症的种子会不断被强化。这好比森林大火，不仅里面熊熊燃烧，火势还会不断蔓延。也就是说，强迫症不仅频频发作，还会逐渐加重，即呈波浪形的倒退。

为什么会出现第三种情况呢？这还得从自我疗愈的方向去分析。

目前，强迫症的心理疗愈通常采用呼吸放松法、系统脱敏法、心理暗示法、心理疏导法、自然疗愈法和各种物理疗法，等等，中重度患者大多采用药物治疗为主，心理疏导和社会支持同时跟进。

这些针对强迫症状的治疗或缓解技术，很难达到治本的疗效。即使有所谓的治疗成功者，也仅仅是借助某种方法（比如药物），一旦离开这根"拐杖"，问题依旧。这就是患者常说的"疗愈的蜜月期"。

在中重度强迫症治疗的众多方法中，用得最多的还是抗焦虑和抗抑郁的药。药物让患者不强迫了，生活变正常了，确实令人振奋。一些重症患者为之欣喜若狂，期望很大。可兴奋过后，患者才渐渐地发现，服药一段时间后，照样还会出现焦虑和抑郁，照样还会出现强迫，这时候只能加大剂量或改变药型，而不敢停药，否则更难受。明知药物有副作用，但还是不得不吃。

正如有个"迫友"在服药的日子里写道：

当时那种感觉真的太好了，觉得整个人都变了，自信、自豪、大胆，什么事都放得开去做了，好像整个世界都变得无比美好了，对自己的前途一下子充满了信心。许多"迫友"，包括许多正常人以为我的强迫症治疗成功了，心理科医生甚至还把我作为榜样，以增强对药物治疗的信心。

我的状况我自己知道。其实只要你肯服药，不管你的强迫症有多严重，都能缓解，甚至基本上达到像正常人一样生活。然而，大部分患者对强迫症缺乏正确的认识，以为药物可以解决强迫的一切问题，因而对它寄予过高期望。

期望越大，失败的痛苦越大。在实际生活中使用药物缓解症状，一旦遇到阻力和障碍，很少会有人作出冷静的思考和科学的判断。

事实上，强迫症的反复与药物本身并没有因果联系。药物只是抑制强迫的发生，并非用来彻底治疗强迫。

当患者遇到了病态性强迫时感到束手无策，如果还想用药物来治疗，就显得很荒谬。若果真如此，患者就会觉得药物失去了存在的意义。

因为他们做梦都想攻克病态性强迫，之前所作的各种努力就会前功尽弃。以前依赖惯了药物，现在突然放弃了，日常生活自然很困难，比服药之前还要困难，于是强迫症复发如初。

这好比冬天烤火，只是让人暂时不冷，但越到后来，越离不开火炉，到户外更怕冷。服用药物，只是暂时让你不强迫，越到后来，你越离不开药物了，到现实环境中更害怕，更心慌，更强迫。

因此有人把强迫症的药物疗愈比喻为温室里的花朵——见不得阳光。

服药很久的人，要放弃药物确实需要勇气和智慧。患者一定要正确认识强迫症，明确药物（或其他方法）的适用范围，有的放矢，才能事半功倍。

另外，我认为，包括药物在内的各种方法，用来"治疗强迫"的提法有些不妥，"强迫复发"用词不当，"治疗成功者"也未免言过其实。

何谓复发？疾病"治好"了一段时间以后，再次发作。药物只是缓解强迫症状和精神痛苦，正如失眠者靠安眠药入睡一样。安眠药能算治失眠症吗？同理，治疗强迫症的药物又谈何治强迫症呢？

既然没有去治，何来复发？就如服用安眠药才能入眠，一旦停止服药，照样失眠，这谈何失眠复发？

我认为，所谓"治愈"或"治疗成功"，就是不再依赖任何方法，就如腿伤治好了，慢慢地就不用靠拐杖行走一样，才算治愈成功。

如果靠拐杖走路都能算治疗成功，靠安眠药维持睡眠都能说算治疗成功，那么字典里"成功"一词恐怕要改写。

强迫症就像一匹烈马，一定要懂得它的脾气，了解它与内外环境（客观环境和主观心境）之间的内在联系和发展规律，你才能驾驭之。

第三篇　强迫症康复之路

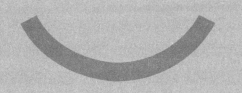

第二十五章　康复五原则

　　强迫症的问题包括"生根、发芽、开花、结果、播种"五个环节的递进和循环问题。

　　其中"发芽"是强迫症发作的开始，也是通过条件刺激为诱因（外因），思想意识和心理阴影为内因共同形成的结果。

　　从"发芽"到"开花"，"开花"到"结果"，"结果"到"播种"，"播种"到"生根"都是通过上一级为诱因，认知态度和心理阴影为内因共同作用的结果。

　　如果把心理阴影比作强迫种子，那么强迫意向（包括强迫预感、强迫恐惧）就是这粒种子遇到外部条件的"萌芽"，心理对抗是促成它成长的"肥料"，心理产生冲突，形成强迫拐点是"开花"，行为挣扎是刺激其高速增长的"催生素"，强迫行为或强迫思维是它的"果实"，而"迫后"纠结就是"播种"——使"果实"埋进"土壤"变成了新的强迫种子，导致强迫症的创伤性阴影（即心理阴影）。

　　由于思想理性和心理阴影（或者思想与情感）之间有着不可调和的矛盾，两者在强迫症发生的前、中、后始终犬牙相制，纠缠不休。正是因为这种心理冲突对抗，导致强迫症步步升级，久治不愈。

　　因此，停止内斗是头等大事，是强迫症获得康复的保证。

　　本书根据强迫症循环的"五个环节"，总结强迫症康复五部曲，供读者参考。

第一节　巩固防线

条件刺激对人的作用取决于强迫症患者对刺激信号意义的思想认知。思想态度认知在显意识层面，它不仅能防止不良信息对潜意识的入侵和伤害，并能有效阻止潜意识因受伤而形成创伤性阴影。所以，思想认知是潜意识的保护层，是保护潜意识不受伤害的安全屏障。

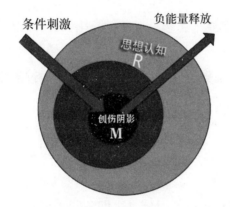

如果失去了认知这道防线，一旦发生强迫，哪怕是偶然轻微强迫，也容易引起内心的骚动而导致心理阴影。由此可见，建立和巩固认知防线是强迫症康复治疗的核心。

如果把认知防线比喻为"防火墙和杀毒卫士"毫不为过。

强迫症患者怎样才能建立正确认知？

首先要改变错误认知，其次要重新建立一套正确的认知体系。具体如下：

一、改变思维方式

要改变思维方式，就应站在大众化角度看待强迫问题，这就是逆向思维。

把正常人当面镜子反照自己，就会发现自己有哪些问题。

譬如，许多正常人也有一些所谓强迫，却随遇而安，笑口常开，而"我"却因为一点强迫总是愁眉不展，痛苦穿心。同样的强迫，截然不同的两种态度，一照便知。

这相当于禅修中的"内观"，即闭门思过，是往内观察自己身心实相的一个方法，以智慧和逆向思维照见一切烦恼的根源，乃是解脱心理痛苦的捷径。

然而，内观并非内倾。内倾是关注自己身上的一些细微变化，关注这些变化是否会影响自己的切身利益。而内观是检讨自己的所作所为是否合乎伦理道德，是否合乎社会规范，反省自己的主观思想是否合情、合理、合法，是否合乎客观现实。

要客观、正确地认识现实中存在的问题并非易事，因为客观现实不一定符合人的主观愿望，有时甚至完全背离我们的主观愿望，所以我们有时会片面地看待客观现实。比如上了一定年纪，不管我们愿意或不愿意，身体总会变老的，白发和皱纹增多，体力渐渐不支，这都是事实，但这事实却与我们的愿望正好相反。虽然我们不想承认事实，企图将不现实的想法变为现实（想返老还童），但随着时间的推移，最终会在某一时刻体会到幻灭的痛苦。如果能正确估计可能的范围，并朝着这个范围努力，如做些健康运动或护肤保养之类的养生练习，这样就不会引起过度的心理冲突。

但是，强迫症患者对存在的事实并非现实地对待，他们把自己的想法和欲望扩展到完全不可能的范围，因此才感到痛苦。

我们以社交恐惧为例：人与人见面时容易引起感情的波动，这是事实，特别在见到上级或异性时，会产生一种不安或不好意思的感觉，这对一般人来说是很平常的事情。

如果我们正视这一事实，顺应自然，即使感到难为情或者害怕也不应对此抗拒，这样就不会产生强迫观念，而且会保持正常的心理。

相反，如果对此产生对抗心理，就会背离事实并越来越荒唐。

如果有一辆汽车从前面开足马力疾驶而来，你必然会恐惧紧张，正因为这种恐惧紧张才促使你立即躲避之。在这一心理活动过程中，你接受自己出现的恐惧紧张，就不会出现任何心理冲突。

当汽车驶过后，你的紧张也会随之消失。只要采取了"任其紧张，为所当为"的态度，就不会出现任何的强迫观念。否则，就会进一步增加神经质症的痛苦。

常言道：论迹不论心，论心世上无好人。人们心里有时会闪现某些不道德甚至是犯罪的念头，要想绝对不出现这些念头，就是圣人恐怕也很难做到。

我们必须正确认识自己身上的潜在恶念或不道德的想法，这些恶念或想法是不可能彻底清除的。如果有人无论如何要祛除一切恶念或想法，很可能就会产生强迫观念。

所以，我们一定要正确地认识自己的阴暗面。爱美之心人皆有，好色不乱乃英雄。

哲人也说："鸟儿从我头上掠过，我毫无办法，但鸟儿要在我头上筑巢，我可以断然拒绝。"

同样道理，不好的想法在我心中闪现，我毫无办法，但我是否去做坏事，完全可以约束住自己。

强迫症就是这样。当强迫预感袭来时，无论如何都控制不了紧张恐惧的情绪，但是它要转变为不良行为，我绝不允许！

强迫症患者不喜欢自己的情绪波动，希望达到"不动心"的境界，即无论遭到什么不幸也能泰然处之、行若无事，这似乎是他们最理想的心境。

企图用教条来抑制人类感情的自然变化，从而达到"不动心"的境界的想法是十分荒唐的，这正是产生强迫观念的根源。

有些强迫症患者喜欢自我打气地暗示自己："强迫症有啥，横下心去面对，怕什么……"

这样的人是不大可能会好的。明明对强迫症非常在乎，十分害怕，却死不承认，硬要逞强，真是让人哭笑不得。

谁不喜欢在别人面前好好表现？谁没有爱面子的心理需求？谁愿意自

己的学习、生活和工作被搅得一塌糊涂？谁不想活得坦然？正是这些违反人性的大道理，让强迫症患者总是极力抑制自己的自然感情，从而把自己推向痛苦的深渊。

客观事物总是在不断变化，人们的心理也随之而波动。就好像站在一根滚动的圆木上，想要保持不动的姿态，就会立刻失去平衡。如果我们坐在船上，就应该随船的摇动而摇动，正因如此，我们才不会感到摇动的痛苦。我们应该采取顺应自然的态度，并做到对客观事物的积极服从。

强迫症令人苦恼，强迫观念是非常痛苦的。但是对这些痛苦不应回避，而应该敢于正视事实。如果痛苦无法解脱，不如直接去接受它。当我们从这种痛苦的体验中醒悟过来时，一条崭新的光明道路将会展现在我们的面前，即使前面的路蜿蜒曲折，我们也会高歌前行。

二、重建认知体系

重建认知后，有的放矢，不再盲人摸象。要正确理解强迫乃人皆有之的正常生理现象，充分认识偶尔常态性强迫是如何衍变为必然的病态性强迫。理顺强迫的八大压力、认知态度、心理阴影三者间的关系，深刻理解强迫症的"生根、发芽、开花、结果、播种"五个环节的因果关系；充分认识强迫症的原因、原理和本质，尤其要掌握强迫症的形成、发展、变化的机制，熟悉强迫症的规律和脾气。只有如此，才能登高望远，才能真正驾驭强迫，才能找到一条适合自己的有效的康复途径。

三、切断恶性循环

每个强迫症患者心里都有阴影。心理阴影不可能在一朝一夕间得到消除。只要心理阴影存在一天，就有可能萌发强迫预感和强迫意向。

为防患于未然，强迫症患者总是千方百计地克服强迫的症状和逃避强迫的苦恼，但越在这上面下功夫，就会使自己的内心冲突更加严重，使心理阴影越积越深。心理阴影加深了，意味着对强迫的恐惧和注意越来越厉害。

越恐惧，越注意；越注意，越想克服（症状）；越克服，越强迫；越强迫，越痛苦，越恐惧，越关注，越对抗……

这种精神交互式的链条似乎是个永远打不开的死结。

是不是我们的方向错了，我们的整个思维方式不对？或者说，我们一直都在违反天理，而应了一句古话：自作孽不可活？

康复之路在何方？古人说：回头是岸！

切断强迫和注意交互影响的恶性链条，既然强迫现象人皆有之，为何不接受之？既然情感越压越重，为何不就此放手？

四、正确评价强迫

很多人也知道病态性强迫是不可战胜的，知道遇到"拐点"迂回绕过的道理，知道"迫后"不评价、不讨论的道理，也懂得只有顺从强迫、放下强迫，强迫症才有望获得康复的道理。

然而，许多宣称放下了强迫的患者，其实并没有真正做到放下。

怎样才是真正的放下？一定要对强迫症看个清清楚楚，真真切切，了无遗憾，了无牵挂，才可以放下。放下，绝不是含恨放下，而是发自内心地放下。比如，某人曾给你带来过很大伤害，你对他有仇恨，恨他却又斗不过他，你只是一味地劝自己放下。可是你能真正放下他吗？如果不能，说明你心里还是怕他，念念不忘他，因为他对你的伤害太大了。你这样叫自己放下，叫自己再也不和他斗，但你心里仍然装着他，一直对其耿耿于怀，所以也一直怕他。这种所谓放下并非真正意义上的放下，而是忍。靠忍耐达到放下，无异于缘木求鱼，自欺欺人。

"忍"和"容"相似却不同。容不等于忍，忍是压抑，是残忍，是悬挂在心头上的一把刀。忍耐越久，积压的负能量越多，仇恨越深，亟待爆发的欲望越强。所以，忍的背后潜伏着杀气和复仇。

有些疗法提倡忍术：不管症状如何使你痛苦，你都要忍耐，声称忍耐之后就会康复。

宽容则不同。宽容乃包容，是爱心的体现，就像父母对子女的包容。宽容的前提是爱和理解，虽然宽容的同时也会出现情绪波动，但这属于正常的情感流露。只有看透事物的本相，才能理解对方的做法（包括对方伤害你的做法），才能发自内心地宽容对方。

忍耐，是表面上的包容，实指对自己的折磨和对别人的不服，如此忍耐必然暗藏仇恨。

古代圣贤，讲究包容，宽怀大度。

怎样才能真正放下仇恨？知己知彼，百战不殆，认知疗法是解开死结的有效途径。一句话：一定要对你害怕的对象有个客观公正的评价。

譬如强迫症：是不是它真的把你害得这么苦？它让你考不上大学？它让你找不到好工作或丢失了工作？它让你找不到对象？它让你一事无成？

如果真是这样，为何那些比你的强迫还要"严重"的人（比如习惯性洁癖者）一点都不恨强迫？而你却这么恨它，这么一蹶不振？另外，强迫症队伍里面，虽然有的患者也恨强迫，但他们能变压力为动力，埋头苦干，成就了人生梦想。

虽然他们也被强迫症整得很惨，他们也因为强迫经常被旁人嘲笑，或者影响自己的正常学习、生活和工作，但他们却谈笑风生，始终保持着乐观心态："沉舟侧畔千帆过，病树前头万木春。"

这种人在现实生活中比比皆是。

我们一定要在生活中找到这样的人，当你在现实生活中发现有比你还要严重的强迫者，比如那些强迫现象很多的正常人，并且发现他们根本就不怪罪强迫，根本就不痛苦，根本就不纠结，根本就没强迫预感，你就如同发现了新大陆，你就会对强迫产生一种正确的评价。原来导致我这么痛苦，这么纠结，导致我的学业荒废，导致我不想读书，导致我不敢工作，导致我不敢找对象，等等，并不是因为强迫的缘故，而是我们对待强迫的态度。

原来在强迫与我的一切不如意之间隔着一道认知防线，也就是说，个人的认知态度起关键作用。

可以说，人的一切心理问题都源于对客观事实的扭曲或者对社会的偏见。什么事实呢？就是那些令我们痛苦、发生了的负性事件。如何扭曲？就是对那些负性事件的错误认知和错误评价。

因为那些负性事件都伴有痛苦的体验，所以人们总是不愿意去面对。要知道，任何事情一旦发生了，就注定要伴随我们一生，我们能做到的，最多不过是将它们压抑到潜意识中去。但是，它们在潜意识中仍然会一如既往地发挥作用。哪怕这些负性事件早被我们遗忘了，但它们所伴随的痛苦仍然会在某个时候以条件反射或触景生情的方式油然升起，让我们莫名其妙地伤心难过，而且无法抑制。这种疼痛又会促使我们进一步努力去压制、去逃避、去抱怨，与此同时，这些过去了的负性事件或者伤心记忆也因此获得更多的负能量而发展壮大。

态度往往决定结果。如果不明白这个道理，很难走出心理的阴霾。

强迫症患者大都犯了这个错误，没有明白这个道理。光知道强迫太强大了，打不过它，你向它缴械投降！可是，你还是对它望而生畏，还是怀恨在心，还是时刻都想干掉它，亡它之心不死啊！

为了降低对强迫的恐惧，你必须看透它。怎么看透强迫？正确地评价它，重新审视它，"清算"下强迫究竟给你带来了多大伤害。

如果真是强迫的罪过，就要算在它头上；如果不是强迫的罪过，你怎么能算在它头上？如果你不管是不是它的错，把工作、学习、生活中的失败全部算在它的头上，岂不是冤枉了强迫？

不要一味地去恨强迫，逃避强迫。如果总是避而不谈强迫，强逼着自己转移注意力，或者打不过它就逃，这些做法完全是一种逃避心理。

当你发现，你一定要发现，原来强迫症根本不是你的敌人，是你冤枉了它，你就会放过它。既然强迫不是我的敌人，不好意思，我找错了对手，我当然不跟它对着干，这样就会发自内心放过强迫，发自内心地释放对强迫的恐惧。这就是古人说的"知耻近乎勇"的道理。

既然如此，我就应找到真正的敌人。当你发现原来这个敌人，不是别人，而是你自己的主观思想，你该作何感想？

如果你真正看透这些，就会对自己的错误思想深挖狠批，就会发自内心地进行深刻反省，不再怨天尤人，义无反顾地走"顺其自然、为所当为"的康复道路。

综上所述，问题的关键是怎么样才能看透，而看透某个事物不是那么简单，要改变僵化了的思想是一项十分艰巨而复杂的灵魂工程。这恐怕是"秋水理论"的亮点。

五、修复错误认知

修复业已错位的认知，使之回归到"病"前的状态。为了把火眼金睛般的认知恢复到凡人肉眼的认知状态，除了建立正确认知外，还需进行系统脱敏训练。我们以洁癖症举例说明。

为了降低对灰尘不洁的过敏，最好的办法就是顺其自然：不理它，即不排除灰尘。虽然开始感觉很难受，但难受就难受，久了自然就会司空见惯，习以为常，最终形成惰性。实在痛苦难忍，可以转移注意力，去做自己应该做的事情，如听音乐、健身、品茶、玩游戏等。转移注意，不是叫你逃避问题，而是接纳缺陷（如灰尘）存在的合法性和合理性。要明白一个自然规律：是人住的房间，必然就有灰尘钻进来，因为空气中都有尘埃，尘埃是无孔不入的。久而久之，一些在常人看来也会心烦的事，而你却视而不见，充耳不闻，甚至在常人眼里堆积如山的烦恼事，你依然见而不烦，听而不厌。

这个方法和你以前见到灰尘就迫不及待地排除刚好相反，发生180度的转弯，使用起来虽然痛苦，但效果最快。

其次，采用排除后不去纠结的办法，平常心是道，和常人一样以平常心待之。发现烦恼的事情，能消灭就消灭。如果消灭不了，或者没有时间和精力去消灭，就搁置在一边不管它，顺其自然，做自己该做的事情去。有机会，进行"秋后算账"，事后，也不掺杂心理因素进去，这是大多数人的做法。

六、充实提高自己

很多强迫症患者把大好时光消耗在那些永远无法根除的事情上，如眨眼强迫，你就是穷尽毕生精力去排除，都不能满足你的要求。所以，必须转移注意力，把精力投放到工作、学习、生活中去，让自己忙碌起来，不再空虚和无聊。从战略上，而不是战术上，转移注意力，顺其自然，为所当为。

你可以多听一些经典的音乐，多看一些好书，多做些一些好事，多献一份爱心，不断陶冶情操。凡事不要太精明，太挑剔。大事聪明些，小事糊涂些，简单而充实地生活。

20 世纪 70 年代的人们很少患强迫症、洁癖症之类的心理疾病，正是因为那个年代的人们，生活简单、充实，思想单纯，没有精力和时间去胡思乱想。

七、认知重新归位

只有让自己忙碌起来，把注意力转移到别的事情上去，才能与灰尘和谐相处，灰尘的可怕性也自然而然逐渐回落到原来的位置。这个位置就是正常人所看到的真实情景。

不难理解，从"托起"到"回落"，经历了认知转变和条件反射消退的过程，其中认知是内因，条件反射属外因。强迫症的康复不也是如此吗？

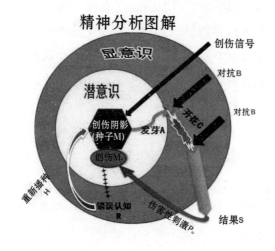

第二节　"迫前"不折腾

前面我们已经介绍过，"迫前"折腾是因为强迫症患者担心发生强迫而采取自我保护的本能反应。

强迫症患者都会在"迫前"进行一番折腾——未雨绸缪，想方设法避免发生强迫。你害怕到时候丢人现眼，害怕影响你的生活或工作，因此你就事先设计谋划怎样掩饰，万一发生了不好的事，怎样才能体面地逃脱，当然更主要的是如何防范。

其实，你这样做，等于在告诉你肚子里的"蛔虫"——你曾经埋下的强迫种子：你正在谋划如何避免发生强迫。

要知道，种子的使命是繁衍后代。你说它会让你实现自己的愿望吗？当它识破了你的计划以后，它肯定会让你的计划流产。

明白这点，必须停止自以为是的精心准备或思考。

切断"迫前"折腾，才是减少压抑，阻止负能量增长的不可或缺的手段，是防止强迫症状加剧的唯一途径。

怎样切断"迫前"折腾？任何恐惧（或焦虑）的形成，绝非空穴来风，都有其客观背景，但最终决定恐惧（或焦虑）的往往不是客观背景本身，而是人对客观背景的关注和认知。这里的认知，包括联想、记忆、预测、判断等。所以，消除恐惧，切断"迫前"折腾主要有三条途径：

第一，消除恐惧的客观存在（即恐惧源）；

第二，实在消除不了，只有对客观背景重新进行认知、评估和判断；

第三，再不行的话，只有转移注意力。

其实，三种途径的本质都是转移对恐惧的关注。除此之外，如果具有大爱之心，也可以从根本上淡化一切恐惧和欲望，这就是"无欲则刚"的道理。

生气不如长志气。与其临渊羡鱼，不如退而结网。如果在事业上一帆风顺，取得了骄人的成绩，以前一些所谓的客观恐惧，比如社交恐惧，就会自惭形秽，消失得无影无踪，但对强迫的恐惧属于主观恐惧，与你取得的成就往往没有因果关系。因为历史上有许多身患强迫却功成名就的人，同样也对强迫畏之如虎。

一、消除客观背景

从恐惧或焦虑的源头下手，根除或者暂时消除之。如果你的车子停放在院外，晚上担心被盗而辗转难眠，这时消除焦虑最彻底的办法就是把车子锁进院子里，把门关好。

如果你总是怀疑自己得了不治之症，却又讳疾忌医，导致焦虑不安，最直接的办法是上医院检查"异常"，打消疑虑。

例如，过几天，你要买火车票，你担心见到售票员发生表情强迫，你可以把口罩准备好，到时候戴上就是了。做好了准备，你就吃下了定心丸，不会担心买票时出丑。

如果还有几天就要上台发言或参加重要交际活动，强迫症患者常常想象会遇到哪些强迫拐点，担心自己到时候可能会发生强迫，担心可能会出丑或影响自己的日常生活而焦虑不安。为了降低焦虑，强迫症患者会琢磨出许多掩饰动作和表情。

如果做不到消除恐惧源，即无法杜绝出现"迫前"折腾，但也要尽力减少折腾。具体如下：

1.不演练：不要对还没有发生的"强迫场景"进行模拟演练，任何人都经不起这样的折腾。要知道强迫拐点不是练好的，相反，越练越加深了强迫拐点的记忆和敏感度，使之更加频繁和固定。许多正常人也有体验，有时上楼梯琢磨怎么走，哪只脚先走，都不知道怎么办。

2.不折腾：这里试一试，那里练一练，不是折腾是什么。

3.不妄想：不要胡思乱想，不要酝酿感情，更不要琢磨发生强迫的情景，不要制造恐慌，更不要自己吓唬自己。

4.不逃避：正确面对，没什么大不了的，天塌不下来。始终相信，车到山前必有路，船到桥头自然直。

如果尽力了还是折腾，也是难免的、合理的、正常的，决不穷追猛打，然后全身心地投入工作、学习和生活，做自己该做的事情——发泄情感，充实自己，提高自己，放松自己，快乐自己，以此来转移或淡化对强迫症的关注。

二、认识客观背景

对恐惧或焦虑的源头重新进行评价和认知。例如，保姆无意中打碎了一件古董，担心遭到主人惩罚而焦虑不安。这是一种对未来凶灾的预测。

古董打碎了，无法复原，所以不能消除恐惧源，但可以对害怕之事重新评价和认知，如向主人"负荆请罪"，祈求原谅，愿意赔偿，可以降低焦虑。

再如，小刘曾被一个穿黄色衣服的人致伤过。事情过了很久，小刘不大可能再遭遇同样的伤害，但小刘每见到穿黄衣服的人就会害怕而躲避。之所以会害怕，并非穿黄衣服的人有什么可怕，而是小刘对它产生的联想，即对伤痛记忆的认知。

小刘要想消除对穿黄衣服人的恐惧，一是消除世上所有穿黄色衣服的人，这恐怕不可能；二是重新认知，包括思想认知和实践认知。

强迫症患者之所以害怕，是因为担心会强迫。如果有种方法能让强迫症患者到时候不强迫且具有可行性，他们自然就会放下心来。

问题是有这样的方法吗？有！如前面买火车票的例子。这些所谓的消除强迫症隐患（客观源）的方法，虽可以暂时降低焦虑，但没有长久之效，因为这些方法离不开"逃避"的本质，会让你的强迫症久治不愈。

强迫症患者真能把强迫彻底消灭吗？不现实。人人或多或少都会有些强迫现象，而如果只是消除一点点强迫现象，甚至强迫现象变得非常少了，似乎也没有恐惧可言，但这仅仅是天真的想法。因为强迫症患者绝不满足强迫的减少，而是少了还想要少，他们期待的不是强迫的减少，而是"永远都不要强迫"这一永远无法实现的目标。

1.降低期望：对事物的评价越高，害怕失败的心理就越强。因此，改变强迫就要改变评价。

2.明确因果：强迫症患者总是羡慕那些遇事从容镇定的人，却不知这些人大多是表面上故作从容，实际也很紧张。虽然不乏镇定之人，但都是一些久经沙场的人，他们不是先天具有的，而是后天锻炼来的——千锤百炼。

因果关系不以人的意志为转移。面临"强迫场景"，恐惧焦虑，紧张不安，预感强烈都是难免的、合理的。况且，这些因素并不是导致强迫的主因。根本原因是患者对它们的错误认知而产生的对抗态度，正是这种对抗态度把"迫前"单纯的心理波动推波助澜变成复杂的、激越的心理波动，后者一出现，强迫症患者不得不强迫。

3.服从因果：既然"迫前"恐惧紧张和心理波动是合理的，正常的，就应该接纳之，就连"不要想，我要想些高兴的事情""我不要紧张，不要害怕"等消极的心理暗示也是正常的，也应接纳之。

人不能制造情感，也不能消灭情感。所以，当情感冲动时，必须允许之，不做无谓的抵抗和牺牲。在顺应的同时，既要给它一条安全发泄的通道，又不让它放任自流。换句话说，虽然不能从正面压制情感，但可以从侧面疏导情感，做自己该做的事情，防止情感泛滥成灾，酿成不良行为后果。

三、转移注意力

转移注意力，可以暂时避免焦虑情绪的蔓延。害怕什么，就会注意什么，接着，就会压制害怕，但又压制不住，导致更大的恐惧和焦虑情绪。

我们知道，人的各种习惯行为是靠情感脑自动控制运动器官来完成的，无须思维脑参与。如果转移注意力，即思维脑不去干预情感脑，改做别的事情，即可恢复运动器官的自动化。比如专业打字员靠情感脑自动打字，即使闭上眼睛都可以快速、准确地敲打键盘。反之，如果用眼睛或思维脑盯着键盘，反而打不好字。

（一）意念转移法

这是一种分心术，即用打岔的办法来分心。譬如我在失眠时神经高度兴奋，思想集中。我就想想这个，想想那个，让自己的思想无法集中到想某一件事情上，从而有助于入眠。

（二）暗示转移法

1.消极暗示：堵截负面情感的波动。鼓励、暗示自己，给自己打气壮胆。结果越是这样，越害怕紧张。

2.积极暗示：疏导负面情感。你的潜意识就像一个小孩，你只有哄他，切勿强迫他。你的潜意识没有思维和判断能力，所以你给它输入的语言不能采用"不要怕""不要紧张""不要想""不要关注""不要焦虑""不要难过"等否定词；你的思想有创造性，当恐惧或焦虑袭来时，你可以用"你要勇敢""你要坚强""你是最棒的"等肯定词或积极向上的语言去暗示自己，替代消极的暗示。

你的显意识具有独立的思维和判断能力。如果他犯了错误，你可以用批判的语气去和他对话，用正确的认知去开导他，使之不再干傻事（如正面堵截），以疏导消极的情绪。

虽然你无法堵截负面情感，但你可以从侧面问自己："你怕他，难道不是事实吗？你害怕紧张不是正常情绪活动吗？你这么损人，不是更加证明自己就是一个弱者吗？你这么急切地想消除它（情绪波动），不正说明你的心胸狭隘，狭窄得比针尖还小吗？"

作为回应，你的显意识会说："不！我不愿当弱者！""既然不当弱者，为何你那么浮躁？这不是贼喊捉贼吗？"

也许你的心理波动很快就会平静下来。如果这样暗示收效不佳，你也可以这样自我暗示：存在就是合理的。所以我要接纳（宽容）此人、此情、此景的存在。

（三）思维转移法

1.顺向思维：这是一种以自我为中心的传统思维方式。暗示自己不要去想，越会想；鼓励自己不要害怕，越害怕；强迫自己不要关注，越关注。自作聪明地压制情感冲动，反而加重了心理波动和"迫前"折腾。这是一种只顾自己，推卸责任的消极思维。

2.逆向思维：站在客观角度看自己。有错误就承认，反思和检讨自己的行为是否符合规范。只有承认错误，才会接纳恐惧，才会带来内心的坦然，正常人大多是这样的思维。譬如说，甲乙各自完成一个任务都失败了。甲生怕被责罚，推卸责任，寻找客观原因搪塞了过去，虽然逃过了暂时的惩罚，却由于做贼心虚，导致长久的忐忑不安，显然这是顺向思维的结果。乙虽然也怕被责罚，但明白长痛不如短痛的道理，承认自己的过失，获得了内心长久的坦然，显然这是逆向思维的结局。

（四）行为转移法

"迫前"折腾是思想专心致志对付情感冲动的结果，或者说是思想过于关注内心波动造成的。也就是空闲无聊，无所事事。所以充实起来，是打破空虚无聊的不二之选，也是消除"迫前"折腾的有力武器。

行为动作可以打破思想的集中，粉碎"迫前"的思想折腾。你虽然无法控制住害怕强迫的情感冲动，也不能控制住自己不去关注强迫，不去在意强迫，但你完全可以做到控制住自己的行为，使之不去折腾。人的行为有主动和被动之分。

1.主动转移：你可以采取某些转移注意力的手段，如哼着小曲、咳嗽、清清嗓子、手舞足蹈等，去阻断自己的思想折腾。譬如，夜晚独自经过一片坟山，非常害怕。这时，你越暗示自己不要怕，越害怕。如果此时唱歌，或者高呼口号，雄赳赳气昂昂地大踏步奔走，就不会害怕了。

2.被动转移：因为恐惧过大，实在是转移不了对强迫的注意，可以静观其变，等待时机。譬如，你有出门强迫（想出门又怕出门），你可以待在家里静静地等待，你的家人也会主动逼你。这时候你的注意力就发生了转移：由关注强迫转移到家人头上。不关注强迫，行走自然轻松。

（五）感觉转移法

如果你的感官发现新鲜的客观刺激，也可以转移注意力，譬如，听音乐、唱歌、跳舞、玩手机、含口香糖、咬紧牙关、用手掐自己的肉、挠痒等刺激，都可以减轻"迫前"折腾。

（六）恐惧转移法

当一种恐惧大于另一种恐惧，注意力就会从低级恐惧向高级恐惧转移，譬如，你不妨来个"金鸡独立"，把一只脚稍微吊起来，让自己身子失去平衡。你害怕跌倒，所以你的注意力也随之关注下肢是否平稳，而不是关注强迫。

比如，上班之前，张某正有今天可能会发生强迫的担心和焦虑，此时，他接到亲人发生交通事故的噩耗，他的恐惧和焦虑的对象随即发生转移。

（七）释放转移法

体内积压了大量负面情绪，不能再压抑它了，而应通过合适的渠道予以释放，使身心得到充分的放松，这是化解焦虑最直接有效的方法之一。譬如，还有几天就要考试，感觉很紧张，你可以宣泄一番，释放不良情绪。

（八）疲劳转移法

疲劳使人无法集中精力想问题，关注某个问题。如果老师讲得精彩，学生就会精神抖擞，否则就会无精打采，哈欠连连。

强迫症患者都有这样的体验：在疲劳的时候不大会强迫，所以强迫症患者有时为了掩饰或逃避强迫故意装作无精打采、很疲倦的样子。这样的话，即使出现强迫，别人也会以为他是疲劳所致。如果晚上失眠的话，拿上一本最难读的书来看，很容易产生疲劳，进入梦乡。

疲劳转移法包括体力上的疲劳和精神上的疲劳。空虚无聊和精力过剩是一对孪生兄弟，它们都是强迫症的好朋友。一个有趣的现象是：强迫症患者大都是精力充沛、身体康健、空虚无聊的人。让工作和生活忙碌起来，"迫前"折腾自然会得到缓解，强迫自然也减少了。这就是疲劳转移的缘故。

（九）药物转移法

通过酒精、安眠药、镇静剂、麻醉药、抗抑郁、抗焦虑的药物转移注意力。这些药物能使人的精神产生迷幻，注意力得不到集中或者呈麻醉的状态。不少强迫症患者为了降低焦虑，常年服用药物。

然而任何药物都有副作用，一定要在医生的允许下慎用。

酒能壮胆。"迫前"喝点酒（6~7分为宜），能有效降低恐惧和焦虑。

第三节　"迫中"不对抗

"迫中"对抗，是指遇到强迫拐点的阻挡而采取正面对抗的形式。

水涨船高。"迫中"对抗非但不能减缓"拐点"的阻挡，反而会加剧。

　　对抗与"拐点"的阻挡总是成正比增加，形成强迫之势：越对抗，强迫越厉害，"拐点"越突出；"拐点"越突出，你越会对抗。所以，要想获得康复，必须打破这一强迫观念。

　　前面已经知道，面临"拐点"这道坎，正面突破，只有"死路"一条，唯一的"活路"就是转移对它的注意。

　　当你正在发生冲突而僵持不下（即发生强迫）的时候，随便一个新鲜刺激，哪怕是咳嗽一声也能打破僵局，让你的冲突顿时缓解。

　　要谨记：面对强迫拐点，切勿从正面硬拼，应采取"敌进我退，敌驻我扰，敌疲我打，敌退我追"的游击（迂回）战术。

　　一句话：大胆面对，聪明迂回。

　　具体如何迂回呢？"迫前"采用的九大转移注意力的方法可以参考使用。

　　总之，面对强迫拐点，要见机行事：能从正面过去就过去（进攻），过不去就"小迂回"——从"拐点"的侧面绕过。

　　如果连"小迂回"都不行，说明你心里已经斗得不可开交，简单心理已变为复杂心理，此刻只有"走为上计"。

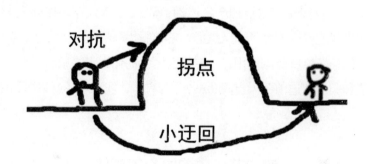

需要注意的是：

　　①如果"迫前"折腾非常厉害，"迫中"大脑就会出现一片空白，此时，你可能什么也不知道了，唯有"听天由命"。

　　②强迫症患者总是担心遇到"拐点"时什么也做不了。其实，只要切断了"迫前"折腾，这种担心就是多余的。狗急跳墙，人急生智。活人不

会被尿憋死。

③关于"大迁回"：有的患者知道不能逃避，也知道不与"拐点"正面对抗，而是迂回绕过去，但他采用的"迂回"不是小迂回，而是大迂回。

换句话说，所谓"大迂回"就是不敢正面与"拐点"接触——连个照面都不打，直接迂回绕过去。这样虽然没有强迫预感和恐惧感，但以这样戴着假面具自欺欺人的手段去面对，必然会导致更大的自责和不安。

比如赤脸强迫症患者喜欢戴着太阳镜，让人感觉其脸红是因为太阳镜的光学作用。

④强迫拐点的规律：

一是"拐点"的强度与任务的重要性成反比。也就是说，当你的任务并不重要，可以完成也可以不完成的时候，你的强迫拐点会凸显；反之，当任务紧急，到了非完成不可的地步，你反而觉得强迫拐点突然弱化甚至消失。

二是"拐点"的强度与完成任务的欲望成反比。当你非常急切想完成任务，"拐点"强度会突然变大；反之，"拐点"强度就会变小。

三是"拐点"的强度与你关注的程度也成正比。当你思前想后，未雨绸缪想冲破强迫拐点时，"拐点"强度就会激增。

推论：当你理直气壮、一身正能量的时候，"拐点"强度几乎为零——不会强迫；而当你心虚、理亏、尴尬等自我感觉压力较大的时候，"拐点"强度就会变大。

第四节 "迫后"不纠缠

毫无疑问，"迫后"纠缠会加深强迫记忆或心理阴影，强化强迫反射，因此被称为"播种"（播下强迫的种子）。

要想强迫症获得康复，必须切断"迫后"纠缠。

而解除"迫后"纠缠，又必须采取"防打并举、标本兼治"的原则。

一方面要防止再出现"迫后"纠结，另一方面要解开以往"迫后"纠结所形成的心理情结。

积极的暗示、运动性放松、酒精和药物等都是防止"迫后"纠缠的必要的选项。

我们知道，"迫后"纠结都有其客观背景，如发生强迫，被人嘲笑，逃避强迫等，甚至还包括"迫后"纠结本身。当然最终决定"迫后"纠结的往往不是客观存在本身，而是人对客观背景的关注和认知。

防止出现"迫后"纠结，主要有以下途径。

一、防止客观存在

尽量少发生强迫或避免强迫。少发生或逃避强迫，是减少纠结的客观物质基础。

尽力减少纠结。即使发生了强迫，也要尽力减少纠结。具体做法如下：

1.不回味：切勿回味。回味即是反刍，思前想后，反复咀嚼，把发生过的场景像放电影一样在大脑里回放几遍，沉浸在当时的情景回忆之中，从而导致强迫伤痛的记忆加深。

2.不演练：切勿对发生了的事情进行模拟演练，因为任何人都经不起这样的折腾。

3.不折腾。

4.不妄想。

5.不逃避。

第3点、4点、5点的详细讲解，请参考本章第二节同类项。

6.不骚动：如果自己或旁人发生了强迫，不必引起内心的骚动。也许有人会哄笑，你就当是一个笑话，就像你笑别人一样，并无恶意。

要记住：真正在意你的人，只有你自己。不要因为发生一点强迫就惊慌失措地骚动："我怎么会强迫？我顺其自然了，怎么还强迫？"不然你今后还会发生严重的强迫。

7.不自责：心里不要反复地纠结着：怎么发生了强迫？怎么又逃避了？怪自己不小心，悔不该多此一举，怪自己毅力不够坚强，怪自己的脸皮不够厚，心里久久不能平静，甚至吃不下饭，睡不好觉。

要记住：任何时候发生强迫都不是你愿意的，因此都要原谅自己，不要把它搞成天大的事，搞得自己心烦气躁。

8.不批判："这里的"批判"，是指发生强迫后，强迫症患者会进行一番自责式的批判，怪自己不争气，怪父母，怪身边的人，怪自己的命不好，怪自己是一个废物等，但就是不怪自己的主观思想。

其实，出现了强迫，没有几个人会认为是了不起的大事。一个人的综合能力跟强迫没有什么因果关系，都是你自己的感觉而已。

有的强迫症患者可能要问，既然"不批判"，为什么书里不少地方充满了批判的话语，还要求我们进行自我批判呢？

这并不矛盾，前面的"要批判"是对自己的错误思想进行批判，而这里的"不批判"是叫你在出现强迫后不要去批判自己，也不要去自责一番。也就是说，你需要批判的是错误思想，而不是强迫症状。

9.不评价：所谓的评价是指对已发生了的事情进行判断、分析、研究和评估，以确定当前强迫的状态。不评价，就是要求强迫症患者不要做上述毫无意义的工作。

发生或者没有发生强迫，强迫多了或者少了，进步了还是退步了，都毫无意义，都不要评价。

10.不讨论：不管强迫怎么样，都不要讨论，更不要与人交流强迫的学习心得，交流方法，没完没了地讨论和念叨强迫。

我不反对学员回到生活中彼此交流，但我不建议大家聊强迫的话题。强迫是一种记忆的过程，强迫症康复需要一段淡化遗忘的过程，才能把心理阴影这个"活火山"变成"死火山"。到那时候，不管怎么谈论强迫，都无关紧要。

1988年，我从上海治疗回家后就着手写口吃和强迫症的讲义，准备办公益班，不久后正式开班。我发现我在帮人治口吃和强迫的同时，也在不断提醒和压制自己的口吃和强迫问题。每天都在讨论强迫，评价自己的强迫。每天上课，我的"口吃预感"和强迫预感直线上升，非常强烈。虽然学员没有发现，但瞒得过别人，却瞒不过自己。我因此给远在上海的张老师写信询问，老师问我是不是在评价、讨论它？我说是的，我一直在评价和讨论、关注我的口吃和强迫。

11.不总结：总结就是对过去强迫情况和心理状况进行记录和回顾。

受惯性思维的影响，强迫症患者总是对过去了的，不管发生了强迫还是没有发生强迫，都要总结一番。总结成功经验，吸取失败教训。目的就是为了：前事不忘，后事之师；吃一堑，长一智。

"不总结"，就是不管强迫的情况如何，都不值得总结回顾一番，因为总结回顾的本质就是加深记忆的过程。心理阴影不正是记忆中枢吗？如果记忆加深，谈何淡化心理阴影？所以，不管强迫发生了还是没有发生，都不要总结经验或吸取教训。

譬如今天为何会强迫，为何不强迫，为何会栽跟头，评价总结一番，同以前比较一番，等等。

我以前有写日记的习惯，大都是把我被口吃和强迫折磨的经历和心情记录下来。直到1988年去上海治疗后才终止了，因为老师说这是在评价和总结强迫。

二、认识客观存在

强迫症患者总是希望和控制自己不要发生强迫，而希望总是落空，行为往往失控。强迫发生了，逃避发生了，他们又都不愿意接受这个现实，而开展无休止的自我纠缠。本来发生了不愉快的事，适度的自责和纠结也是难免的，可是他们却不愿意看到这个合理的结果，因而对出现的"自责和纠结"进行百般对抗，并且没完没了纠结，这就是强迫和反强迫。

怎样才算正确认知?

1.降低期望：要消除"迫后"纠结，必须改变认知，降低期望。拥有一颗平常心（或游戏心态）：强迫少了，高兴归高兴，但不得意忘形；强迫多了，难过归难过，但我能接纳；郁闷归郁闷，但我不会反复纠缠；如果我尽力了，还是阻止不了"迫后"纠结，我也认了。

2.明确因果：有因必有果。如果发生了强迫，或者要做的事因为强迫没有完成，或者掩饰逃避了强迫，或者逃离了现实，甚至发生了"迫后"纠结等等，强迫症患者肯定会感到羞愧、难过、自责、焦虑、恐惧、不安，这些都是人之常情，是合理的、正常的心理活动。

况且，发生了强迫，或者逃避了强迫，甚至"迫后"纠结本身也没有什么大不了，因为它们都不是导致心理阴影的主因，最多只是外因而已。根本原因是强迫症患者对发生了强迫不理解而产生的对抗态度，正是这种对抗态度把"迫后"单纯的心理波动推波助澜，变成复杂的、激烈的心理波动，导致心理阴影更上一层楼。

3.积极疏导：既然发生了强迫，导致心理纠结或心理波动是合理的、正常的，就应该接纳之。具体请参阅本章第二节同类项。

4.顺其自然：如果尽力了，强迫还是发生了，或者逃避了现实，即强迫种子结了"恶果"，要及时从侧面去疏导情绪，避免再次"播种"而形成新的创伤性阴影。

①发生了的就是合理的，发生了就是历史。既然是历史就无法更改，何故后悔不已呢？因此，发生了的就要接受现实，顺其自然，为所当为，做自己该做的事情。

顺从情感的发泄，发生了强迫或者逃避了，肯定会难过。难过了就难过！后悔了就后悔！纠缠了就纠缠！

当然，并非要任其纠结，任其关注，任其泛滥，在顺其自然的同时，我们要转移注意力。

该做什么就做什么，千万不要因发生了的东西耿耿于怀，更不要影响了事业，影响自己的生活和身体健康，否则，又会加重思想压力，落下新的创伤阴影。

凡是出现了心理波动和情感冲动，都要接纳，但是不能任其泛滥。在接纳情绪、情感波动的同时，应该采用行为等手段去转移注意力，达到不对抗心理活动的目的，顺从情感的发泄。切勿从正面堵截心理活动，否则推波助澜。

②同样的客观刺激，不同的看法，决定不同结论和不同的行为。如果因为发生了强迫而导致工作和生活受到影响，势必再次引起心理压力。甚至落下新的创伤性心理阴影。

千万不能因发生强迫丢人或影响自己的生活、工作、学习、交际而不吃不喝，不工作。万一还是不吃不喝，不工作……怎么办？也要原谅。

总之，一切发生了的事情都要原谅。否则，必将导致新的创伤阴影。

虽然心理波动和情感冲动压制不了，但行为可以控制。所以，"迫后"的心理波动都要允许，特别是晚上入睡的时候更应允许。即使想起强迫带来的羞耻或伤害而睡不了，也要接受这个现实。你只有控制自己的行为：譬如吃饭、上班、交友等不被耽搁就可以。

三、尽情发泄

积压的负情绪，一定要尽快、尽情释放，否则就会变成抑郁情绪，破坏身心健康。由于前面已有专门叙述，这里不再赘述。

四、转移注意

如果尽力了还是纠结，也是难免和正常的，绝不要穷追猛打。应及时转移注意力。具体可以参考"迫前"折腾一节中的转移注意力的方法。

第五节　抚平心伤

心理阴影是指潜伏在内心深处的负面情感。心理阴影一日不除，病态性强迫一日存在。

心理阴影是"八大压力"（或相似情景）在错误认知的作用下形成和加深的，它涵盖了人的怨恨心理和自卑情结。或者说，心理阴影主要包括因愤怒或欲望和恐惧导致的负面情感。

前者是因愤怒或欲望被压抑而导致的亢奋、抑郁、苦恼、烦躁、反抗等情结，因为聚集了大量的负性能量，所以它蓄势待发；后者是因恐惧被掩饰而导致的焦虑、自卑、多疑、自闭等情结，因为失去了许多正能量，所以它亟待补养。

淡化心理阴影，必须化解愤怒和恐惧两大情结。

如何化解或淡化强迫症的阴影？心理阴影就如一缸大粪。如果不去触动它，难闻其臭，因为粪便的表面在空气的氧化下形成了一层保护层，倘若搅动它，立即臭气熏天。如果想暂时保护它，就用盖子捂住不去触动它。虽然不闻其臭，却留下了永久的隐患（臭气）。

如果不想保护它，就用外力触动粪缸，并搅动粪便，任其臭气熏天。虽然很难受，但臭气很快挥发，不留后患！长痛不如短痛。一次次地让其接受内外刺激，即一次次搅动粪便，虽然臭味难忍，但粪便的臭味却会因此加速挥发，最终消失殆尽。

心理阴影同样如此。当强迫症患者一次次接受条件刺激，激起内心澎湃，虽然烦躁不安，恐惧紧张，但应知晓这是心灵蜕变的前奏曲。

心动而不行动，一次次接受刺激，虽然很难受，很恐惧，很紧张，但岿然不动，就能尽力杜绝不良后果：发生严重强迫、别人嘲笑、伤害自己的尊严和利益，各种怪异动作、逃避等。退一万步，即使情非得已发生了不良后果，也无妨，只要你对它有了正确的认知，不良后果也不会单方面播种为新的心理阴影。

从能量的角度上观察，愤怒和恐惧的实质是一致的：都是积蓄了负性能量。

身心健康的人，体内的正负能量是平衡的。愤怒情结是因为被迫接受负能量，导致负能量大量沉积；恐惧情结是因为体内正能量的大量丢失，导致正能量匮乏，负能量相对上升。

不难理解，心理阴影是隐藏在潜意识层中的巨大负能量磁场，对自己的思想和行为具有巨大的影响。难怪，强迫症患者为之夜不能寐，日不能食，朝思暮想，纠缠不休，痛苦不堪。因此，要消除心理阴影，就是要发泄负能量，补充正能量，使能量达到平衡。

俗话说"失之易，得之难"。相对来讲，发泄负能量比获得正能量要容易得多。

一、化解愤怒情结

愤怒的情结，是指被理智压抑到潜意识层得不到发泄的怒火而形成的怨气，它是积压已久的负性能量。这股潜伏的能量，一旦遇到特定的场景（条件刺激）就会蠢蠢欲动，横冲直撞，让人不得安宁。受其影响，强迫症患者大都烦躁不安，易冲动，易亢奋，情绪就像气球一样四处飘浮，寻求发泄。

被人嘲笑或受伤而形成的愤怒情绪，如果得不到及时疏导、发泄，就会形成心理情结。

正如一位患者诉说："我因为强迫，被人视为傻子或废人，又不好意思告诉别人，内心忍了太多的东西，这必然导致压抑心理。"

事实上，强迫症患者受到嘲笑或受伤后，就会"受气"。由于病耻感、无能感等原因，不愿意和正常人倾诉，以至于连自己的亲人都无法理解其痛苦和想法。

由于压抑太久，积怨太深，久而久之就会形成抑郁情结。

状态较好时，强迫症患者总是迫不及待地向正常人炫耀。如果因强迫导致情绪低迷时，强迫症患者喜欢和同类人诉苦。这些同病相怜的人在一起，互相倾诉，相互倒苦水，欲求解脱。

但想不到的是，这样做不仅没有发泄苦闷，反而增添新的烦恼。当你向别人倾倒苦水的时候，别人也会向你倾倒自己的苦水。

没有压力就没有动力。积压已久的负性情感，携带着巨大的负能量。如果对之加以合理运用，可以转化为实现人生理想的巨大动力；反之，则会把整个人生拖入黑暗之中。

具体化解措施如下：

（一）打开心结

1.用换位思考解开心结，疏通情绪通道：如果被人嘲笑或歧视，就要用换位思考，发觉人家并没有恶意，纯属解闷，才释然了。如果学习、工作和日常生活受到影响，换个角度去思考。

2.尊重因果关系：都是自己不懂得强迫症原理和因果关系，违反了自然规律，才导致事与愿违的结果。怪不得别人，更怪不得上天，一切都是因为自己无知造成的。

3.存在就是合理：强迫发生了，伤痕累累了，生活受影响了，被人嘲笑了，就无法再回到不发生的状态。事已至此，再后悔，再纠结，也无法挽回。

"无可奈何花落去，似曾相识燕归来。"发生恶性强了，心里难免痛苦和纠结，理解自己，继续往前走！

（二）释放能量

本书已经为你制订了科学的放松疗法。当你发生了强迫，后悔自责，当你的尊严被践踏，你的欲望没得到满足，潜意识层肯定会积压大量的负性能量。所以打开心结后，应及时发泄和释放负能量，只有发泄才会获得轻松。

1.广交朋友：多交朋友，与人为善，会使你心理上保持健康。有些事和家人说有顾虑，同朋友说，则可敞开心扉。特别与有思想的朋友交往，大有裨益。

"听君一席话，胜读十年书。"朋友的良言一句，可能会开拓你的思路，令你茅塞顿开。广交朋友，能化解你的寂寞，充实你的生活，使你快速适应各种生存环境。

每个人都有一颗孤独的心，人人都渴望得到别人的温暖，多交一个朋友就多了一份阳光和温暖。

2.真情倾诉：向正常人倾诉因强迫而压抑的隐情。当你陷入痛苦纠结、疑虑不解，压力很大时，不妨向身边的好友倾诉，多听听好友的劝告；当你遇到挫折，心灰意冷时，向好友求助，他们会帮你加油打气，促你奋起。

3.户外活动：多参加户外健康的活动，如郊游、晨跑、散步、游泳、打球、打太极拳、跳广场舞等。高山流水、鸟语花香、辽阔大海、草原夜空等，都能让烦躁的心安静下来，而且亲近自然之后，还能使自己的心胸开阔，虚心包容。

4.陶冶情操：多听些舒缓、宁静、陶冶心灵的音乐，特别是经典的冲击潜意识的音乐。我个人喜欢中国的民乐，如梵音、二胡、笛子、葫芦丝等。我也比较喜欢萨克斯管、小提琴和钢琴演奏曲，这都可以缓解情绪，激发爱心。

5.整体转移：从某种程度来说，强迫症是一种记忆。关注强迫，意味着强化记忆，增强对强迫的敏感度。所以要从战略上转移注意力，把目光朝向大千世界。

无聊是强迫症的好朋友，充实才是它的天敌。培养自己的业余爱好，有规律地工作和生活，在忙碌中淡化强迫的记忆，忘却烦恼。

6.拥有爱心：释放你的善意和爱心，学会宽容是最好的放松。只有尊重别人，别人才会尊重你；只有放过别人，别人才会放过你。

7.建立人生理想：有了自己的目标，你就会明白怎样去活。你的人生就有了主心骨，你就会定下心来，踏踏实实地做事，明明白白地做人，就会坚韧不拔，勇猛精进。

二、淡化恐惧情结

曾经发生过强迫或因害怕强迫逃避现场，继而耿耿于怀，就会形成恐惧情结，就会建立强迫反射。以后只要遇到熟悉的场景，即"强迫场景"，就会害怕，并产生强迫预期反应和逃避强迫的行为反应。

譬如表情强迫症患者只要听到开会，就会害怕，并借故不参加，知道要发言就赶快回避……

强迫症患者每次遇到恐惧之后，要么会因蛮干而发生恶性强，要么会因逃避而自责，结果都会导致心理纠缠和正能量的流失。一旦正能量大量流失，必然会因底气不足导致对外部压力的承受力下降、经不起一点挫折，遇事心虚气短、胆怯自卑、失去自信。

具体措施如下：

（一）打开心结

即正确认识恐惧源，解开对恐惧的疑惑。通过零距离接触恐惧源，消除恐惧感。

（二）"挤出"负能量

如果排泄出体内的负能量，正能量的比例自然会上升。

老子说："将欲取之，必先予之。"要把潜藏的负能量引出来，可用负能量做诱饵。这就是欲擒故纵，以毒攻毒的道理。

譬如，某人因脚踩到蛇后，吓出恐惧病。要治其病，最好的办法就是以蛇为"诱饵"，使其再次受惊吓，但不致恶性后果，从而导出原先获得的负能量。具体操作，详见本书系统脱敏疗法的相关内容，这里不再赘述。

1.大胆面对：在哪跌倒，就从哪爬起来。只有到熟悉的环境中去锤炼，才能释放负能量，从而把丢失的正能量补回来。

所谓熟悉的环境，即指触发强迫记忆的条件刺激。

患者要大胆接受条件刺激，以及由其导致的条件反射，让负性情感（即心理和生理方面的症状）从潜意识层中大量释放出来。

如果反其道而行之，避开条件刺激，逃避熟悉环境，心理阴影不仅不能淡化，反而会加重。

强迫症患者也有体验：只要不出现恐惧源，就不会出现恐惧的各种反应。没有恐惧紧张，当然就不会出现强迫拐点。因此他们会错误地认为，只要不紧张，不强迫，不丢人，不伤害自己，心理问题（这里指心理阴影）慢慢就会好起来，因此他们变着法子逃避强迫的环境。

有的借故逃离各种害怕场景，如躲避会议、汇报、应聘面试、同学聚会、同事聚餐，甚至与家人在一起等各种社交活动，这样做，虽可暂时躲过各种恐惧场景，却导致长久的恐惧和不安。

有的人之所以把自己关在自己房间内，绝不准家人"入侵"，就是因为他（她）们想在里面静下心来思考着怎样让自己早日脱离苦海。

有的人企图用掩耳盗铃的方法来掩饰强迫，虽然避开了恐惧源（强迫拐点），也避免了强迫反射和强迫的各种反应，但逃避的结果又会使恐惧源变得更加牢固，让他们对恐惧源变得更加敏感，让强迫与其形影不离。

强迫症患者还有体验，只要换个环境，即躲避熟悉的场景和条件刺激，就不会发生强迫反射。

可是"跑了和尚跑不了庙"，只要回到熟悉的环境，强迫症又会杀回老家。结果又会引起内心自责和纠缠，造成极大的心理压力，并强化心理阴影。

2.聪明迂回：面对条件刺激，恐惧和紧张会源源不断地涌现，但"怕归怕，行归行"。面对恐惧，并不是叫你拼命消灭恐惧，而是能过就过，正面通过不了，就用点方法迂回。如果实在迂回不了，避重就轻，以减少强迫或避免伤害自尊为原则，可以选择不做，改用别的行为替代（如电话、微信或短信），或走为上计，因为做的目的不是与强迫较真，而是为了完成任务。

假如恐惧感涌现后，你用理性去压制它，必然消耗同等的正能量，并且使原来的恐惧成倍增长。故而，压抑情感，将导致负能量增加，正能量丧失。所以要排泄负能量，就必须带着恐惧和紧张去面对害怕的场景，每一次成功都能获得一份自信。

例如开车恐惧。只有一次次带着恐惧去开车，一次次安全到达目的地，你就不再害怕开车。

3.具体实施：遇到强迫场景，先让强迫反射发生，即允许"发芽、开花"，但不允许结"恶果"。或者说，先接受条件刺激，让强迫预感、强迫恐惧、强迫意向、强迫拐点等全部涌现，之后立即转移对"强迫场景"的注意力或改变"拐点"的结构，迂回绕过它，或者"走为上计"。

每一次强迫预感的出现，都意味着心理阴影内的恐惧情结被条件刺激"挤了"出去，即负能量被释放了一次。只要不出现恶性强，恐惧的情结就减少了一部分负能量。

换句话说，每一次强迫预感出现后，如果没有发生伤心的"恶果"，或者即使伤害了自己，但没有事后的纠结，你就获得了正能量，你就增添了一份自信。

经常这样，你就不再害怕那些特定的场景（条件刺激），就像小狗，每次响铃都吃不到肉，渐渐地就对铃声失去了兴趣。

现实生活是挤出负能量的最佳场所，所以强迫症的康复需要回归现实，而不是逃避现实。

（三）摄取正能量

要补充正能量，最直接的办法就是从现实生活和自然界中摄取正能量。

1.开心文艺：通过欣赏好的文艺作品，如鼓舞人心、积极奋进、健康向上的经典影音、文学、艺术、戏剧、表演、广场舞蹈等精神食粮，打开心扉，获取正能量。

2.广交朋友：结交一些乐观进取、善解人意、正能量强大的朋友。

老子在《道德经》里说：万物负阴而抱阳。人的本能喜欢靠近正能量强的人。如向日葵，只有面向太阳才能生长。因此，请带上你一双忠实的耳朵，一颗真诚的心，一双勤劳的手，就会交到许许多多的好朋友，就会获得强大的正能量。

可以通过口头、文字、图画、喝酒、品茶、礼品、聚餐、音乐、打球、郊游、游泳、握手、拥抱等各种肢体语言或运动表达方式，向对方传递你的善意，获得正能量。

3.奋发向上：努力进取，获得成功。要摆好自己的位置，把工作做好，把家庭安顿好，争取事业、家庭双丰收。

4.释放爱心：有爱心，学会宽容。

"赠人玫瑰，手留余香。"当你无私地把东西给予他人的同时，快乐感染了你我他。它让人们明白了一个道理：付出也会有快乐，如果只懂得收获，就会失去快乐。给人方便，就是给自己方便。

有时发自内心的一个小小的善举，也会铸就大的人生舞台。牢记别人的恩惠，忘记自己的怨恨，人生的旅途中才会晴空万里。

第二十六章　康复标准

第一节　泰山之巅

强迫症患者只有从错误思想中解脱出来，才能踏上正确轨道。进入这个轨道，就不需要任何动力，完全依赖于强迫症患者的自觉。它是强迫症康复的一个全封闭轨道，思想上的一次大彻大悟，意识上的痛彻心扉，心灵上的脱胎换骨，也是认识上一个全新的高度。我把它比喻为"泰山之巅"。

只有到达"泰山之巅"，强迫症患者才算从强迫的迷宫里解脱出来，剩下的就是心理修复的过程，也就是强迫症自我疗愈的过程，其最终结果就是完全康复。

第二节　康复定义

一、解脱和康复的定义
1.什么是强迫症解脱？

解脱，是指心理障碍消失，也就是强迫症的病根被挖出，即意味着强迫症从根本上得到扭转。

2.什么是强迫症康复？

康复，是指强迫预感、强迫拐点、病态性强迫、心理阴影、强迫思维、强迫意向、强迫恐惧和各种强迫的附加症状的淡化和消失，只剩下人皆有之的正常强迫现象或残存的"习惯性强迫"。

二、解脱标准

1.主观标准：发生或逃避了强迫后，能理解和原谅自己，心情能很快地恢复平静，不会过多地评价和无休止地纠缠，不再和强迫症做生死斗争，更没有继续寻求各种方法的念头。

2.客观标准：自己的心理和行为基本上能达到日常生活和工作的需求。

三、康复标准

1.主观标准：一是发生了强迫，不管多严重，虽然会感到难过，但会宽容自己，让心情很快恢复平静；二是不追求任何根治的目标，是强迫症彻底康复的唯一标准。

2.客观标准：心理障碍、心理阴影、病态性强迫基本消失，自己和旁人感觉不到有异常。

第三节　根治标准

强迫症怎样才算根治？

张景晖在他的《口吃讲义》里的一篇文章值得我们学习和参考。

为叙述方便，我们以"眨眼强迫症"为例。

有人说："强迫没有了就是强迫症好了。"这种看法显然是错误的，因为人人都有强迫现象，绝不能说人人都患了强迫症。

强迫现象减少到和正常人差不多就算好了吧？是的，也只能这样。但强迫症患者表现在强迫上都具有求全欲望和不能接受事物自然规律这么一种性格基调。

少了还想少，甚至少到完全不强迫了还不放心，还要追求永远不强迫，他们不论减少到什么程度，总是认为自己还有强迫。

压力大时，任何人不是都会多眨几次眼吗？这怎么能算"病"呢？压力大时会表现出很多生理现象，如心跳加快、呼吸紊乱、脸色改变、手足发抖、频繁眨眼等，为什么不说是患了心跳病、呼吸病、变色病、发抖病，而偏偏说患了眨眼强迫呢？其实，这都是压力引起的正常反应，绝不具有疾病意义。

有一名强迫症患者自称已好了95%，每天花费很大的时间和精力，不把残余的百分之五消灭掉誓不罢休。可是不管怎么努力，眨眼现象仍不见进一步好转，停留在所谓的95%的水平上原地踏步，心情焦虑起来，怎么还不能达到100%的不眨眼呢？

每发生一次眨眼就引起很大的不安，于是，怕强迫的心理抬头了，安全防线冲垮了，加强了对抗，拼命地迫使自己不要强迫，努力地压制恐惧心理，越来越加深了心理纠缠。在这种心情影响下，眨眼现象必然越来越多，直至全线崩溃。

这个强迫症患者所说的95%实际上已经达到正常人的程度，已达到饱和，不能再少了，再追求少一些或一次也不能眨眼就是眨眼强迫复发的因素。

所谓的5%的强迫残余，已经是人人都有的正常现象，尽毕生的努力也无法克服。必须服从事物的自然规律，徒劳地与之对抗当然会产生相反的效果了。

眨眼现象少到多少才是正常人应该有的程度呢？正常人一分钟有多少次眨眼？讨论这个问题实在没有意义，反而容易引起心理纠缠。正常人的眨眼不是都一样，有的多些，有的少些，有的人一会儿工夫就能眨眼很多次，有的甚至几分钟也不会眨眼。再说同一个正常人的眨眼现象也绝不是停留在某条线上，而是时而多些，时而少些。向哪样的正常人看齐呢？要达到眨眼现象最少的那个正常人的程度吗？

　　强迫症患者与正常人之间只不过是一步之隔，一念之差，朝向正常人跨进勇敢的一步吧！跨进正常人的队伍，往强迫现象最多的那个正常人的后面一站："我就是强迫现象最多的一个正常人。"

　　解脱了，无所追求，无所期待，这就是把自己从强迫的心理纠缠中解脱出来的经验。

　　有的强迫症患者说："虽然正常人也会眨眼，但我们的眨眼与正常人不一样。"无中生有地胡思乱想！要不找出点问题来折磨自己还算一个强迫症患者吗？

　　问：这些人有什么不一样？他们说："正常人眨眼了大多数不知道，而我们没有一次眨眼自己不知道；正常人虽有时也知道自己眨眼，但他们不注意，不介意，而我们对之高度注意和执着；正常人不把强迫当作一回事，我们则视为最大的事，并为之苦恼和焦虑；正常人能大大方方地眨眼而我们却要对抗、挣扎；正常人眨眼了也很泰然，而我们却焦虑地非要彻底地改变这种状态不可；正常人不怕眨眼而我们怕眨眼……"

　　说得很对，确实是不一样。但是，不一样的是什么？绝不是眨眼本身不一样，而是对待眨眼的主观态度不一样。强迫症患者必须改变的绝不是人人都有的强迫现象，而是对待强迫的错误的主观态度，若改变了这些错误的主观态度不就是一个正常人吗？

　　有的强迫症患者很愉快地向我们说："我昨天一天没强迫。"也有的说两天没强迫了，还有的告诉我们已经3天没发生一次强迫，我们对这些人（其实这些人是因为没有遇到强迫的诱因，或者借用一些技巧才没出现强迫）既不鼓励也不表扬，也绝不把这些人树为"标兵"让其他强迫症患者向他们学习，以提高对一些技巧的信心和不强迫的信念。因为这样一来不仅助长了他们的那些主观愿望，同时也把强迫症的病根保护起来了。

　　这些人的强迫症好了吗？我们问："你的强迫症好了吗？"他们回答说："现在还不能算好，还需经过一段时间的考验。"当他们把强迫"考验"出来以后，"啊！我怎么又强迫了？"惊觉之下防线冲垮了，直至全线崩溃。

我们对这些人的指导是向他们大喝一声："一天没强迫，两天没强迫，管它几天没强迫，都不必告诉我，做好思想准备，你明天还要强迫的，因为你也是人。"

强迫了就痛苦，不强迫了就开心，都不是健康的态度。正常人绝不会因强迫了而痛苦，更不会因不强迫而愉快。

"秋水理论"不是鼓励患者根除强迫现象，因为强迫是人皆有之的正常生理现象，它是不可战胜的。

"秋水理论"是指导强迫症患者走向正常人，走向一个普普通通的正常人。正常人什么样你就该什么样，正常人有的你也应该有，正常人没有的，你也不要追求。

有一个强迫症患者说他好了，因为他有不强迫的"信心"了。我们不认为这个强迫症患者完全好了，因为正常人没有不强迫的信心。

不要全力以赴，拼命地去消除强迫现象，这本身就是自我折腾。每个正常人都会眨眼，你也应该有，这就是服从自然。应该在认识的基础上改变对强迫的错误态度，改变与强迫现象形成恶性循环的心理因素。只要态度改变了，思想解放了，强迫症也就会发生根本性的转变。

一般来说，强迫症是心因性疾病，是由主观认识和主观态度导致心理障碍而造成的，因而主观态度如何，具有重大意义。

什么是心理障碍？在某种机缘下，任何人都可能发生的心理方面的事实，内向地对之过分注意，神经质地误认为这是"病"的表现，对之产生恐惧不安，反抗、排除、逃避它又不可能而引起了心理纠葛，并伴随着苦恼和焦虑心情。这个心理上的纠缠就是我们所说的强迫的心理障碍。"不要强迫，不要怕，不要想"等等，这个与之对抗的反抗心和反抗力就是形成心理纠缠的条件。

怎样才能摆脱心理上的纠缠呢？放弃一切人为的对抗，服从自然。允许强迫（强迫是人皆有之的不可抗拒的事实），允许恐惧冲动（恐惧心理是人的正常感情，绝不可正面对抗，强迫症患者对此都深有体会，越压越怕）。心理上的纠缠是在对抗中发生发展起来的，因而放弃对抗是解脱的唯一途径。对抗没有了，心理上的纠缠也就缓解了。

怎样衡量强迫症好了没有？不强迫，一次不强迫，再次不强迫，一天不强迫，两天不强迫，心情无比愉快，不强迫的信心增强了，胸有成竹了，于是，就自以为痊愈了。这就算好了吗？没有。靠不强迫，靠不强迫的信心，强迫症是不大会痊愈的。因为这种人只要发生几次强迫，就会像五雷轰顶似地震惊："啊！我怎么又强迫了？"又发生几次强迫更不得了，"后退了""反复了"，更焦虑不安起来。

在这种心情的引导下，强迫现象又进一步增多起来，无比愉快的心情没有了，怨恨生起来了，不强迫的信心冲垮了，重新又折腾起来了，纠缠起来了，所做的一切"努力"都付之东流。所以，不能在不强迫的时候衡量自己的强迫症好了没有，而是在强迫出现了的时候衡量。强迫出现后的心情如何，态度如何才是衡量强迫症好没好的标志。

发生强迫了，这是人所具有的，我也应该具有。虽然心情有些难过，但思想不为之纠结，这才是真正的解脱。

所以，对一个强迫症患者来说，不强迫带来的心情平静和信心，并没有多大的价值，而发生强迫后能理解自己，并让自己的心情迅速恢复坦然，才是无价之宝。

有个强迫者说："我的强迫症现在可以说完全好了，也可以说基本上好了。对自己来说是完全好了，对周围的人来说是基本上好了。因为我能允许自己的强迫，而我周围有些人不允许我强迫。"

这个人的强迫症实际上是没有完全好，真正好了的人是不会计较别人说长道短的。

一个心理健康的正常人，当他出现强迫时，别人怎么说他是一个强迫者，他也不会理会的。

有个思维强迫者说："我的强迫症现在可以说完全好了。因为现在我发生了强迫后能做到毫不介意。尽管如此，可它还是时不时还咬我一下。"

这个人的强迫症其实也没有完全好，真正好了的人是不会计较强迫

"咬"他或不"咬"他。

有名强迫症患者说："我的思想彻底解放了，可是思想解放了怎么还有强迫呢？"

这个人的思想真的解放了吗？思想解放了的人怎么会提出这样的问题？抱着"思想解放了就不会强迫"的愿望，这不是真正的思想解放。真正解放了思想的人，就会像正常人那样不去理会自己有没有强迫。

还有一名强迫症患者说："我现在能顺其自然了，可是顺其自然了怎么还会强迫呢？"

这个人真的顺其自然了吗？顺其自然的人怎么会计较有没有强迫？

有个患者在微信群里畅谈学习体会说："老师的讲课很好，我现在很少发生强迫。正常人也不见得比我好，我看到了希望——胜利在望。"

刚说到这里，我"一脚"把这位强迫症患者"踢"了下去。正常人也不过如此，也不见得比我们好，还要"胜利在望"，"望"什么？这山望着那山高，没完没了地追求！这些人在望什么？望解脱的彼岸，彼岸在哪？彼岸在后面，回头才是岸。

当场又一名强迫症患者发言说："我好了，我的这块心病根治了，自己也说不出在追求什么。刚才老师这'一踢'，踢掉了我的犹豫，踢掉了我没完没了的追求带来的心理纠缠。"

强迫症的"根治"就是这么一念之差。

强迫症的根治要"落实"到哪儿呢？不管你落实到哪儿都是错误的。因为有了落实的目标，就不得不经常地对自己的症状进行检查，落实得怎样了？落实得彻底吗？哪些地方还不够？还应怎么努力？这本身不就是自我折腾吗？何况你那些落实的目标还是永远不能实现的。

"落实到不落实"，即不需要落实，无所追求，无所期待，一切任其自然，为所当为，这就是平常心，这就是强迫症患者必须采取的主观态度。

能理解"落实到不落实"这句话含义的人，强迫症没有不破之理。

有名强迫症患者说："昨天问我强迫症好了没有，我要说好了95%，今天我说好了100%，因为我自己降低了疗愈标准。"

胡说！为什么要降低标准？张景晖疗法要求的是最高标准的痊愈！

"落实到不落实"就是最高境界的痊愈。

有名强迫症患者说："我现在已能完全不强迫了，在任何情况下都有把握和信心不强迫了。"

我对他说："你的强迫症还没有完全好。"

他听了这话吃惊地说："完全不强迫了还不能算好，怎样才算好呢？"我叫他在生活里再体验一段时间。

几天以后他说："我现在知道任何人都不可能不强迫，几天来，我也发生了一些强迫，不过，我已认识到这是正常现象，是人人都有的，就毫不介意。一点也没有以前那种怕强迫和难为情的想法，即使再多发生一些强迫，自信自己的心情也绝不会波动的。"

我说："思想境界比以前提高了，但还不能算完全好了，思想境界要进一步升华。"

几天以后，我主动问他："上次你好像有些迷惑不解的样子，现在想通了没有？"

他说："正常人不存在不强迫的信心，正常人不会有意识地注意自己有没有强迫，也没有教育自己发生了强迫不必介意。事实上，正常人有时候也会因出现一些强迫感到难过，这才是健康心理。我现在已抱着正确的态度对待强迫，无所谓强迫，无所谓不强迫。痛苦了这么多年，折腾了这么久，想想真觉得可笑，自作自受！现在一切都成为过去，今后我将把全部时间和精力用在怎么做一个真正的人，怎样更有意义地度过我的一生，怎样为社会发出我的光和热，怎样为国家贡献自己的青春。"

这才是对强迫的健康心理。有了这样的思想境界，强迫症哪有治不好之理！这位患者的心理至此才算是根治了。

第二十七章　康复误区

第一节　科学与谬论并存

"我已苦苦奋斗了这么多年，什么方法都用尽了，但强迫依旧。"

"我自认为自己是一个很聪明的人，我都治愈不了，别人肯定也治愈不了！"

"只有适用自己的方法，没有适合大家的方法。"

"再好的方法也无法批量复制，强迫症痊愈的人也只是凤毛麟角。"

看到有些人解脱了，不无妒忌地说："哇，这个痊愈的人肯定是个特例，或者他的运气好，不具代表性，用在我身上肯定不行！"

强迫症患者的怨言多，怪论多，牢骚满腹，众说纷纭，不一而足。

从大范围的效果来看，不得不承认强迫症难疗愈。

强迫症患者都知道，强迫症表现为三个层面。

一是心理方面。心理纠缠和心理发生冲突，以及错误的认知态度。

二是生理方面。因为害怕发生强迫影响自己的形象和切身利益而导致与之匹配的生理反应。

三是行为方面。所有对抗和逃避强迫的异常行为。

强迫难疗愈，看你要疗愈到哪个层面，哪个程度。如果你只是想疗愈到不发生强迫，那将是极其简单的事情。只要你采用一些掩饰的方法或技巧，比如表情强迫整天戴个口罩或者服用药物，任何程度的强迫症患者都能应对，就看你敢不敢在关键的时候使用它。

有名康复者说：不管你的一些技巧学得多好，使用得多么巧妙，不管你使用一些技巧把强迫减少到什么程度，也不代表你的强迫症好了，相反，你的强迫症只会加重。也只有带着一些技巧过一天算一天，想要根治不大可能。

"我有亲身体验：只要不紧张就不大会强迫。所以，我只是希望治疗到临场不恐惧、不紧张就可以了。"许多强迫症患者如是说。

世界上有遇事不恐惧、不紧张的人吗？恐惧紧张能根治吗？除非把人变成木头就根治了。只有强迫症患者才会提出如此无理的要求。

"我也知道强迫难根治，所以，我不抱根治的希望，我只希望治到基本适应工作和生活的需要，治到和正常人差不多的水平就心满意足。"不少强迫症患者这样说。

你觉得有多少强迫才算"基本适合工作和生活的需要"？一天出现一次强迫，不！两天一次，满足吗？

却不知，有多少一星期、半个月，甚至半年才发生一次强迫的人，他们心里又是怎么想的？他们也抱怨自己在关键时刻发生强迫，他们也只希望能治到基本不强迫就可以。

还有，治疗到和正常人一样少的强迫？每天发生多少次强迫才算正常人？正常人的强迫现象不是有时候多，有时候少吗？

你要跟哪个正常人比？强迫少的正常人里面还有少的。你想达到哪种正常人的水平？

其实，强迫症患者的骨子里，还是追求永远不强迫的目标。为了实现这个不可能达到的目标，他们费尽心思，却一无所获。

强迫难疗愈，难在患者都坚守传统的思维模式。他们认定，任何心理问题或不良习惯都可以采用某种方法，并通过个人努力，达到减少、纠正或疗愈。

有名强迫症患者说：行为从慢到快，熟能生巧，持之以恒，这种理念为什么会有错？学打字刚开始慢，不知不觉就快了，熟能生巧，难道强迫症不符合这个原理？

我们的回答是：当然行不通。

只有真正领悟强迫症原理的人才会反其道而行之，采取逆向、颠覆传统的思维模式，才能独辟蹊径，踏上康复轨道。

有人说：秋水疗法不就是无为而治吗？既然是无为疗法，不就是什么都不做的逃避吗？

恰恰相反，秋水疗法绝不是无为。对强迫，绝不是逃避，也不是被动地寻求心灵上的解脱，更不是走投无路时或无可奈何时遁入空门。秋水疗法不只是解决强迫症的表面现象，而是从根源下手去解决强迫的心理问题，以求正本清源。

秋水疗法通过系统的认知心理分析，采用逆向思维透视强迫的本质，探求强迫的前因后果，洞识强迫发展恶化的客观规律，为强迫症患者构建一个正确的认知思维模式，让强迫症患者知道自己该做什么，不该做什么，快速进入自我康复的正确轨道。

请认真回想下，在与强迫搏斗过程中，你何曾打过一回胜仗？屡战屡败的惨痛教训，难道不值得你停下来反思一下自己吗？

或许你会说：那是因为我还没有找到适合自己的方法而已。

难道仅仅是方法不当的缘故吗？千千万万的人都在使用不同的方法来对付强迫症，为何就没有一个强迫症患者能有幸找到正确的方法？

人类有据可查的文明史也有4000年，作为思维"伴随物"的强迫症也存在了数千年，难道就没有一人找到有效的办法对付强迫症？

根据小概率事件原理，无数的人都在实现同一目的，就是碰也会碰到一种正确的方法。遗憾的是，迄今为止，这种有效克服强迫症的方法还没有诞生。

为什么没有一种真正有效的办法来消除或者减轻强迫症？因为强迫症患者的强迫不是表面现象，而是心理发生冲突的外在表现，即心理阴影在外部诱因的作用下发生的条件反射。

或许有人怀疑，强迫症原本就像癌症一样难缠，亟待高科技手段解决。

数十年前，西方脑结构神经学说应运而生。听起来引人入胜，因为科学日新月异，强迫症的疗愈难以预测。连人都可以克隆，人的思维意识是不是也能复制？

毋庸置疑，随着科学的发展，一切疑难问题都可能迎刃而解。但迄今为止，有关强迫症患者的脑结构、遗传基因、神经生理病变等假设的科学实验和科学幻想距离我们太遥远，恐怕我们这辈子等不到它们实现。

大家都知道，人受到恐惧威胁时会不同程度地发生局部或全身性肌肉组织的收缩痉挛，包括传递命令的神经通路的组织发生痉挛（即堵塞）。如果运动器官组织出现过度收缩、痉挛，必然导致行为受阻，即出现强迫拐点。也就是，恐惧→紧张→运动神经通路堵塞→"拐点"凸显→病态性强迫。

所谓的"神经通路堵塞论"和"基因遗传论"等，其实都没有可靠的科学依据。

既然如此，我们还是停下脚步，不妨冷静思考一番：强迫症为何久治不愈？不是听到身边有不少曾经有强迫症的人自己好了吗？他们能够自愈，难道是得到了"神灵"相助？还是我们使用的方法都在违背客观规律？或许我们的思维模式出现了问题？

古人云："失之毫厘，谬以千里。"一旦行为先导的思维出了问题，行为还能不错吗？

"如果执法主体错误，即使程序合法，也会被一票否决。"

所以，方向错，满盘皆错！

原本属于理所当然的强迫现象，遭到无情的打压，有病乱投医，折腾得不死不活，导致伤痕累累。一些值得我们信赖和推崇的理论和方法，让我们的思想变得扑朔迷离，强迫的症状也更加离奇古怪。原本可以自我恢复的神经功能，被我们想当然地精雕细刻，弄巧成拙；本来洁白无瑕的心灵却被自己随意涂鸦，变得面目全非；原本简单的毫无病态意义的功能紊乱却因我们的无知，日趋严重。真是聪明反被聪明误，自食其果！

第二节　缓解症状与减轻压力

许多心理疗愈师和患者认为，只要大面积减少强迫的症状就可以减轻压力，甚至消除对强迫的恐惧心理。因此，他们疗愈的方向就是追求强迫症状的减少。

"有点云彩就不算晴天"的强迫症患者，绝不会满足自身症状的暂时性减少，也不大理会减少的一面，却死死盯着还有症状的一面。他们多年来挣扎追求着一次也不强迫，永远也不强迫，他们以为只有这样才算根治。因而他们绝不满足于差不多，绝不满足于强迫症状的减少，而是少了还要少。

这个结论令许多患者无法接受。特别是强迫症状比较多和正在练习某种方法的患者，更是无法理解。

因为他们也认为无法彻底消灭强迫症状，而是为了使自己能够基本应付日常生活就行。

一方面这些人没完没了地追求强迫症状数量的减少，另一方面却又陷入"怎么还有强迫症状"的痛苦烦恼之中。

那么减少强迫症状能不能起到积极的意义？答案是肯定的。无论你采用什么方法，只要能把强迫的症状降低下来，外部压力自然减少，心理压力和心理痛苦也随之减少。

这里的"减少强迫症状"涵盖两层意思。

第一，临场遇到强迫拐点被迫采用转移注意力的办法，尽量避免恶性强或恶性逃避行为的发生（因为人都有趋利避害的本能），从而减少由强迫或逃避强迫带来的心理压力和心理痛苦。

如果你是一名解脱了的人，每次"化险为夷"（敢带着恐惧去面对）都是一次成功的体验，久而久之就会积累临场面对的自信，"迫前"恐惧和强迫预感也随之消退。

第二，患者刻意用某些方法避开强迫，看起来不强迫，充其量只是安慰剂罢了。如果你的心理障碍尚未解除，虽然借助某些方法成功地逃过了强迫，不过是逞一时快慰罢了。因为即使没有外部压力，强迫症患者自己也会生出一些"事"来，自我折腾一番："我怎么还有强迫预感？""关键时候用方法也不灵啊！""我什么时候能摆脱方法，像正常人那样自然而然？"

如此无休止地纠缠，就会加深强迫的心理压力和临场恐惧心理。

人是理性化的动物，不同的世界观、人生观和价值观决定了每个人的价值取向。有的知足常乐，有的贪婪无度。古代圣人追求人生无为境界，庸者追求患得患失的有为目标。

贫困的人开始只是为了一块面包和一杯牛奶而活着，一旦拥有了基本物质生活后，又会追求更高层次的精神需求，这是人之本性。

症状比较多的强迫症患者也只是希望能应对生活的最基本需求就心满意足，症状一般的患者只希望达到一般需求。轻微患者只是希望关键时候不强迫，也就是说，他们追求根治——不再出现强迫症状。

然而，不管哪种程度的强迫症患者，当他们缓解到较轻微程度后，仍然不知足，还会追求不强迫的更高需求。

不少研究者和患者认为：只要在大多数情况下能保持不出现强迫症状，包括在一些容易发生强迫的环境中能平稳过渡，心就会踏实。只要安全过度，临场恐惧感就会消失。

与其说这是治疗强迫症的方法，不如说是一口陷阱。依靠某些方法在大多数情况下能保持不强迫，看起来符合系统脱敏的条件，即每次害怕的场景都能顺利过关，按理岂不达到了对害怕场景的脱敏？即以后在这个曾经害怕的场合不再恐惧。

行为主义认为："只要借助某些方法，就能在任何场合保持临危不惧的心态。"

这话的确不假！用方法或技巧掩饰强迫症状如同戴着面具去裸奔，何惧之有？但你敢摘下面具吗？不去正面接触恐惧源，对强迫的恐惧感将永远存在。不消除对强迫症的恐惧意识，对某些特定的场合永远充满恐惧。

所以，用行为手段使强迫症状由重转轻的患者无法真正消除对强迫症的恐惧。

观察发现，不少轻度强迫症患者在多数场合下能从容应对，只因为在少数场合还有少量强迫症状，却为此深感苦恼和不安，还在愚公移山，矢志不渝地与强迫做斗争。

一名患者声称："几年前我的强迫症很严重，通过采取一些方法，加上自己的不懈努力，强迫症已经得到了相当程度的缓解。我坚信，只要坚持和努力，我的强迫症状一定能彻底消失！"

这种言论让很多强迫症患者欢欣鼓舞，但我却不以为然。

我认为：只要方法得当，强迫的症状可以最大限度地得到抑制，但和强迫症的真正疗愈没有因果关系。

这种靠方法使症状减轻的患者们，强迫症似乎好了，但心理问题不大可能会好。因为他们在"迫前""迫中"和"迫后"，对强迫症还有相当强烈的自我意识，对强迫的恐惧还是非常强烈。

我常常赞叹某些强迫症患者的临场坦然，但我从不认为这些人的强迫症获得了真正痊愈。

在我看来，即使他们的强迫症状十分轻了，心理却在加重，他们对强迫的恐惧感有增无减。

因此，对强迫症患者而言，强迫症状转为"轻微"不一定是好事。轻微者，要么自一开始就是轻微型，要么由中重度转为轻微。前者强迫症状很少见，甚至连家人都不知道其有强迫。

这类患者为什么会痛苦呢？在某些场合产生强烈的强迫意向、强迫思维或强迫行为。这对一些求全欲极强的人来说简直不可饶恕，于是他们就会寻找、斗争、纠缠……最后大踏步地跨入强迫症患者的队伍。

对由中重度转轻度的患者来说，其内心深处伤痕累累。随着年龄的增长，阅历的丰富，一部分患者会淡化对强迫症的评价，不再看重强迫。这样一来，强迫症反而由重变轻，即病态性强迫在消退；另一部分则选择了逃避或者使用某些行为手段使强迫症状由较重转为较轻。

方法技巧只能教你暂时避开病态性强迫，而不是教你如何面对病态性强迫，所以只能加重你对强迫症的恐惧。因此，那些得到缓解的患者，看起来强迫症由重转轻，实际上是运用了某些方法维持。其实，他们时刻担心、害怕强迫症的突然发作，因而活在无休止的焦虑和折腾之中。这种焦虑又会导致歇斯底里的痛苦。

不少强迫症患者常常会因一丁点儿不为人知的强迫症状而痛不欲生，他们在某些特定的场合下显得非常恐惧和紧张，这种恐惧深深影响了他们的正常生活，他们为之纠缠不休，痛苦不堪。

他们认为，只有在任何场合不紧张、不害怕，从容不迫地面对，强迫症才算彻底"根治"。

为达此目的，他们一直在与强迫症拼命，一直在苦思冥想着怎样才能不恐惧、不紧张，却从来不去面对恐惧和紧张。

对恐惧的纠缠必然会强化对恐惧对象的敏感度。他们能通过减少强迫症状减轻恐惧心理吗？当然不能！他们中有的强迫症状甚至比正常人还要少，叫他们如何减少强迫症状？

因此，对强迫症的恐惧程度和强迫症状的多少往往不成正比。降低恐惧的途径，就是首先正确认识你害怕的对象和恐惧心理本身，继而转变对它们的思想态度，再面对它们。

无论是微观世界还是宏观世界，不管是宇宙世界还是心灵世界，同样遵循下面的法则——若要驾驭某一客观事物，必须正确认识它，接近它，才能最终战胜它！

第三节　藐视与重视矛盾吗？

"敢于暴露强迫"和"避免发生强迫"看起来似乎矛盾。

临场"敢于暴露强迫"，其实就是战略上藐视强迫，即无所谓结果如何，而面对场景后，"避免发生强迫"则是战术上重视强迫。

通俗地说，既有"迫前"无所谓结果是好是坏的坦然胸襟，又要"迫中"小心翼翼地应对。

兵法有云："知己知彼，百战不殆。"

战略上藐视敌人，战术上重视敌人。

"藐视"是一种自信，一种对最终胜算的豁达与胆识，一种对全局的高瞻远瞩。

"藐视"不是凭空而来，而是建立在观察对手、洞察对方薄弱环节、熟悉敌我力量对比上，继而积累驾驭全局的气魄。

藐视敌人并非消极怠战，亦非被动应战，而是运筹帷幄、知己知彼、进退自如的战略眼光。重视敌人是藐视敌人的前提和基础，藐视敌人是重视敌人的必然结果。只有充分重视各个局部，才能纵观全局，才能获取最终胜利。

重视对手不是忌敌，而是对轻敌思想的一种弥补，一种谋略，是对未知因素敬畏和随机应变的一种韬略。

胜败乃兵家常事。"战略上藐视敌人，战术上重视敌人"历来为军事家的首选方略。不拘泥局部得失，胸怀全局，志在高远。对整场战争而言，局部战场的暂时胜负，实在是微不足道，因为失败乃成功之母。

如此看来，"避免发生强迫"是正常的心理需求，正如爱美之心，乃人之天性。断臂之人众目睽睽之下遮盖残缺，属天经地义。何况苛求完美的强迫症患者，掩饰强迫更在情理之中。因此，"避免发生强迫"和迂回绕过"拐点"虽属逃避，却合乎天理人性。

病态性强迫是一种残缺，是不以人的意志为转移的一块硬伤。只要是一个心理正常的人，都难以做到在所有场合下完全暴露自己的残缺。

强迫症的自我疗愈，只有顺应天道，合乎人道，才是正道。

我认为，强迫症患者有没有逃避心理，不是看其遇到"拐点"采取迂回手段，而应看他能否从心理的高度来接纳、藐视现状。接纳现状并非要患者故意裸露缺陷，而是审时度势，顺应自然的结果。如果把做不到"暴露真实自我"或"避免发生强迫"理解成"不允许强迫"，实在有些片面。

做任何事都要因人、因时、因地而定，如用兵之道，不苛求每一场战斗都能大获全胜。

强迫症患者既然有硬伤，能"带伤上阵"本身就是一种敢于暴露强迫的无畏精神，这难道不是允许强迫吗？

综上所述，"战略上藐视强迫"和"战术上重视强迫"都是正确态度，两者并不矛盾，而是一对互补。

第四节　不治自愈的途径

一般而言，随着年岁的增长，阅历的丰富，生活负担的加重，患者也会逐渐厌倦与强迫的对抗，从而对之渐渐地淡漠。只要放弃了心理纠缠，强迫症患者就获得了喘息修复的机会，自然而然地朝着康复的方向迈进，最终不治自愈。

当年，如果没有经过张景晖老师一番苦口婆心的心理劝导，或许我现在还会和大伙一样与强迫症斗个不停！

感谢张景晖老师，让我醒悟了过来，让我冲破了作茧自缚的心灵枷锁，变成了一个正常人。与其说是找张景晖老师帮我"治"强迫，不如说是让我接受"不治自愈"的无为思想。注入了新的思想，才让我如释重负，我的强迫症从此走上了不治自愈的轨道。

10多年患强迫的经历，50多年的人生感悟：只有放下，才会换来心灵永久的自由；只有顺其自然，才会迎来灿烂的明天。

现实中有许多不治自愈的真实案例。

有位朋友说，他原来也是一个强迫症患者，一场病反倒把他的表情强迫症"治"好了。

因为得了肺炎，高烧连续几天不退，浑身无力，躺在床上，一心想的都是肺炎，把自己过去认为是"最大痛苦"的强迫症抛到九霄云外。医生查病房问他的病情时，虽然有气无力，表情却一点也不强迫，连陪他的家属也觉得奇怪。通过这次体验，知道自己原来也能不强迫，精神为之一振，从此就"不再"强迫了。

许多强迫症朋友都想知道如何才能不治自愈。

一方面，无须刻意使用任何方法，也无须药物治疗（重度以上强迫症和出现躯体症状或精神分裂者除外），随着时间的流逝，强迫症自然会自愈；另一方面，接受正确劝导，早日放下武器，不再与强迫症为敌，结束自我折腾，提前踏上不治自愈的轨道。

第一种不治自愈属于自然康复，但可能需要很长的时间，5年、10年、20年，甚至一辈子。等到患者自觉地放弃与强迫症的对抗，强迫症患者就痊愈了。这是一种"自生自灭"的不治自愈。

第二种自然而愈，就是通过外部力量的干预，尽早结束自我探索，自我折腾的过程。很多患者选择心理治疗就属于第二种，只有选择正确的心理指导，才能真正缩短不治自愈的进程。

任何宣称能在短时间内从根本上消除强迫症的症状，而脱离生活实际的治疗都是不现实的，因为只有在生活实践中强迫症才能真正获得康复。

实际上，心理治疗师只是用开心和批判的语气解开患者的思想疙瘩，而不是治疗他们的强迫症状，让他们早日放弃与强迫症的对抗，回归自然，走上自我康复的轨道。

换言之，劝导来访者尽早结束自我折腾，不再与强迫症做正面对抗，走上顺其自然的轨道。秋水疗法的宗旨就是缩短不治自愈的进程。我走的正是这条道路。

患者可能会问："只要放弃对抗，强迫症就好了，那强迫症的症状咋办呢？"

对这些问题我只能回答："你还没折腾够！等你精疲力竭了就不会再

提出这样的问题。"

　　强迫症就是这么怪，当你某天突然认识到强迫症其实算不上什么病，用不着去费尽心血的求治，强迫就强迫吧，多赚钱，把事业做好，把家庭经营好，这一天就是你强迫症根治的开始。

　　因为，自那时起，你就放弃了与强迫症敌对的态度，当然强迫症也自那时起不再和你较真，不再被你强化。相反，强迫症会日渐弱化，直到消失。这就是不治自愈。

　　不治自愈需要一定的时间，虽然缓慢，却是强迫症彻底康复的最佳途径。

　　看到"不治自愈"，不少"迫友"又会惊讶地问："不治自愈，是不是什么都不做，坐等强迫症的康复？"

　　在我的康复过程中，我从来没有追求"治"，却处处都在"治"，这就是无为而无不为的道理。强迫症就在我不追求"治"的过程中悄无声息地离开了我，这就是我"不治自愈"的途径和亲身经历。

第五节　"坏人"不会患强迫？

　　很多人说：坏人是不会得心理疾病的，患心理病的都是好人。

　　也有很多人说：如果我变坏点，心里就不会这么痛苦。

　　我也认为"好人"容易患心理疾病，那些损人利己的"坏人"反倒不容易得心理疾病。而患了心理疾病的"好人"要想走出来，并且获得康复，就须学会宽容和爱心。

　　下面我们就谈谈这个话题。

　　第一，为什么"坏人"不容易患心理疾病呢？

　　因为"坏人"做了坏事，不会自责，反而心安理得。心里坦然，怎么会得心理疾病呢？

"坏人"一旦受了委屈或者受了伤害，就会暴跳如雷，或到处寻衅滋事，把愤怒的子弹射出去，把愤怒转嫁给别人。这样的人怎么会受伤害？

第二，为什么"好人"容易患心理疾病？

因为"好人"受了委屈或者受了伤害，却不敢发怒，他们害怕引起不良后果，总是把伤心和委屈留给自己，把不平放在心里，让怒火燃烧自己。

但是他们受伤的心（潜意识），会一次次发起攻击，想把愤怒的子弹射向别人，可是一次次又被自己的理性拦截下来，扼杀在摇篮之中。

这些被阻拦在摇篮中的愤怒情绪怎么办？会乖乖地听话，渐渐烟消云散吗？

当然不会！它们表面上服服帖帖，暗地里波涛汹涌。就如三峡大坝内的高水位，看起来风平浪静，实际上隐含着巨大势能，它们时刻都想冲破大坝发泄自己的能量。

"好人"总是用理性拦截了巨大的负能量，可想而知，自己承受的冲击力有多大！

大禹的父亲鲧用泥土来挡黄河，但让他没想到的是，好不容易筑起来的堤坝被大水冲毁了，鲧治水以失败告终。土坝怎么能抵挡住由高到低滚滚而下的黄河呢？就凭现代化的三峡大坝，也只能堵到176米的高度，再高的水位，只能泄洪了。

感情似水。如果人的理性总是聚焦潜意识，并想控制它，这就不行！人的理性之力怎么能控制住来自潜意识的负能量呢？

不在沉默中爆发，就在沉默中灭亡。当情绪的能量达到一定的阈值，理性的力量必然崩溃！

有人说：我只是关注潜意识，不是堵啊！

要知道，关注负性能量就是堵，与潜意识的冲动对峙就是堵，各种所谓的积极暗示或者自我打气：不要怕，不要想，它不算什么……其实都是心理对抗。

有人说：既然如此，那我干脆做个"坏人"吧，我的心理病不就好了吗？可你又叫我做个有大爱的"好人"？

我们再谈谈什么是"好人"，什么是"坏人"。

人们通常说的"坏人"和"好人"，就是看一个人胆大还是胆小。比如贼匪，就是通常意义上的胆大妄为的"坏人"，而那些遵纪守法者往往就被认为是"好人"。各种心理疾病者往往都是后者。

要知道，此"好人"非彼"好人"。真正的"好人"常常会替别人着想，而不是只替自己着想的自私自利的胆小鬼。这就是我心目中的大爱之人。

什么样的人是好人，什么样的人是坏人，世界上没有统一的标准。

事实上，世界上没有绝对的错与对，就看你站在哪个角度去看。

譬如，同样的停车，有的人规规矩矩停放在泊位线框内，有的人则乱停乱放。我们以为前者是守法的"好人"，后者是不守法的"坏人"。

但前者——所谓守法的"好人"里面，有的会考虑别人的车怎么停，车门好不好打开，这样停车会不会影响别人停放，但有的只顾着不违法不罚款就可以，至于他人的利益全然不顾。

显然，前者总是设身处地地为别人考虑，这样的人就是有大爱的好人，后者则是自私自利的"好人"。

既然已经做了遵纪守法的"好人"，你就不可能再变成"坏人"，你只有变成更好的"好人"，一个有大爱之人，才能脱离痛苦，享受幸福。

曾经在电视里看过这样一个画面：一位老人蹒跚步入派出所，拿出一个小包交给窗口民警就匆匆离去。民警打开一看，里面有万元现金和一张纸条，上面写着：我是一个退休职工。武汉遭了大灾，急需用钱，我不会用手机，你们帮我把这笔钱转交给灾区吧。

这种隐名献爱心的人，就是一个拥有大爱的好人。

为什么只有变成有爱心的人，强迫症患者才能放下，才能真正走向康复？

强迫症患者往往都是心胸很抠的人。这个"抠"，说得好听一点，就是追求极端完美；说得难听一点，其实就是心胸比针眼还小，容不下丁点杂质。

如果强迫症患者学会宽容、有爱心，就不会因眼前和未来一点利益受损而放在眼里，更不会耿耿于怀放在心里。

也就是说，心存大道，心中装有爱，就不会把名利看得太重，就会明白得失有道，凡事皆有两面性。只有明白了天地人之道，才会臣服当下，顺其自然，随缘自在。

活着都不容易。放过别人就是放过自己，敬畏生命就是爱自己。拥有这样的宽容和爱心，你的强迫症不好才怪呢！

第六节　心理问题与"三观"

三观一般是指世界观、价值观、人生观。

中西因为文化差异，三观自然不同。在西方文化里，人是有原罪的，上帝会宽恕每一个有罪的人。前提是你必须信仰上帝。

中国文化自古奉行"一人做事一人当"，神也帮不了你。中国文化只会告诉你：放下屠刀，回头是岸。

活在现实中，不可能不遇到一些曲折，甚至大的人生变故。有的人会伤心难过一阵子，过后也会想开，但有的人背负着痛苦一直走不出来，原因就是三观出了问题。

如果强迫症患者多学一些人生知识，再掌握一些基本的人际沟通技巧，这样不光有利于管理自己的情绪，更容易化解人与人之间的矛盾。

人老了都会变成智者。不要等自己当了父母后才知道父母的良苦用心。为此，我们要多观察生活，早日积淀一些人生知识。

这么多年，我的创作灵感和心灵的成长，主要得益于平时对生活的观察和学习。

西方心理学把人的心理问题归因于客观环境和潜意识，本土心理学把心理问题归因于人的思想问题，因此，中西方心理治疗的侧重点迥异。前者被误以为就是科学，后者被不少人误以为是唯心论。

殊不知，人的心理问题，本来就是与心有关的问题。只不过心理问题在形成、发展和变化的过程中，始终离不开客观环境的影响和主观意识的调控，两者孰轻孰重，没有绝对，只有相对。

根据唯物主义辩证论，心理问题在发展变化的过程中，客观刺激是变化的条件，属于外因；主观思想是变化的根本，属于内因。

自古以来，中国都讲人文思想，讲圣贤智慧与道的文化。而思想与"道"，无根无蒂，缥缥缈缈，看不见，摸不着，讲不清，道不明，就像雾化在空气中一样。当事者感觉不到自己思想有问题，因此很难把握。

西方心理学，讲究原生家庭或环境，以及存留在潜意识中的记忆，这些都是自己能感受到的。

自己的思想或三观问题，自己是发现不了的，只有通过旁观者这面"镜子"才能反观，这就是古人说的：当局者迷，旁观者清。

纠正强迫症患者的三观或改变其思想问题，主要根据本土文化、哲学思想和现代心理学。

众所周知，心理疗愈的宗旨就是让患者放下，但放下不是一件容易的事。没有现成的理论或教条可以照搬，靠的是心理疗愈师的正确三观和高超娴熟的谈话技术。

第七节　走出"方法"的迷宫

大学期间，我尝试了很多方法来对付自己的强迫症。

从上海接受了"张景晖心理疗法"回来的几年里，我曾勤练书法，学习太极拳，积极参加社交活动，多层次、多渠道地充实自己、提升兴趣和品位。在工作学习中，我还认真阅读了马斯洛著述的《人的潜能与价值》，懂得了一些潜意识的知识和人性的基本需求。通过学习《老、庄、列子白话选》，开始接触正统的无为思想，使我对人生观、价值观和世界观有了初步的认识。

闲暇之余，我喜欢阅读《罗兰小语》这种包涵生活哲理的文集，经常留意报刊上成功者的足迹，摘抄些励志方面的资料。这些文字都潜移默化地提升了我的自信。当我意志消沉、情绪陷入低迷的时候，我喜欢找好友聊天，倾诉自己的郁闷和烦恼，我更喜欢听轻快舒缓的音乐来放松心情，陶冶情操。久而久之，我的强迫思维逐渐淡化，病态性强迫也随之消失，这和我以上对方法的"使用"是分不开的。

看到这，大家一定以为我也在使用方法吧？是的，我时常"使用"方法，但是我使用的方法和你们使用的方法存在目的性的区别。

你们使用方法是为了掩饰强迫症，消灭强迫症，我则不同。自从接受了张景晖疗法，我深刻地领会了张景晖的无为思想，认识到强迫症唯有不战而胜的道理，所以我用的方法不是为了对付强迫症，而是充实自己。

强迫症就像身后的影子一样让人心烦，但又无法抓住。如果采取逆向思维模式，亦即反过来，不理会我们身后的影子，它就不会左右我们。

该做什么就做什么。虽然这个影子会时而影响着我们，但我懂得不去反复纠缠，采取淡漠的态度，久而久之，心中的魔影自会消失得无影无踪。

如何才能做到"该做什么就做什么"？这不用大家发愁。饥来食，困来眠，一切都是顺其自然。

以前我做什么事情都很急躁，领导时常批评我毛手毛脚，办事轻浮。为此，我跟一个太极拳师傅学习了几个月的太极拳，目的就想改变自己的急躁性格。

过去我做什么事情都缺乏自信，自卑心很强烈，生怕自己的自尊心受到半点伤害。我反复阅读张景晖老师授课的笔记，认为自己太自闭了，我不再把自己局限在狭小的圈子里，鼓励自己勇敢地走出去，走出心灵的大门，于是，我广交朋友，张扬个性。

通过参加各种社交活动，我学到了许多东西，我从别人身上发现了人性的共同弱点，发现大家都有的毛病。之前我总是认为自己低人一等，除了读书学习的优势外，处处感觉自卑。

通过广交朋友，我对自己能力的自信也在渐渐积累。

对人起决定作用的，不是发生了什么，而是我们对发生了的事情的态度。由此，我懂得了化解消极情绪的奥妙。

马斯洛的"五种基本需要"使我对人生有了正确定位，我开始对生命的意义进行思考。

人生的道路总是颠簸不平，祸与福变幻莫测。当心情走入低谷的时候，如何排泄自己的抑郁情绪？如何缓解紧张和压力？音乐是开心丸。

记得那时候我最爱听韩宝仪的《甜哥集》，还有电影《刘三姐》和《五朵金花》里的情歌对唱。抒情的音乐成了我放松心情，化解郁闷的最佳方式。直到现在，当我心情陷入低迷的时候，也会时常听些自己最爱听的经典音乐。迷人的音乐可以荡涤思想污垢，震撼灵魂。

人都有适应生存的本领，需要什么就补什么。缺钙了就补钙，缺少维生素就多吃水果和蔬菜。电视里、报刊上和互联网到处都有生活与健康方面的指导。

顺其自然不是让你不吃饭，不要补充营养，而是叫你随遇而安。

我性急，我就注意培养自己的身心修养，譬如打球、游泳、散步、跳舞、音乐、书法都可以陶冶性情，潜移默化地改变急躁的性格。

过马路了，红灯亮我就停，绿灯亮我就行。看见飞驰而来的车我就躲闪，不需要预先计划怎么走，怎么过马路，怎么躲闪。这些都是折腾！因为这些日常规范是自动化的。

想睡觉就往床上一躺，无须考虑怎么才能睡着。生活中我们处处都在不知不觉地运用"顺其自然"，都在悄悄地接受着老庄的无为思想。

强迫症的症状是患者的标志。毫无疑问，如果症状能够减轻，恐惧心理自然就会得到相应减缓。恐惧心理是强迫症患者的重要特征，它的减轻，意味着强迫症患者在朝着康复发展的方向前进。

恐惧只有到恐惧的环境中进行脱敏或突破，但我不赞同过分夸大其疗效的做法。

患者的内心都有千千结，它们是长期发生强迫和对抗强迫埋下的"种子"。如何解开这些心结？

如果患者的强迫情结是在小学班主任那里种下来的，那么，最直接、最好的办法就是找那个老师进行突破，你的情结自然会得到缓解。

但你敢迈出这一步吗？况且强迫症患者内心种下的情结太多，留下的心理阴影连我们自己都记不起来，我们能一一返回原地进行针对性的突破吗？

我不否认有些患者使用一些方法"缓解"了症状。与其说用"方法"缓解强迫症，不如说站在心理的高度，藐视了强迫。因为强迫症的症状是病态性心理的反映，心态平稳了，病态性强迫自然也会减缓。

正确的态度是，思想上放下强迫症，但在具体行动的时候又要小心强迫症。站在心理的高度已经不把强迫症当回事，即病态性心理得到转变，患者没有把强迫症视同老虎，视为影响自己前途的绊脚石。发生了强迫症会感到难堪或难过，但不会万分痛苦，只是有些遗憾而已。他们把斗强迫症比喻"胜似闲庭信步"，这是何等崇高的乐观主义心态！

试问强迫症患者能有几人达到如此心态？哪个"迫友"不是抱着胆战心惊的心态去严阵以待与强迫症血战到底？

怎样才能具备这种心理和战略高度？我认为有两条途径。

1.当岁月在你脸上刻下了一道道伤痕，当你为生活烦恼所劳累，当你折腾来折腾去，当你和强迫症斗了一轮又一轮，当强迫症越斗越厉害，而你越来越悲观，当你斗不过强迫症而感到心灰意冷、万分疲惫的时候，当你对强迫症敬而远之、望"迫"兴叹的时候，当你对战胜强迫彻底失望的时候，当你认识到强迫症不再是你唯一要克服的烦恼时，当你仅仅把强迫当作一点小事来克服或者当作一场游戏来完成的时候，你就能达到这种战略心态。

我们把这种心理高度或者说思想境界比喻为"泰山之巅"。这意味着放下蛮干，懂得迂回；放下执着，懂得以平常心面对：能避免强迫症最好，避免不了也无所谓。但这条路不知要消耗多少宝贵的青春年华。

2.接受正统理论的指导，使之潜移默化地接受思想改造。当患者深刻认识了强迫症的本质之后，当患者对过去的态度有了深刻的反省、无情的批判的时候，当患者不再对强迫症做出过高评价的时候。一句话，接受正确理论指导，强迫症患者才能缩短到达战略高度的时间。

当患者拥有这个高度的时候，强迫症的病态心理才能从根本上得到缓解，病态性强迫也就好了一大半。

我们把到达"泰山之巅"的强迫症患者称为解脱者或痊愈者。

实际上，"泰山之巅"是每个获得真正痊愈的患者都必须经过的关卡。通过了这一道关卡，就进入了强迫症自我康复的正确轨道。

我们说，到达了"泰山之巅"，离希望的彼岸仅几步之遥，但并不意味着你的病态性强迫就已消失。你的病态心理和病态性强迫有待于淡化。

如何淡化病态性强迫？不用任何方法的方法才是最好的方法。

任何订立"打倒强迫症"为目标的计划和措施都是缺乏自信的表现，最终必将以失败而告终。

患者既要做到藐视对手，又要充分尊重对手。只有立于心理的战略高度，藐视强迫症而又重视强迫症，才能立于不败之地。

"不用方法"是叫我们不要被方法所拘束。

前面，我已经举了很多"运用方法"的例子。用方法的目的是什么呢？是遇到什么就解决什么。一切顺其自然，顺从感情的自然。我想什么就去做什么，我需要什么就求什么。不希望发生强迫症，但强迫症发生了我也不害怕，会坦然面对。这一切是因为我深刻地理解强迫症的康复原理，顺应强迫症的规律去行事。我带着一颗平常心去运用各种方法，最后康复道路上的障碍一个个被清除。

亲爱的"迫友"，你们运用各种方法的目的又是什么呢？是战胜强迫！你们做梦都想着如何对付强迫，怎样消灭强迫，都在惊叹强迫的强大，都在担心强迫的随时发作。

我要"警"告你，你不是在斗强迫，而是被强迫吓破了胆。你借助某些方法企图阻挡强迫，其实是在激活和强化强迫意向，加重心理阴影，致使病态性强迫反增无减。

如何达到藐视强迫？必须充分认识强迫症，认清强迫症的本质，摸清强迫症的发展规律，并且带着恐惧去体验，才能做到心中有数、胸有成竹，才能真正地藐视强迫。

如果只靠一味地蛮干，靠自我鼓气加油，靠别人的激励，是战胜不了强迫症这个强大的"敌人"的。

任何对付强迫症的方法，一开始都有效，用久了就不灵了。任何方法在开始都有其存在的必要，直至"泰山之巅"后，一切都要顺其自然，方法自动废弃，包括秋水疗法本身。这好比反射卫星的三级火箭，一级一级地自动脱落，待到达预定轨道后，运载火箭全部脱离。

总之，在"迫前""迫中""迫后"，要从战术上转移注意力；到生活中要从战略上转移注意力，把全部精力投入工作、学习、生活中。

最后值得一提的是："迫前"不去折腾，不使用方法对付强迫，就是无为；叫你放松，就是有为。"迫中"，使用方法小心翼翼地避免强迫发生就是有为。选择蛮干，也是有为，但此处的有为是基于错误认知：人有多大胆，地有多高产的思维。

必须警惕两个错误的、典型的"有为"做法：

一是"迫前"千方百计、大有作为地对付强迫。

二是"迫中"不管三七二十一地蛮干或逃避。

总而言之，对待强迫，或无为或有为，全看实际情况。

第八节　如何处理"三我"

强迫症患者：知道正确认知容易，一直坚定信念不动摇很难。

咨询师：因为你把信念当作理想化的东西来实现，当然就得消耗自己的能量。这种靠自我打气、不断充值的信念，还坚持它干什么？不放弃这种不切实际的信念，恐怕你永远会陷在这里。

强迫症患者："坚定"秋水理论"不动摇的信念有错吗？

咨询师：强迫症患者坚定任何信念都会消耗能量，只有灵活善变，顺势而为，才是正道。

人类的语言具有隐蔽性，从小听过了太多的坚持，所以"坚持"这个词误让人觉得是褒义。其实仔细思考，人为什么要坚持？是因为从内心里排斥，内心不愿意做而不得不做，才会坚持。

试问，吃饭需要坚持吗？睡觉需要坚持吗？只有真正的觉悟，内心的接纳才能自发去做，不断地修正自己。

人类的痛苦正是因为在过去、现在、未来三者之间犹豫徘徊。

过去，是我的欲望、我的本能、我的记忆，尤其是创伤记忆所在地，那里有我太多的伤心回忆。

未来，是我一直坚信不疑、理想化的信念。它植根于我的三观，是我为之奋斗终生的理想信念所在。

强迫症患者：老师认为人在面对过去、现在和未来，正确的做法是活在当下吗？还是未来？

咨询师：现在，即是当下，是指看问题或者处理问题的思维方式：你是站在偏听则暗，还是立于兼听则明？你是客观公正，还是有失偏颇？你是站在高山之巅，还是处于一孔之见的井底？

站位不同，视线自然就不同。"秋水理论"不是教条，而是让大家学会审时度势，见机行事，永远遵循水的品质，随遇而安。

强迫症患者总是站在理想化信念的角度去看问题，故而总是打压过去，压制本能却又压制不了，才不得不导致强迫思维和强迫行为的发生。

今天的所作所为决定了未来的自己，过去的执念造就了现在的自己，如果现在不破除执念，今天就是未来的写照。

"秋水理论"要大家尊重过去，因为那都是人的本能、欲望和已经发生了的往事回忆，这些都不是我们可以抹去的事实。只有尊重过去，才能拥有未来，否则就会陷入强迫的无底深渊。

我之所以留下不良记忆，是因为曾经发生过强迫，被人嘲笑，影响了自己的工作和生活，这些都不能抹除。

一旦接触了现实，自然就会触景生情，想起过去发生过的往事，我会感到痛苦，不想重蹈覆辙，从而会极力回避现实。

正因为我回避现实，所以才会恐惧，才会导致一些社会功能退缩，比如不敢参加社交活动，不敢去应聘面试等。

但是我们的理想信念又不允许我们这样做，因为我们坚信：狭路相逢勇者胜；世上无难事，只要肯登攀；明知山有虎，偏向虎山行；勇者无畏，勇往直前……

这些英雄主义的信念和教条一直影响着我们的生活。

于是，一旦我出现害怕（从过去冒出来），我就压制这种恐惧紧张，因为我的信念不允许，我是勇者无惧，强迫就强迫，强迫症算什么啊……

结果必然导致强迫与反强迫。

因此古代老庄思想提出道法自然。道前法后，先搞清楚道理真相，再制订方法策略。这也是"秋水理论"治心的原理。

靠压制本性的残忍，是坚持不了多久的。

对强迫思维者来说，如果"迫前"有预感，说明过去的"我"已经冒出来，怎么办？

尊重过去，尊重历史。如果出现强迫拐点，说明过去的"我"曾经在这个地方栽过跟头。

怎么办？尊重历史，面对现实——能正面过去就过，不能就迂回绕过，或者干脆走为上计。

第二十八章　问题释疑

第一节　关于认知

问：老师，你认为强迫症是由错误认知造成的。可是，据我所知，大多数强迫症患者从小孩时期就已经强迫，并开始发展为伴有心理因素的强迫症。按常理，小孩并没有认知，又是怎么变成强迫症患者的？

答：小孩子偶尔（或习惯性）的强迫，开始都不会形成心理负担。也就是说，一开始出现的强迫并没有疾病的意义，孩子自己也没有什么感觉。只是在家长、亲戚、老师、同学、邻居、社会的责骂、提醒、暗示、歧视等压力的作用下，孩子的心理发生变化，开始介意强迫，最终发展为伴有心理因素的强迫问题。

成年人的强迫发展为强迫症患者，离不开外因和内因，而且外因必须通过内因起作用，这里外因指的是外在压力，内因是指主观认知。

儿童不具备对事物的识别和判断能力，或认知处于初级阶段，所以儿童的强迫发展为强迫症往往只需外在压力就可以。

问：我在生活和工作中总是会想自己会不会强迫，怎样才能把注意力放到生活或工作本身上去？

答：一旦产生了强迫注意，就会产生强迫的预期和恐惧心理。怕什么就会关注什么。你就会注意强迫，注意自己的一举一动，注意大脑的异常和对话等。

越是注意哪个地方，哪里必然会变得紧张不安起来，接着就会出现意识冲突或行为的僵持。

要避免发生病态性强迫，就必须摆脱心理阴影这个强大"磁场"。比较有效的方法就是依靠自己的离心力（理性），摆脱向心力（情感）的控制。

如何摆脱？告诉自己不再去挣扎？不！不管挣扎还是不挣扎，当下，最好的选择就是转移注意力，做别的事情去。

"秋水理论"为此设置了多种转移注意力的操作性方法。

问：如果消除了心理障碍，以后会不会因想起强迫的事情，强迫症会复发？

答：强迫症是认知出现了误区。消除心理障碍，必须接受正确的认知心理分析疗法。只要你建立了强迫症的正确认知，就不可能会犯同样的认知错误，因为没有人会在同一条河里淹死，所以人的认知不会倒退，只有前进。

问：为什么到了特定或关键场合，我总是害怕，而且控制不住发生强迫？

答：这是因为你遇到了条件压力或无条件压力的缘故。

面临无条件压力，任何人都会出现心理、生理甚至行为的异常。前面我们已经讲过，恕不赘述。

面临"条件压力"，是指在某些特定的情境下曾经发生过强迫，并且让你刻骨铭心。留下了强迫的记忆，以后只要你面临这个熟悉或相似的情境，自然就会触发记忆，生怕又重蹈覆辙——发生强迫，你的潜意识此时就会启动自我保护机制，以各种心理和生理应急反应警告和阻拦你：前面危险，不要冒险啊！

所以，它会让你心跳加快，手脚发抖，四肢冰凉，呼吸困难，甚至这疼那疼，目的就是阻拦你去冒险。这个时候，如果你不顾它的警告，继续涉险，只有"死"路一条——发生恶性强。

如果真的这样，你的强迫也因此变得越来越严重，你的心理创伤就会上升一个等级。

问：你不是说，预感来了，我们不要理它，它只是好心好意跟我们提个醒：以前我在这个场合曾经发生过强迫。所以强迫预感是叫我注意，你不是说带着害怕和紧张去面对吗？

答：对啊！叫你带着紧张去面对，并非叫你不注意安全（发生强迫），就如开车前害怕（预感发生交通事故的心理很强烈），并非叫你不顾交通安全开车，而是叫你应该带着恐惧去开车，但开车的时候要牢记它的忠告——小心危险，因此开车过程中要小心翼翼驾驶。

强迫问题也如此。你带着恐惧去面对各种场合，但是要谨防发生强迫。遇到强迫拐点（前面有障碍物）而感到困难时，应该立即改变方向（如驾驶）或迂回绕过去。如果连迂回的路都没有，干脆"走为上计"。

问：为什么我总是喜欢钻牛角尖?

答：强迫症患者大都喜欢钻牛角尖，因认死理而喜欢争辩。其实，很多事情你不去争辩，真理和好处就会倾向你。

我觉得，有伤原则的问题，不需要去争辩，因为事物自有公断。何况，任何事物都有两面性，不同的角度看到的都不同。试图采用强辩的方式让别人相信你的观点，是幼稚可笑的。除非设定一个参考值，世界上根本就没有绝对的对与错。

强迫症患者总是喜欢较真，喜欢争一个对与错。其实，很多事情越描越黑，"此地无银三百两"。你不争，保持沉默，不等于你无用，不等于你错了，不等于承认别人对了。沉默不语是为别人留有想象空间，为自己留下了可进可退的余地。

问：强迫症患者有必要加强行为训练吗?

答：认知心理疗法和行为训练要相辅相成。即使强迫症的心理治疗获得成功，也应加强行为训练，但不是刻意去练习这些方法，只要全身心投入现实生活，就是最好的行为练习。

问：你提到的"泰山之巅"是怎么回事?

答：到达"泰山之巅"，就是对强迫症的认知上升到一定的高度，看清了强迫症的一切。看透了，自然就会放下。

问：到达"泰山之巅"，就不会发生强迫，就没有强迫预感吗？

答：到达"泰山之巅"的"迫友"，还会在一定的时期内存在强迫预感和病态性强迫。

强迫预感或病态性强迫不会凭空而生，也不会自动消灭，它伴随着心理阴影的始终。强迫症的心理阴影不是靠认知疗法就能解决的，只有带着正确的认知，投入现实生活，才能逐渐淡化直至消失，但消失的过程不是一朝一夕。

只要有预感，说明心里还有阴影（强迫种子），强迫种子遇到条件刺激就会"破土发芽"，产生强迫预感或病态性强迫。对此，到达"泰山之巅"的"迫友"具有充分的心理准备，绝不会因强迫预感（或病态性强迫）而害怕和纠结。

问：网上看到有个"迫友"练了几十年的方法，还是强迫。如果他悔改了，强迫症会好吗？

答：浪子回头金不换，回头才是岸。任何时候改过都不为晚。如果"死不悔改"，病态性强迫和由此导致的痛苦和焦虑将会遥遥无期。

问：用了那么久的方法，假如不用了，强迫会很重，怎么办？

答：放弃方法后，强迫症患者的痊愈和康复需要一个过程。只能说，放弃方法后会突然感觉到一身轻松。因为方法是逃避或掩饰强迫，逃了这么久，一下子见到久违的太阳，虽然有些不适应，但终于敢于面对了，心里顿觉十分轻松。

但要恢复自信尚需一段时间，而且时间的长短要看你所处的环境。如果你的工作每天都要面对复杂的人际关系或场面（当然不是刻意的，而是生活和工作需要），那么心理康复的时间将大大缩短。

问：建立成功和自信能治好强迫症吗？

答：有许多强迫症朋友都在疯狂追求成功以获取自信。他们发现强迫症的症状大都是在自己不自信的状态下发生的，所以他们有理由认定不自信是导致强迫症的根本原因。

有名博士生说：我一直都很成功，但是那些成功在我这里都成了失去光芒的金子。我的双眼已被强迫症蒙蔽，我看不到生活的希望，看不到自己的成功，看不到身上的优点！但在别人眼里，我确实是个十分优秀的人。可他们的肯定，难以抚平强迫症给我带来的挫败感！

不自信的患者容易受无条件压力影响（胆小怯场）而发生强迫，一旦获取了自信，这种强迫自然就会减少甚至消失，但没过多久，强迫依旧。

有自信的患者，只要遇到某个特定场合，就容易受"条件压力"影响（害怕发生强迫）而发生病态性强迫。

综上所述，不自信容易导致强迫发生，自信后同样也会发生强迫。

其实，病态性强迫与成功、自信没有因果关系。

问： 我有表情强迫，我到公共场合不断训练自己的表情，我的强迫症会好吗？

答： 一方面，如果锅里的水沸腾了，想让它平静、冷却下来（强迫减少），你会怎么办呢？加注冷水，锅里的水会立即停止沸腾并降温（用方法对付，立竿见影），慢慢地你需要加更多冷水（拼命地使用方法）。这就是扬汤止沸的道理。

但你的根本问题解决了吗？日子久了你就会完全依赖方法，不用方法就不会面对了，而且永远是怪物式地如同戴着假面具生活。

问题究竟出在哪里了呢？锅底下面的灶火——你的心，你的心理障碍。只要你的认知态度好了，锅里的水即便有一瞬间的热也会很快平静。这就是釜底抽薪的道理。

另一方面，"秋水理论"再好，你的认知再正确，如果不去行动，不到害怕的场合去实践，你学到的理论也只是空架子。

问： 习惯性强迫者，别人笑，他也笑，也不在乎，这种人好像不知廉耻，不是这样吧？

答： 习惯性强迫者是否放任自己的强迫发生，取决于其利益的取舍和认知。虽然常常因为强迫被人笑话，但他们不是不知廉耻，而是知道人家的笑没有恶意，就如当众放屁引起哄笑一般，因而不会介意。

当然，没有几个人愿意或毫无顾忌地当众放屁，但即使放了屁，也没有谁会介意和纠结，毕竟是屁大的事嘛。

问：习惯性强迫者（如习惯性洁癖者），被人指责，他也不在乎，这种人好像很固执？

答：习惯性洁癖者，虽然每天忙个不停地清扫，却自得其乐。因为他们不觉得这有什么不好，反倒觉得可以把自己和身边的环境搞得干干净净，整整齐齐，让自己和别人赏心悦目，心旷神怡，是件好事，爱美之心人皆有之，不是吗？何况每天花些时间来打扫卫生，不是可以打发无聊和空虚寂寞的时间吗？

问：习惯性强迫者（如习惯性洁癖者）能控制强迫，所以，他们就不会那么在意强迫，不会那么痛苦，而我是因为无法控制强迫才会痛苦，才会在乎强迫？

答：错了。你刚好颠倒了因果关系。因为习惯性强迫者认为自己的所谓强迫和强迫所致影响，都是合理正常的，因而不介意，强迫也就作不了什么怪，能被轻松驾驭，因而不害怕。

然而，有些人却认为以上发生的一切都是不合理、不正常的，因此才会介意，才会导致强迫作怪，才会导致强迫坐大成势，难以驾驭，才会害怕，才会导致强迫症。

习惯性强迫者是因为喜欢这样而这样，比如习惯性洁癖者喜欢打扫卫生而为之，而你是因为不喜欢那样却不得不那样，才变成强迫症。

虽然发生的强迫现象没有什么差异，但产生强迫的心理却截然不同。同样的强迫，为什么你和"习惯性强迫者"如此不同，你需要反省自己对待强迫的态度，需要学习人家对待强迫的态度。

问：如果我的认知态度改变了，我的强迫症状会不会减少？

答：只要你转变对强迫症的错误态度，只要你放下了对强迫的心理纠缠，强迫的症状自然就会大面积减少，当然这是逐步的，而不是一瞬间完成的。

问：自从接触"秋水理论"以来，我事后更能放过强迫，包括那些尴尬的场景。今年换了几次新环境，每到一个新环境之后，强迫预感总是严重那么一段时间，但是自己不去管它，不去事后纠结，没有种下新的"种子"，就很容易"灾后恢复生产"。过了一段时间强迫预感就没那么多了。但是半个月前我跟同事在一起，强迫预感很严重，导致我很多事情没有完成。

自那以后到今天，强迫预感和强迫症状在不断增多，导致我又不得不去想它，纠结它，种下新的"种子"，形成恶性循环。

现在的我还是只能做到选择性的放过。

老师，你看我的情况，是认知倒退，还是先前的认知就没有到位？

答：你的认知还有待于提高。发生了恶性强，痛苦是正常的，但可以发泄情绪或转移注意力，把注意力投入生活的洪流中。

许多强迫症患者以为接纳了强迫就没有强迫，这是错误的认知。

比如，身体受伤了，即使你理解和原谅了那些伤害你的人或事，但你身上的伤，也会一阵一阵地发痛。身上哪个地方痛，你自然就会关注它。这是人之常情。

既然理解了强迫症，不管它以哪种方式存在，心理还是生理，或行为的异常，我们都要接纳，因为它们都是合理正常的。唯有如此，你的强迫情绪才会走完它的全过程而消逝。

抱着接纳了就不会发生强迫，接纳了就不会痛苦，这不是真正的接纳，而是自欺欺人的假接纳。

问：我每次发生强迫后，就会想着去看老师的文章，可是大多数时候发现自己都是看不进去的。

答：可能是因为你当前的工作压力太大，无心在你的强迫症问题上。强迫症就很容易成为你工作压力的替罪羊。

这样也好，工作有压力，生活不如意，一切的不幸，总得找个替罪羊来顶罪。找谁呢？老婆吗？当然不行，怕对方会反击！找上司和同事吗？更不行，怕遭到更大的伤害。

想来想去，你只有找默默无闻、不会吭声的强迫症来出气。但是强迫症也不是好惹的，也会暗暗反抗，它会给你带来更大的痛苦。

强迫症就像一块吸铁石，会把你生活中所有的不如意吸过去，让你怪罪它，纠缠它，然后它再反过来收拾你，让你痛苦不堪。

问：老师说得太对了。我现在越是找强迫症出气，越是怪罪强迫症，强迫症就越是反过来折磨我。我想了想，确实是因为最近的工作压力大导致的。前段时间来到了现在的这个公司，由于是从同行业标杆企业过来的，老板想把我培养成公司的技术负责人，给的待遇也比较高。但是几次技术讨论中，由于我的强迫症问题，我根本没有表现出一个未来可能的技术负责人应有的样子，所以每次讨论之后就会自责和焦虑，然后把一切都怪罪给强迫症。

老师说要提高认识，强迫症其实就是认知出了问题。只要认知到位了，就解脱了。老师看问题真的是一针见血。看来我还需继续努力学习"秋水理论"。

问：强迫症的正确认知究竟是什么？

答：回答这个问题之前，我先来阐述两个概念：一是什么是认知；二是什么是强迫症的正确认知。

第一个问题：认知就是对事物的理解与体会，强迫症的认知就是对强迫症的理解与体验。

认知是指导人的行为活动的思想，认为做某事好，你就会去做；认为做某事不好，你就不会去做。为什么你认为做某事好或不好？是由你先前对这件事的认知决定的，这种认知就指导你对这件事的看法与态度，决定你去做还是不做。

认知包括理论认知与实践认知，理论认知是通过理论学习而获得的，实践认知是通过生活工作或实验室中获得的。

二者孰轻孰重，不能一句话可以言之。

理论认知是指导实践认知的先行者，没有理论认知就缺少了指导思想，实践就会盲目，甚至迷惑；实践认知可以充实理论认知，使理论认知得到升华，在升华的同时还会引起内心真正变化。

理论认知停留在思想表意识，实践认知可以深入潜意识。

对强迫症而言，在使用心理治疗的过程中，首先是理论认知，包括阅读相关文章，听心理疗愈师授课所获得的认知。

理论认知虽然不能使你的强迫症状发生变化，甚至强迫症状还可能会增多，但是这种认知是指导你实践的基础，使你在生活工作中具有明确的方向。

在这种指导思想下，通过实践活动所获得的认知就是实践认知。

实践认知能或多或少地深入人的潜意识，从而或多或少地使你的内心发生变化，这种变化不是停留在表意识，更不是停留在口头上，这种内心发生的对强迫症态度的改变才能使强迫的症状真正地减少、减轻。

在获得了实践认知以后，这种认知又充实和丰富了理论认知，在这种更丰富、更正确的客观理论认知下指导生活工作，得到的一定是更深刻的实践认知……就这样往复地发生良性循环。

良性循环就是强迫症自我疗愈的过程，恶性循环就是强迫症不断恶化的过程。

第二个问题：何谓正确的强迫认知?

"秋水理论"是逆向思维，是从强迫症产生的思想根源下手，因此被许多患者誉为强迫症的根本疗愈之道，属于强迫症的正确认知。

"秋水理论"把强迫症的全部原理和真相，以及打开心结的密码告诉患者，使之思想上豁然开悟。

这个过程即领悟。这仅仅是显意识的认知过程，并不意味着患者能从情感上接受。要达到从情感上接受，即从思想升华到情感融入，必须把学到的理论知识，即思想认知，指导自己的实践活动。在实践中体验、融化。

患者在利用学到的理论指导实践的过程中，产生了共鸣，即理论和实践吻合，那么以前学到的理论知识，即思想认知，就会真正升华到情感深处，渗入潜意识中去。

譬如，"秋水理论"提到，不是有强迫现象的人都会痛苦，都会害怕，都会纠结。当患者在生活中找到许多这样的例子，就会发生情感上的共鸣：原来，生活中有不少强迫现象很多或严重的人，他们一点儿都不介意，一点儿也不纠结，而我竟然被一点儿强迫折磨得这般痛苦，成这般模样，实在不应该啊！想到这，就有可能突然发生彻悟。

问：我听说有些强迫症患者看了一些文章后发生顿悟，你能否概括几句话也让我顿悟？

答：让强迫症患者发生顿悟不是几句话就可做到。虽然有的患者只是看到文章中的某句话或者遇到生活中某件事，一下子就茅塞顿开，但是要明白，任何质变都必须经历量变的过程，即对强迫症的正确认知必须有个积累过程。

看了文章发生顿悟的人，就是因为之前在生活中进行了自我摸索过程，虽然是盲目的，但对强迫症也有了很深的实践体会，加上得到某些理论的正确指导，从而使强迫症的认知逐渐得到完善，最终破茧而出，实现了认知从量变到质变的飞跃。

问：你的文章中提到有位李主任也有余光强迫问题，而且特别严重，可他不介意。他是怎么看开的？身为领导肯定要面临上级领导的询问、汇报之类，如果斜着眼看人，别人怎么能不介意呢？即使他自己不介意，他的上司也会介意吧？

答：钢铁是怎样炼成的？孙悟空的火眼金睛不是一朝一夕而来，是通过不断训练（这里指挑剔）强化而来的。

李主任之所以对自己的严重斜眼不介意，并非一下子就是这样，而是以少积多，逐步适应。就如家里的卫生一样，有不少家庭，虽然房屋很漂亮，但室内很脏乱。外人进去后不大适应，心想：这家人怎么生活的？换成是我，一晚也待不住啊。却不知，这家人不是一朝一夕就能适应现在的脏乱，而是逐步适应，乃至麻木的。

我认识一位女士，以前在娘家很讲卫生，把家里搞得整整齐齐。可是没过几年，我们在她婆家发现，她已经是两个孩子的妈妈，一点家庭卫生都不讲究。乱七八糟的东西满地都是，没有一件摆放整齐。我们问她怎么跟以前判若两人，她笑着回答说：环境改造人啊！以前是以前，现在是现在。即使我弄整齐了，不到半天又被搞得乱七八糟。我管不了那么多，慢慢也就习惯了。

这就像一栋高楼，如果拾级而上，就不觉得怎样。假如只是站在楼外观看，就感觉高不可攀。

人都这样，羡慕很厉害的人，却没有看到人家背后的付出和一点一滴的进步。

看问题，既要看看自己，也要瞧瞧别人。家家有本难念的经，大家彼此彼此。

强迫症患者，光顾着看自己，而不去看别人，把自己隔离在外，最终变成了坐井观天的"井底之蛙"。

李主任正是因为看到了自己有斜眼"强迫"这个不足，也看到了别人的许多无奈，心里才知足，胸怀才坦荡。

"秋水理论"认为，患者对强迫症的原理能领悟多少，其病态心理就能解脱多少。

问：老师，获得正确的认知是不是需要很高的思想境界？

答：多数强迫症患者没有别的问题，就是思想偏离了航向，脱离了现实。

古人说的执迷不悟，指的是陷入局中不可自拔。犹如井底之蛙，看到的只能是一小片天空，一朵乌云过来，就以为要下雨了。显然是把问题放大了。

井底蛙并非看错了乌云，而是看不到乌云背后是什么。这与它所处位置有关。井底蛙只有登上井外，才能看到全景。只有达到一定高度，才能冲破迷雾，拨云见日，才能看到客观真实的世界，从而恍然大悟，从执迷中解脱出来。

有人一听说思想高度，就说："这太难了！望而却步啊！"

其实这个高度，就是跳到"井口"上面，也就是达到正常人的高度。

这应该不难吧？只要你向生活学习，向健康人看齐，就可以达到。

为什么强迫症难治？因为大家都在追求"短平快"战术，不想追根溯源找自己的思想问题，他们不觉得自己的思想有问题。即使发现了，也觉得那样做太费功夫。

大家都喜欢从思想以外的地方下手，如心理症状，认为只有改变人的潜意识或者核心信念，心理矫正才算成功。事实上，人与人之间的差距，不是什么富贵与贫穷，也不是健康或疾病，而是思想。

人除了思想，其他都可视为他物。让你执迷不悟的不是别的，就是你的思想认知。

或许你会问："我怎么没有发觉？"如果你能轻易发现自己的思想问题，你就不是强迫症患者。

人开始看到的都是别人的不是，而看不到自己的不是。

世人都想随心所欲，都希望客观现实沿着主观意念转动，都以为心理和客观问题的改良套路一样：只要努力去做，就能改变。

却不知，客观和主观完全背道而驰。客观问题越控制越好，而主观心理问题越控制越糟。比如，白天努力防范失眠，晚上反而更失眠；孩子颓废无力，以为鼓励或逼迫就可以好转，结果越逼越死，一厢情愿地善意提醒和教育，往往会起反作用；以为正面堵截就能消除水患，反而招来更大洪水泛滥；以为像水一样的液体都能救火，结果火上浇油……

好心办坏事，比比皆是。人们习惯站在自己的角度去考虑问题，不知道生活中存在大量的"反习惯"。不同的问题有不同的解决办法，不能总是老一套，也许表面上你的努力会取得立竿见影之效，最终如昙花一现般幻灭。

强迫症，除了伴有精神障碍和严重躯体化问题必须采用药物控制外，其他常规办法都会适得其反，导致久治不愈。

一些心理研究专家也会觉察出强迫症患者的思想认知出现严重偏离，甚至患者自己也发觉有问题。然而，纵使你千方百计地开导，企图改变他们的认知，但最终还是徒劳。这是为什么？因为讲的都是华而不实、人人皆知的大道理。

心理问题，归根结底是思想问题。改变思想，就要挖出病根，才能填充新的内容。

我也是从严重强迫症中走出来后，才明白这个道理。

问：你讲过的强迫症道理我都懂，但就是在现实中难以做到。

答：几乎每个强迫症患者都跟你一样，认为自己对强迫症的客观事实一目了然，不存在认知误区。

不得不承认，强迫症患者都是一些善于思考、善于想象的聪明人群。但我不得不告诉你，强迫症的道理并不简单！一旦道理懂了，你就会胸有成竹，做起来实在简单！

有个来访者在他的学习总结中写道：

"别跟我说，你对强迫症已经了如指掌，更不要说你对强迫症的道理很明了。其实，你跟我以前一样，也是一知半解，或是只知其表，不知其本。毫不客气地说，你是一只不折不扣的井底之蛙，夜郎自大；也别跟我说，你以前接受了什么心理治疗，消除了心理障碍，只是现在遇到些问题云云……

"其实你根本没有消除心理障碍。你以前接受的无非只是一些心理暗示罢了，根本没有触及内心深处的病点，因而即使有效，也只是昙花一现。别跟我说，你看了一些强迫症的文章，就认为你完全懂得了强迫症的原理，就宣称自己的心理障碍已经解除。其实，你只是产生了思想上的一点共鸣而已，仅仅获得了心灵上的一点慰藉罢了，离登上'泰山之巅'——完全领悟强迫症的真谛还早呢！

"在接受'秋水理论'之前，我也一直以为自己对强迫症的了解十分透彻，现在我才知道，原来强迫症根本不是我以前所认识的！我只是看到客观事实的冰山一角！

请不要轻言自己对强迫症如何如何了解，否则你就不会如此茫然无措。

问：有洁癖症的人都很勤奋吗？

答：看到洁癖症患者日夜不停地清扫，大家都以为他们很勤奋，其实他们是为了一劳永逸。正常人做事大都抱着一颗平常心，就像洗脸一样，每天不厌其烦。洁癖症患者却不愿干重复的事，他们不想让自己太劳累，不想在同一个事情上消耗太久的时间，缺乏持之以恒的精神，不停地重复只是因为强迫思维不得已而为之。

问：我小孩日常表现有洁癖，但自己却很邋遢。他平时很懒，常常不刷牙，不洗脸，不洗脚，内衣也长期不换，卧室十分脏乱。可奇怪的是，只要他从了外面回家后，总是要花很长时间洗手、洗澡、换衣服和消毒。只要有人（包括父母）进入他的房间，摸过他的东西，坐过他的床，他就会暴跳如雷，过后他会拼命地重复地清洗和消毒。为此，他基本反锁房门，不出门。这种情况是不是强迫症啊？

答：不一定是强迫症。他的洁癖行为，都是因为害怕感染细菌或病毒，所以才彻底清洗。就像有的人担心被盗，才谨小慎微，反复检查家里的门窗。

是否属于强迫症，关键看"强迫者"自己对其"强迫行为"是否介意。如果强烈介意，高度关注，心理发生冲突，就是强迫症或者正朝着强迫症方向发展；如果你的孩子对他的"强迫行为"不介意，就不是强迫症。

第二节 关于突破

问：网上流传过各种"潜意识冲击疗法"，你觉得它对强迫症的疗愈有效吗？

答：不管它是什么方法，叫什么名字，只要它的目的是消除强迫的症状，或是释放负面情感——冲击潜意识，都是暂时有效，要治本恐怕谈不上。

因为强迫症患者的根源不是强迫现象的存在，也不是什么负面情感或心理阴影，而是患者对强迫症的认知态度。强迫症的症状和心理阴影都是错误认知的结果。

斩草必须除根，治病必须治"因"。如果光治果，必然陷入"割韭菜——越割越长，越长越割"的循环里。

"冲击潜意识疗法"的宗旨就是想用鼓励、口号等成功激励的语言暗示，与潜意识沟通，或采用心理突破，或采用倾诉发泄等方式将潜伏在内心深处的强迫症的负情感释放出来。

不可否认，这些方法确实能在一定程度上起到冲击潜意识的目的。但必须明白，如果对待强迫症的认知没有改变，也就是说病根没除的话，强迫症还会"春风吹又生"。只要发生了一次强迫（只要是人，怎能避免得了偶尔性的强迫呢），就会觉得天昏地暗，日月无光。只要临场出现恐惧紧张（只要是人，怎能避免得了恐惧紧张呢），就会觉得大事不妙而惊恐万分。好不容易建立起来的平静心被打破了，心理防线顿时崩溃了，高亢兴奋的心情一下子跌入了冰窟窿。

问：我是表情强迫症患者，明天要讲公开课，它对我非常重要，而我今天却非常恐惧。不是说，面临的事情越重要，越不恐惧吗？

答：你今天或现在还没有到进场的关键时刻。你当前最大的恐惧自然是担心明天会强迫，这跟上台之前的恐惧相同。

到了明天你进场了，面对非常重要的场合，一是担心被淘汰，二是害怕出现强迫给你丢脸。

根据恐惧的优先法则，比较下哪个更让你害怕。是失去面子可怕，还是被淘汰更可怕呢？

如果你觉得丢面子更重要，你就会退缩；如果你觉得被淘汰更可怕，你自然就会应对。

最后的结果，你反而很顺利——不强迫。

事实上强迫症患者没有不敢面对的场合，只是未到关键时。

问：假如在日常生活中，我进入一些非进不可却肯定会发生强迫的场合，我该怎么办？还有，我总是害怕自己今后无法面对工作和社会。

答：这是一个伪命题，就如妻子问丈夫："要是我和你妈同时掉入河里快要淹死，你会先救谁？"

人生本来无常，就是冒险，灾难天天都在发生，甚至随时都有可能发生！

有的强迫症患者担心强迫症会让他失业，会被老板骂，会让他遭受毁灭性打击；有的人担心"明天地球毁灭了怎么办呢""如果晚上有人爬进窗户杀了我怎么办""万一天上的飞机爆炸，掉下来砸到我怎么办""如果传染上艾滋病怎么办"……

假如这样的不幸真的要发生，你也无法预料，无法避免。所以只能听天由命，人生要么终止，要么还得继续！

反过来想想，总是这样担心与焦虑有用吗？该发生的还是要发生，不该发生的就不会发生！如果你总是这样想，或者任由焦虑蔓延，反而会使自己抑郁，会让负性情感更加活跃，会使本来不该发生的事发生，这就是怕什么来什么。

焦虑就会反焦虑，就会折腾，其本质就是逃避害怕的事情，这些都是人之常情。唯一的办法只有面对，如果不去尝试，又怎能知道结果呢？就如一盆冷水，唯一能够让你感觉不冷的办法，只有亲自把手伸到水中去，久了自然不会觉得冷！

对于种种逃避，强迫症患者需要逼自己一把。潜伏的心理阴影，不去体验和刺激，它永远沉浸在看似平静的水下，并且时不时给你致命一击。只有亲自体验和接受刺激，才能将此搅动和释放，也只有带着恐惧去面对，才能逐渐适应恐惧，而不是先消除恐惧再去面对！

就像游泳，不去水中一试，而是在河边晃来晃去，一辈子也学不会游泳。

问：我想问的是，我是不是先好好休整下，让自己千疮百孔的身心得到愈合，等我不再害怕，不再焦虑时，再去勇敢面对现实？

答：古人说："知耻而后勇。"意思是说，人一旦知道问题在哪，就会发愤图强，改过自新。

我可以叫醒沉睡的人，却叫不醒装睡的人。这些人之所以不愿醒来，是因为害怕睁开眼睛就会回到现实。

强迫症疗愈的理论再好，也必须经历实践才能终有所悟、破茧而出。如果不愿做出一点实际的尝试，只能画饼充饥罢了。这种人也只能在理论空想中苟延残喘，而别人都在现实生活里有滋有味地活着。

第三节 关于疗愈

问：我现在相信强迫症是治不好的，但是不治疗就不会相信。治疗的结果就是让自己知道了强迫症是治不好的，而是不治自愈的。

答：你这话容易被误解。正确的说法是：病态性强迫不是治好的，而是不治自愈的。对强迫的困扰（正是因为困扰，才导致恐惧、焦虑等系列心理、生理以及行为的异常——病态性强迫），这是一种病，是一种神经质类症。

是病就要治。成语"杯弓蛇影"的故事里，一个人因为在朋友家喝酒，误以为自己吞了一条活蛇，故而疑神疑鬼，后来卧床不起。他用尽了世间的药，病情还是没有好转，反而越治越重。最后，还是那个请他喝酒的朋友帮他打开了心结，原来不是蛇，是弓箭在杯子里的倒影——像一条蛇。

心病已除，此人慢慢恢复了健康。他虽然没有用药物治疗，但用的是心药。他确实患了病，只是不是世间的药可以治好的病，而是用语言这个心药治好的病。"秋水理论"就是心药。

问：假如用某种方法治疗强迫症的话，不是也能好吗？你说那是治标。可是如果在较长时间内不发生强迫，没有出现症状，不是减少了对大脑的条件刺激？不也可以转为正常人吗？譬如那些用药物治疗好的人不是也挺正常的吗？

答：你问的这个是争议已久的话题。究竟是强迫现象决定强迫恐惧，还是认知态度决定强迫恐惧？

这个问题的答案，关乎强迫疗愈的方向。用方法来治疗强迫，是当今多数人认同的主流思想或者治疗方向，但我觉得，这是一个误区或者障眼法。

生活中有许多具有强迫现象很多的人（如习惯性洁癖者），他们不难过，也不害怕，为什么呢？认知态度。

"秋水理论"采用逆向思维，颠覆了传统的强迫疗愈理念。

某些抑制强迫现象发生的方法之所以走俏，是因为它建立在"如果没有强迫现象，还会害怕强迫吗"这个命题上，而这个观点容易使人相信。

毫无疑问，如果一个人从来没有出现过强迫现象，怎么会害怕强迫呢？但是，作为一个有思维、有情感的人，怎能不会出现一些因恐惧、尴尬、惊慌、压力等因素导致的强迫现象呢？

既然人人都有可能产生强迫现象，为什么有的人（甚至包括强迫现象比我们多的人）不在意、不痛苦、不害怕，而只有我们害怕、在意、痛苦、纠结呢？你现在应该一目了然了吧？

问：我的疑惑就是，那些被治愈的人，可以说好了几年了，跟平常人一样。我认为他们是不痛苦的，我的意思是先用方法（包括药物）让强迫现象消失，从而消除对强迫的恐惧，这样可以疗愈吗？

答：要完全搞清这个问题，需要大量的调查、论证和分析，不是几句话就能解释的。你说的，在大多数人看来非常在理，这也说明强迫症是一个让人产生思维迷惑的心理疾病。

很多人认为强迫行为是一种习惯。当然，把这个习惯改好了，对强迫的恐惧自然就会淡化。

事实上，强迫行为属于反习惯，与传统意义上的习惯大相径庭，甚至完全相反。

要改变传统习惯，改变的意志力越大，症状就会控制得越好（如吸烟，只要控制，就能立即停止）；而对于"反习惯"来说，刚好相反，改变的意志力越大，症状就会变得越严重。

强迫行为究竟是一种什么行为？

不妨回顾一下，你在黑暗、无人的街道走路时，走路姿势十分自然，而当聚光灯突然照射到你的身上，你就会非常不自在，走路姿势也很别扭。

这说明什么？一个人如果受到超限刺激（非条件刺激或条件刺激）的干扰，本已自动化的习惯可能会遭到破坏，这个人就会暂时变得慌乱不堪。

其实，每个强迫症患者早已建立了自己的习惯，只不过这种自动化的习惯常常受到外部因素（非条件刺激或条件刺激）的干扰而暂时遭到破坏。

因此，强迫症患者要做的，并非重新建立所谓的"不强迫的习惯"，而是如何强化抗拒外部刺激的能力，捍卫早已建立的习惯。

"秋水理论"的实质就是帮助患者透视强迫症的真相。只有这样，患者才知道如何对待强迫，否则，别人说什么，你就学什么。你总是被动地接受别人提供的一些方法、技巧，而这些方法和技巧，虽然对别人有短暂的效果，但对你不一定奏效。

问：我是赤脸强迫症，一天到晚关注自己的脸红。为了正常上班，为了掩饰自己的脸红，我经常戴着太阳镜或口罩。请问这样做，是您说的"大迂回"和逃避吗？

答：戴太阳镜或口罩去面对现实生活和公众，看起来社交功能没有受到影响，但问题只会越来越严重。

正如丑媳妇见公婆，带着假面具去，虽然也是"面对"，但这和逃避有区别吗？

有一点必须肯定，能够戴着假面具去见公婆，从某种意义上来说，还是和逃离现场有一定的区别的。

但我们也必须看到，戴着假面具伪装掩饰，容易引起当事人的自责和纠结。虽然没有被发现，自己却总觉得不礼貌。何况，瞒得过今日，瞒不过明日，心里更加发虚，生怕伪装被揭穿，露出真面目。

假如丑媳妇不戴面具见公婆，本人确实受不了。

怎么办？勇敢面对，聪明迂回。先面对公婆再说，等公婆盯着你的脸看，你再用手或什么东西遮挡下"丑脸"。这样做，虽然也用了方法掩盖，但这是见机行事，不得已而为之的做法。

虽然也是逃，也逃得伟大，逃得光荣。

问：通过你的讲解，我懂了许多。我现在想问，我的强迫症状太多，能否教我一些避免出现症状的方法？

答：我建议你不要相信别人有什么更好的方法。其实，所谓的好方法就是适合自己的技巧。"秋水理论"不是教你某种技巧，而是教你创造技巧。只有掌握强迫症的全部原理，你才能出神入化地创造各种适合自己的方法和技巧。如果你只想求别人帮忙，找个好方法去练，说明你还没有掌握强迫症的原理，所以你才会一直停留在表面。

你不懂强迫症，就会被动地接受别人的指点，而别人的指点和一些所谓成功者的经验之谈，不一定符合你的情况。

只有自己真正掌握强迫症的全部原理，你才会心明眼亮，才会自己做主，才会创造方法和技巧，才会轻松自如。

所以从长远来看，了解强迫症的真相比盲目治疗强迫症更重要。

当然，就眼前来说，你有些困难，急于求成也是正常的心理。但事情都有轻重缓急之分，就看你是站在现在的角度，还是立于长远的角度去想。要定下心来，不要被浮云遮望眼。

问："秋水理论"要我们接受强迫症，就是让患者放下强迫症状不管，听之任之吗？

答：接受了"秋水理论"后，就能透视强迫症的真相，对强迫不再感到那么害怕，但这并不意味着解脱后对强迫症状听之任之。恰恰相反，我们应尽最大努力避免发生恶性强迫。因此，大家遇到强迫拐点时，一定要迂回绕过，绝不能蛮干。

尚未解脱的患者，带着沉重的思想包袱去对付强迫症，去避免发生强迫；解脱后的患者，带着一颗游戏心去避免强迫，轻装上阵面对强迫症。如果你去参加比赛，是思想轻装上阵容易获得好成绩，还是背着思想包袱容易获得好成绩？结果不言而喻。

所以，解脱后，对付强迫症将会事半功倍；而解脱前，将是竹篮打水——一场空。

问： "秋水理论"提倡放下强迫、放过强迫，却又要我们尽力防范强迫，这岂不矛盾？

答： 放下或放过强迫，是指在思想上放下战胜或消灭强迫症的心理负担和包袱，但在行动上又要高度提防强迫症，避免发生恶性强。所以，放下是指思想，重视是指行动。两者不仅不矛盾，反而构成互补关系。

因此，强迫症患者解脱后，就卸下了斗强迫的沉重思想包袱，轻装上阵，投入到生活和事业中，但这并非意味着要在日常生活中对强迫症放任自流，而是要在行动上小心防范。

患者可根据自己的实际情况，缺什么补什么，多参加社交活动。只要不像过去一样挖空心思地消灭强迫症，不再把治疗强迫症当作生活中重要的事情来做就行。

问： 强迫症患者解脱后，到底是一种怎么样的思想境界？

答： 下面是一名心理获得解脱的"迫友"写的总结：

我患强迫症有二十多年了，采用了各种方法治疗了十年之久。日复一日，年复一年，在他人的疑惑中，在心灵的失落中，度过了一天又一天。

每天上班（或社交活动）前都要提醒自己控制好强迫症，每次下班后都要回味当天发生过的一切。以至于强迫症比从前严重，心理障碍比以前翻了几番。

先前的藏着、掩着、自我折磨，到后来采用的手段，都是一个目的——消灭强迫症。而强迫症也真的是因为我的种种重视，强大到足以颠覆我的整个人生。

我有时想，如果我失忆了，醒来会不会不强迫呢？如果我经历了生与死，会不会顿悟呢？

直到去年，我生了场大病，当时我以为我把强迫症放下了，可病好了，一切照旧。那时，我才开始怀疑，我所认为的是不是出了错。

经过多次治疗，我已经不相信那些行为疗法和各种心理暗示疗法了，因为我接受负性暗示的能力远强于接受正性暗示的能力，所以我需要一种系统而又深入的、真正能够说服我的理论，无疑，"秋水理论"是最适合我的。

在系统学习了"秋水理论"后，我终于明白问题的症结所在。强迫不过是露出来的冰山一角，根源是极端自我、追求完美的强迫思维症。

不管我承认也好，不承认也好，我的确是一名强迫症患者。在我的心里，有着对错非常分明的标准，并且，我以这套标准来衡量一切事物与情感。我认为在一些日常交际场合出现害怕、紧张是不对的，所以我排斥它，企图改正它。殊不知，越想不紧张，就越紧张，就越不敢面对。在受到外界打击和嘲笑后，更加恨自己、恨紧张、恨强迫。我的强迫症也就是这样产生的。然后，我就自作聪明地想方设法去跟它干，当然只能是越干越糟。

世界上没有无缘无故的爱，也没有无缘无故的恨。一切情感冲动都是有原因的，情感冲动只是一个结果。对情感冲动不能压抑，更不能与之对抗。若是压抑、对抗了，只能使其呈几何级数增长。我能控制的只有行为，也必须去控制行为。

当我内心想要的与理性判断起冲突时，不要去责怪情绪的不正确，也不要试图从这种情绪中走出来，更不要改造这种情绪，只能顺着这种情绪，然后转移注意力，去做正确的事情。

这与对待孩子是一样的。如果孩子想要做某事，而那事是不对的。此时，如果你粗鲁地骂他、指责他，他肯定会大哭不止，甚至会产生逆反心理。但是如果你转移他的注意力，让他去做别的他感兴趣的事情，然后再耐心地同他讲道理，他多半还是会听的。我的内心就藏着一个任性的孩子，只能哄着、宠着，往正确的方向去引导，不能斥责、打骂他。

受到别人的指责、嘲笑、讥讽，加上自己的正常生活被影响，心里当然是难受的，这很正常，人人都如此。

此时，有两条路可走：

一是换个角度想想。别人为什么会这样做？强迫症为什么越来越影响我的生活？是否情有可原呢？是不是我自己一直都在往错误的方向走，所以错不在强迫症，而是我的思想？

二是觉得自己很生气，很受伤。这两种情感都没有错，认为它是错的，想要去改变它、压抑它，那才是错的，才是强迫症。

人的一生会遇到很多不公正和想不到的事情，如同在路上会遇到或大或小的障碍物一样。不要与障碍物较劲，绕开它，继续前行，因为它们是客观存在的，无法改变的。主观能做的就是保护自己不受伤害，或者尽量少受伤害。如果因为遇到障碍物不高兴了，没有关系，前方会有新的风景，它会让我很快忘记这一点。

明白了这些，还会再去压制、对抗紧张、恐惧、强迫预感或强迫冲动吗？当然不会，因为这些"果"，不过是先前种下的"因"的显现而已。

如果在强迫症形成的初期，我能够明白这些道理，对它听之任之，就什么事也没有了。可是现在前因已经结出了恶果，强迫反射早已枝繁叶茂，心理阴影也早已根深蒂固，我必须采取有效措施，从根部下手，使之慢慢枯萎。

这么多年来形成的心理问题盘根错节，强迫症已经成了我所有问题的"因"。我习惯于把所有的不如意都归结为是强迫症引起的，认为我只要把强迫症治好了，就什么都好了。我把注意力和希望全部都放在治好强迫症上，可如今才发现我的期望错了，如同一个人竭尽全力跑到终点，才发现方向跑反了。

强迫本身只是一个小问题，是我的重视和在意让它变得无比强大。即便真的不强迫了，又能怎么样呢？我想要的一切都能实现吗？当然不能。更何况，强迫症无法在我的期望中消除。

我只能告诉自己，我无法消灭强迫，在很长一段时间内，强迫还是会陪伴着我的。我想要的，我只能靠自己去争取，而且是带着强迫一起去争取。这个事实很残酷，也很残忍，它打破了我多年来自欺欺人的幻想，但同时，这也很真实。

人可以活在梦中，但是一旦醒来，就不能再假装入梦。秋水老师说，不治自愈，讲的就是无为而治，真正放下强迫，放下心中不切实际的念想。但并不是说，什么也不做，只坐等时机的转变，或者说，任由强迫症伴随自己的一生。我还有很多事情可以去做，比如切实选定自己的人生目标；积极主动地投入到生活中去；勇敢从容地面对各种场合；聪明机智地绕过强迫拐点；淡定坦然地面对各种失误与非议。

我不信天，也不信命，但我相信，付出总会有回报，即便不能马上得到回报，以后也会有回报。只要我真正投入地去做了，去生活了，强迫症能不离开我吗？即便不离开，也会成为我可有可无的一部分。

我的一个朋友说，真正的安全感不是找到一个安全的地方，也不是找到一个可靠的人，而是让自己的内心足够强大，强大到足以解决身边的一切问题。我觉得很对，心中无愧，何惧强迫症？

这很美好，可是好像很难，我的能力可能不够。其实并非如此，不要把自己想得太重要。我根本就没有那么多的观众，更没有人打着探照灯来关注我的一言一行。只要我能够投入地去做、去生活，出错、做不好又有什么关系呢？做事过程中的失误是能够被原谅的，其实惩罚远没有我心中恐惧的那么大。

人活着到底为了什么？人生只是一个过程，结局都是死亡。有些人毕生追求的，正是有些人与生俱来的，由此可见，最终能够达到什么程度、拥有什么，并不是人生最大的意义。人活着就是为了快乐、为了幸福。

我以前的一念之执，导致我步步维艰，被强迫症束缚得越来越紧。

当老师讲到不治自愈的时候，我是从内心排斥它的。因为如果接受了，就意味着我这么多年来所盼望的、所期待的一切都是错的。

人总是要怀着希望，才能甘心过着自己并不乐意的生活。尽管心中的期望十年来都未能成真，但我深信，总有一天它会变成现实的。可这一切的事实明明白白地被摆在我面前，被老师分析得清澈见底，让我不得不改变自己的固有思想！

我的工作是软件开发，可惜，我是高度近视，我不免为视力担忧。于是，我想转行去做业务培训，但唯一横在我面前的，就是在一些特定的交际场合就出现的表情强迫。于是，我到处求医。我一直深信，只要我把强迫这个问题解决了，我就可以转行去做业务培训，我就可以摆脱目前的生活了。

老师告诉我，这十年来，我所想的一切都是错的。强迫症不是我转行的障碍，真正阻碍我的，是我的纠缠心理、逃避心理和惰性心理。强迫症不过是因我的纠缠心理而结出来的一个丑陋的果子罢了。它是一个表象，而不是根源。

强迫症最初应该只是一个小雪球，后来被我越滚越大。我觉得冷，我想让雪球消失，可我不敢站在阳光下，因为我没有勇气面对每次被阳光融化淌下的水。我一直躲在冰冷的地方，期望着，有一种外力能够将雪球带走，这样，我就可以开开心心地站在阳光下了。

我应该彻底抛弃"等强迫症好了，我就可以……"这样的句式了。告诉自己，目前就只能这样了，不用再等了，也不能再等了。各种幻想都可以收起来了，各种场合不管我怕的、不想去的，都统统去面对。

谁规定言行举止一定要从容不迫、无懈可击？谁规定一进场非得要一鸣惊人？谁规定我不可以有不好的时候？谁规定别人给我的评价都要是好的，给我的都是笑脸？谁规定当我心里难受时，就一定是我错了或者是别人错了，一定要想办法去解决的？谁规定只有心里完全不紧张，才可以去见人，才可以去做自己想做的事情？

让自己站在阳光下吧，雪球融化时的水，终会被风干，一切终将过去。没有时间的限定，不知道是何时。如果真要有数字的话，一千次、一万次……只有当自己一次又一次地去面对场景，一次又一次地以自己的聪明化解，一次又一次地原谅自己的不完美，对康复不再心存时间上的期待，才可能实现。

其实不是太难的，不是吗？毕竟又没叫自己去允许恶性强。谁没有慌乱、紧张和尴尬的时候？更何况，在大多数情况下，还可以用我的聪明，迂回得不着痕迹。我不是单纯靠形象生活的，哪怕是做业务培训，根基也应该是业务知识，干嘛要对自己的举止有这么高的要求？正常人中，形象不佳的人多了。

其实，我是习惯于逃避，习惯于等待，心理上也比较脆弱、敏感。强迫症只不过是我的挡箭牌，恨了那么久，怪了那么久，才发现，那不过是我逃避的借口。

错失了十年，真的是追悔莫及啊！如果时光能够倒流，如果人生能够重来，那一切都将不一样了。好在也不算太晚，现在我已经找到了正确的方向。

以前，我真的非常固执，一直死抱着"如果我的强迫症好了，将会怎么样怎么样"的思想。我不接受现实，现实的生活当然有喜有悲，有认同有排斥。这些都不是强迫症造成的，而是现实，是人人都必须接受的事实。

我只是想按着心的方向去走，照着自己想的去做，到底能走多远，能做到什么都不重要。幸福是什么？快乐是什么？就是你心存期望，顺着自己心的方向去努力。顺着心的方向，不管是沉塘作泥，还是急流勇退，只要心能觉得快乐，就都是对的。如此简单，的确简单。如此还要再问强迫吗？那不过是一个执念。

之前的放不下、丢不开，是因为处在黑暗迷雾之中。如今看清了、放下了、丢开了，也不过如此，前方仍然会有新的烦恼出现。重要的是以什么样的心态去面对它，重要的是我的强迫症已经解决了，我不再纠结自己的强迫问题了，我终于可以放开手脚去大展宏图了。

感谢"秋水理论"，没有它，恐怕我一辈子都会纠结下去，强迫下去，痛苦下去。

问：老师，我想的东西比较多，好像也有思维强迫，怎么办？

答：很正常。强迫思维是每个人或多或少都有的心理现象，只是轻重不一而已。强迫症患者表面上只是强迫的问题，实质上是人生观、价值观、世界观以及思维出现了问题。在扭曲的心理下，表现出强迫、恐惧、疑心、焦虑、强迫等现象丝毫不奇怪。

强迫症的认知误区很多。大多数强迫症患者，甚至包括一些研究者，都把强迫行为归类为某种习惯。

世界上没有痛苦的习惯，强迫症那么痛苦，自然与习惯无缘。既然不是习惯，那么强迫症究竟是什么呢？

前面我们已经讲过，它是一种"反习惯"，一种和传统意义上的习惯截然相反的心理概念。

为什么我会这样归类？因为我发现，它们都是显意识（思想理性）压制潜意识（欲望或是情感产生的行为冲动），而显意识又无法控制住潜意识，反而让潜意识越压越重。这个结局，完全背离患者的初衷，于是他就会陷入下一轮的对抗和压制。

因为显意识相当于我们的思想理性，它的特性是明朗的，可以被操控的，而人的潜意识潜藏在内心深处，深不可测，难以掌控。所以，我把人的显意识和潜意识之间的争斗比喻为：君子（显意识）和小人（潜意识）之间的斗争，有时我也比喻为夫妻之间的争斗。

屡战屡败的"家庭斗争"教训告诉我：斗来斗去，受伤的还是我自己，真的伤不起啊！

强迫症的本质，是对自身症状的恐惧而引起的强迫。恐惧是一种心动或来自潜意识的心理冲动，患者总想压制心动，反而陷入压制与反压制、强迫与反强迫的恶性循环。

说到这里，你该明白怎样对待自己的强迫思维。因为你根本斗不过这些深藏不露的"小人"，受伤的只有你自己，而且毫无意义。

问：如此看来，对付强迫的方法的确不能治本，只有从源头上分析原因，才能解决当下问题。

答：只有了解强迫症的真相，搞清它的原理，才能对症下药，才能有的放矢，不再盲人摸象，不再人云亦云。

授之以鱼不如授之以渔。秋水疗法不是帮你治疗强迫，尽管我们创立了许多应付强迫症的有效办法，也曾使许多人成功地渡过了难关，但我们也不会推荐大家使用，因为这些所谓的方法和技巧只能奏一时之效，用一次算一次，以后还是问题不断。

秋水疗法的宗旨，是为患者打开心结，从心灵深处挖掘出强迫症的病根，吐故纳新，让患者获得思想和心灵的真正解放，在灵魂上脱胎换骨；秋水疗法不是给你一条鱼吃，而是教你打鱼的技术，让你自己去捕鱼；秋水疗法让你把强迫看得一清二楚，让你掌握强迫症的密码，无须再求人教你如何对待强迫，因为你就是管理强迫情绪的专家。

掌握了强迫症密码，你就会有登高望远、一览众山小的豪迈，你会对过去的所作所为感慨万千；你会觉得现在的"迫友"也和你过去一样，执迷不悟，坐井观天，夜郎自大。

掌握了强迫症密码，强迫问题将不攻自破。真相被还原后，虚伪和迷惑、雾霾和瘴气必将被驱散，阳光下，你将看到强迫背后的美丽。

正如有个解脱后的"迫友"在总结中写道：

都说人有两次重生。我的重生，就是接受了心灵的洗礼，重新面对未来！感谢我的心灵导师，不仅解开了我十多年的强迫心结，还重塑了我的思想、灵魂。

感谢强迫，让我看到了自己身上的许多缺点，让我深刻地体悟到了那些常见的生活道理，它让我看到了残缺背后的完美。如果没有强迫症，也许我不会有如此感悟；如果没有强迫症，也许我的成长会更傲慢。所以，当我忍受强迫症折磨的时候，我的精神世界却享受着春暖花开。如果强迫无法改变，我将设法看到它带来的美好。所以我不哀怨。

以前的岁月都无私地奉献给了强迫，从现在开始，我要珍惜每一天，开始全新的生活，寻找属于自己的一片蓝天白云！我相信我的人生因强迫而美好，因强迫而感动。

第二十九章　案例展示

第一节　强迫自我疗愈之路

来访者：我快挺不住了！谁能帮我走出强迫？

咨询师：强迫症的疗愈关键是，首先认识其原理，其次才是方法。换句话说，强迫症的疗愈应该遵循以下几点：

一是正确认识强迫症的产生、发展和久治不愈的因果关系；

二是仔细观察正常人的生活态度，尤其是处理烦恼之事或不如意之事的态度；

三是从别人身上找到反光点，反观到自己的问题，也就是说，通过观察学习正常人，以正常人为镜子，照见自己的思想问题。

正常人也有类似强迫的现象，他们是如何对待的？这个很重要，或许它会让你豁然大悟。

至于方法，就是建立在正确认知上的方法。换句话说，这个方法是你顺应自然规律之后才使用的方法。

如何管理强迫情绪？感情似水，治水和治心是一回事。

明白顺其自然不难，但为什么极少有人能做到顺其自然？

因为不具备正确的认知。

事实上，要做到顺其自然，必须具备正确的认知。正确的认知是走出强迫症的核心，顺其自然才能得到瓜熟蒂落的结果。

建立正确的认知才是重中之重，也是最棘手的科学难题。

中国古人的智慧足以帮助你走出强迫的迷宫，因为儒释道蕴涵着深刻的、拯救人类思想的文化。

第二节　如何才能接纳强迫

在心理咨询中，用得最多的词恐怕就是"接纳""允许"和"放下"。

接纳，即接受、允许、宽容；放下，即放下抵抗，服从当下。这一切都必须以认知高度为基础，没有高度，何谈放下和接纳？

下面是我与一位"资深"强迫症患者的电话咨询文字转述。

背景： 来访者（高中女教师，强迫15年）经过这次电话咨询后（之前来实地接受过几个小时的心理疏导），自称大彻大悟，从此放下了心理纠缠。

来访者： 前几天，医生跟我说手术很成功，我挺开心的，其实，应该说心情比之前好了。可是，有一天晚上，我卧床休息，看手机，正好看到多年前因抑郁症自杀的某明星的消息。当时心情也没什么波澜，后来不知怎么回事，脑子鬼使神差地把这个消息与我的病联想起来，老是浮现这位明星的样子，并且挥之不去。我开始注意它了，然后敏锐起来。我就用以往的方法跟自己说："让它来吧！"但这时却不太有效，于是我就开始害怕、慌乱，接受不了这个念头，因为担心它又粘着我不走了。

这个东西一出来，我就知道它是强迫发作的征兆了，因为每次都是这样。一旦我注意到这个东西，我就知道情况不妙，可能又跨不过去了，但是我还没有完全丧失信心。因为之前半年多我都挺好的了，所以我还有点信心安慰自己：不要怕！不要慌乱！没事的！慢慢就会过去！用以前的那个方法搞定它！

但当我的恐惧越来越强烈时，我发现自己有点支撑不住了，那种被它粘着的熟悉的感觉——强迫引起的思维绞杀，又重现了。

我就想，即使这样，我也不要怕，这两天我就看看老师的《口吃原理与康复》，就听老师的语音，就这样叫自己别怕，让自己走出来。所以，这两天我就一直看您的书，听语音，想消灭这种念头，特别渴望自己不要注意它。但是我发现，我越叫自己不要注意它，对它就越敏感。我看了老师的书，学习了"秋水理论"，但我看得很痛苦，因为您的这本书针对的几乎都是口吃问题，所以我又看不下去，我就去听您的讲课语音。但我无法将您的讲课和我的问题结合起来，因为您讲的几乎都是口吃，我觉得和我的问题还是有区别的。后来，我看到了您写的"允许"二字，和"只有允许它的存在，才能真正走出来"这句话，一下子让我看到了希望。

所有强迫症的道理我都知道，但我老是关注它，害怕它，就是不允许它的出现。因为那念头来了之后，就赖着不走，所以我就害怕了。

我就是不允许它，要是我能允许它，那天晚上应该就过去了。我就是接受不了它，怕它再来，所以我才会对它敏感，才会对它产生那种念念不忘的"情愫"。我脑子里是很清楚的，我就是因为不允许了，所以我就想在您的书中找到怎么才能允许它的途径。我也知道，只有允许它了，我才能获得解脱，并且知道，只有无条件地允许它，才是我唯一的出路。

我之前正是因为允许它，它才走的，所以我现在拼命让自己允许它。可能有点强迫吧，我想了很多法子，就是它来了，看自己能不能允许它，接纳它。

还有，就在它出来的同时，我会通过看电视、打扫卫生之类的方式转移对它的关注。通过学习您的书中讲解认知有关的章节，我翻来覆去地想，我到底怕什么？我到底允许什么？我想到了，我怕它给我带来的后果，怕它出来后像以往一样折磨我，所以我就对它念念不忘。后来我又想，它的后果这么严重，我怎么能做到允许呢？于是我又为自己找到了不允许它出现的合理性。

以前，想起这位明星之后我不也是正常学习、正常工作、正常生活吗？我不是不怕它吗？这次我为什么又怕呢？

为了让自己不怕，我又想建立新的认知。我的不允许造成了我的恐慌，我还是学着以前一样，让它们来。

这次我对这位明星是有点美化了，想着它们没那么可怕了。后来，我就想，它来的时候就让它来，就像现在，我看电视，本来也不怕它出来，因为现在我也没学习，所以这两天，我也不知道我用的方法对不对，请老师给予指导。

咨询师：嗯，你继续说下去。

来访者：我现在也没去跑步，我在做颈椎康复，躺在家里面，又不能坐，只能进行简单的运动，所以我这两天就老烦这个，因为它一出来，我就念念不忘，怕它粘住我不放。之后，又总怕自己去注意它。所以现在每天早上一醒，就烦它还在不在。

咨询师：嗯，它有没有对你造成实际的破坏？

来访者：它倒是没有给我造成实际的伤害，我现在就是想赶走它。

咨询师：嗯，你觉得它烦你，让你无法集中注意力思考问题、工作和生活，是吗？

来访者：嗯，就是这样的。我现在看电视也好，做什么也好，它还是对我没什么影响的。但这个苗头出来了，我就想把它遏制住，因为我怕它粘住我不走。

咨询师：你要明白，它像黄河一样，越堵越厉害。你要明白，这个"它"或想法的出现，一定有它的理由。它不是从石头缝里蹦出来的，而是合乎天道，合乎自然的。它只是一个结果，背后一定有它的原因。既然如此，就要找到它的原因，而不是盯着"它"的果。

就如孩子在哭，肯定有原因，哭闹只是某种原因的结果。你不让他哭，想把他捂死，你就犯罪了。你只能安慰他或者不理他，比如黄河在咆哮，黄河在汹涌澎湃，我们没有办法阻止，因为它是天上来的水，从西部高原流下来的水，它裹挟着巨大的势能，它有很足的底气。我们怎么能叫它不咆哮呢？

其实，黄河咆哮就是想叫那些挡道的人和物赶快离开，不然它就冲垮你的围追堵截，冲垮你的庄稼、农田、房屋。

就像天要下雨，总是以闪电、响雷、刮风等方式，多管齐下地告诉人们：要下雨了，你们赶快走吧。

如果你不听劝告，想跟大自然搏一搏，吃亏的肯定是你！

当你的主观思想与自然规律发生冲突的时候，你总是一意孤行地想修改自然规律，而不是改变自己的主观思想。

人到中年就开始衰老，不管你有多么伟大或者渺小，终有一死，这是人世间最大的公平。所以人的衰老不以人的意志为转移。而你总与天斗，想战胜天力，想改变自然结果。你想想，你种下那么多病因，埋下了那么多负面记忆，它们最终就会像火山一样爆发啊！可你不允许它爆发，想凭借自己的力量一次次把它压住。你暂时得逞了，你因此自鸣得意，以为自己真的战胜了自然。

人最大的悲哀，不是吃亏和失败，而是不知天高地厚，不知自己几斤几两，更不知天外有天、人外有人。

就如吴承恩笔下的孙悟空，一个跟头翻十万八千里，认为自己天下无敌，不知自己翻来翻去，永远翻不过如来佛的五指山。

你不知道，"它"被你压得越多，能量就越大。你压得过今天，压不过明天，总有一天，"它"会冲破你压的力量，给你带来灾难性的后果。

四千多年前，大禹的父亲鲧，为了不让黄河泛滥成灾，把黄河拦腰堵截，虽然被堵的黄河表面上风平浪静，但它积蓄能量，暗藏杀机，时刻都想冲垮大坝，冲垮抵挡它的任何力量，给人带来灭顶之灾。

来访者：但是那天晚上我发现"它"出来后，就开始恐慌起来了。

咨询师：恐慌是好事啊！这好比孩子出水痘，身上出红疹、发热，家长们都很担心。其实这是好事。

当你知道出水痘能把体内的毒气排出来，你就不会恐慌了。反之，你认为发热不是好事，就不会允许孩子出水痘，孩子身上的毒气就无法排出来。就像高压锅，你想把饭煮熟，就要允许它冒气，否则就会爆炸。

来访者：但我就是接受不了自己的症状，接受不了这个现实啊！

咨询师："朝闻道夕可死"，为什么我们自己拉的大便会接受，而别人拉的大便却感觉很恶心？因为吃了饭，自然就会排便，这是谁也改变不了的自然规律。

种因得果，天经地义。是自己的排泄物，你才会欣然接受，而别人的排泄物（果），不是我种的因，我当然不愿接受。

不管是自己的还是别人的排泄物，都是又脏又臭的，关键要明因识果，才会心悦诚服地接受因果，接受现实。

因此，你要明因，才会欣然地接受果，而不会抱怨："那个强迫念头大半年都不来了，这个时候它又出来骚扰我，真烦人啊！"

你不明白，"它"出来自有它的道理。你的心态之所以不好，可能是你太抠了。你就应该让"它"大大方方地出来，迟来不如早来嘛。就像冬天的蛇，迟早会醒来的。你不能让"它"老冬眠吧，你一定要让"它"醒来，并且允许"它"张牙舞爪，允许它想咬你。因为蛇的天性就是如此。

虽然这样，但我们绝不允许被蛇咬伤。正如我们允许黄河咆哮，但绝不允许黄河破坏我的家园，伤害人类的生命。允许黄河咆哮，允许黄河东流，是顺应天道；不允许黄河泛滥成灾，危害人类，是行人道。

顺天道，就是要允许"它"出来，因为你是没办法遏制的；行人道，就是保护自己。如果只为了顺天道而不行人道，比如你让黄河放任自流，它可能会泛滥成灾，破坏人的利益。如果连自己的利益都保护不了，我们为何还要顺天道？顺天道不就是为了更好地保护人道吗？

人最初的目的，都是为了保护自己的利益，这是很自然的。大禹的父亲鲧堵黄河，也是为了保护人类的家园，他的出发点是好的，但我们不能鼠目寸光，贪图眼前的利益。

吃一堑长一智。鲧治理黄河失败的教训，让他的儿子大禹明白：如果先放过黄河，让它东流去，黄河就不会损害人类。

生活也是如此。如果懂得先尊重一下别人，得到的是不是更多？人都希望从别人身上得到一些东西，只要先给别人一点东西，你才能得到更多的东西。你说，是先索取重要，还是先舍更重要呢？

来访者：当然先舍更重要，有舍才有得嘛。

咨询师：对啊，你只要先舍一点点，就会得到更多。你看刘邦，文武不具，沛县无赖，舍出一点钱财和豁达，却得到了萧何、韩信和大汉的天下；刘备舍出几滴眼泪和自尊，换来了关羽、张飞和诸葛孔明的生死相随。

没有高瞻远瞩的智慧，没有人愿意把身上的肉割舍出去。这或许就是大智若愚吧。

来访者：老师，这些我都知道，但我无法允许不好的东西在我身上出现。如果要我允许"它"伤害我，我做十几年都做不到啊。

咨询师：这是因为你不明白心理规律，缺乏智慧。为什么你不怕自己百年之后会死？因为你知道人终有一死，所以断了追求长生不老的心，接受了这个不可改变的自然规律。

为什么古人不死心？因为古人迷信世上有神仙，人可以成仙，可以长生不老，所以很多古人炼仙丹，翻山越岭、漂洋过海寻神仙。

我们都知道，女人生孩子要经历撕心裂肺般的痛苦，因为新的生命诞生，就必须付出代价。正如你的病也不会自动好一样，肯定要经过一番巨大的伤痛。这个你不允许，也只能允许啊。

来访者：我原来那个"允许"，是假允许吧？

咨询师：是啊！它对你微笑，你就允许，你就高兴、宽容。它对你发怒，你就不允许，不宽容。这叫真允许吗？

1988年，我从上海接受了张景晖疗法回来后，也常常会有强迫意向或强迫思维，但我允许它。虽然我极不情愿发生强迫，但不幸发生了，我都能原谅它。这就是真允许。

当然，允许并非叫你还没有发生后果之前就允许，就如开车，"只要不被撞死，我允许发生轻微的交通事故"，这简直是胡闹。人的本能是趋利避害，没到关键时，谁会允许坏的结果发生？

我开车时，绝不允许自己发生交通事故，哪怕轻微的，也绝不允许！所以我小心翼翼驾驶。如果万一发生了事故，我绝对允许。因为发生了的就是历史。我能改变历史吗？只有尊重历史，才能接受现实。

如果万一死了呢？死了就闭上眼睛，自然就"允许"了。如果我大难没死，我一定会让医生救治。

因为以前开车出过交通事故，现在我只要开车就会感到害怕，这本是有因有果的合理现象，不以人的意志为转移的自然规律。可是你偏不允许这个属于客观规律的害怕，你想拒绝它，这就糟糕了！结果必然是，越来越害怕，怕到根本开不了车。

如果有人跟你说："你记得江西有个秋水老师吗？"

正常的情况是，只要别人提到江西有个研究口吃和强迫的老师，你肯定就会想到我。如果你想："不，千万不要提到他，一想起他，我就会想起自己的强迫。"这不是掩耳盗铃吗？

你那个"它"就像埋在土壤中的种子，平时安安静静，一旦遇到适宜的条件，就会蠢蠢欲动，从你的潜意识层蹦出来，你就能感觉到它了。

你要知道，任何不好的东西，别看它开始不伤人，那是因为还没有具足条件。就像冬眠的蛇，看起来懒洋洋的，善良可爱，对人没有构成威胁，所以你能允许它的存在，甚至像"农夫和蛇"的故事一样，把蛇抱在怀里。一旦它醒了，就会咬人。

你怕咬到自己，就不允许它的存在，想方设法赶走或弄死它。就像叶公好龙，嘴里天天念着喜欢龙，想念龙。

天上的龙为之感动，就下来让叶公见见，以满足他的心愿。谁知，等真龙出现在他面前时，叶公却吓得不敢见面，躲藏了起来。

其实，他并非真的喜欢龙，只是说说而已。

就像你，虽然你曾经允许过"它"的存在，但也只是口头上的，并非真正允许啊。

什么是真正允许？知道了它的过去，了解它的现在和将来，你就会尊重它的过去，接受它的现在，防止它的未来。

具体来说，它出现后，我接受它，因为我知道有其果必有其因，但并不意味着，我会任由它胡作非为。就像冬眠醒来的蛇，我可以接受它，保护它，但我绝不允许被它伤害。

所以，我问你有没有遭受"它"实际的破坏，你说没有，它只是让你有点不爽，这个是正常的。就像火山爆发，它在你的潜意识里面窝得难受，所以现在跑出来了，出了口恶气，然后它就舒坦了。而你却不明白，想永远把它锁进潘多拉盒子，不让它出去。因为你觉得它迟早是一个祸害。你这样做，就不是允许。

因此，我建议你，你一定要允许它出来。出来以后呢，你要有思想准备，允许它张牙舞爪，但绝不让它伤害到自己。

怎么才是没有伤害到自己？没有实际的破坏就可以。

来访者：有破坏啊，它让我成天到晚地想它，揪心啊！

咨询师：所以，你要转移注意力。一方面，要允许它存在；另一方面，不要被它牵着鼻子走。它的出现没有错，它就是一条毒蛇，它想咬人，这是它的本性，不要怪它，尽管做好自己的事。

就像小孩子哭闹有错吗？你只要不被它影响到自己的工作和生活就行。为此，你可以一边哄着它，一边做自己的事情（以此转移注意力），但绝不能打压它。

来访者：但我做自己的事做不进去呀！

咨询师：你只有硬着头皮做。如果它真的搅得你做不了事情，你可以转移注意力。

转移注意力的方式很多：干活、唱歌、玩游戏、看电视、打电话、运动、游泳，等等，尤其游泳时，你会全神贯注，否则容易呛水。

总而言之，当它出来的时候，当它折磨你的时候，当它变得无法控制的时候，赶快转移注意力，或吃药、或喝酒，但千万不要打压它。

来访者：我懂，我现在用以前的方法。

咨询师：任何方法都只是解燃眉之急，只有正确的思想才能拯救自己，但拥有正确思想的前提是必须懂得真正的道理。

你知道孩子哭闹是无罪的，所以不会打它，何况打压解决不了问题，懂了道理之后，方法自然而然就出来了。

比如黄河东流乃天道，我不能堵它，道理我已经知道，人力不可能堵住天道。既然如此，怎么办呢？只能放它出来。人的本能是趋利避害，看到滚滚而下的黄河，逃生的方法也就出现了。

天下的孩子都会哭闹属于天道，你明白这个道理，就不会再打压，但又不能让孩子的哭闹影响了大家的休息，只有想办法解决。这个方法不用我教你了，你自己知道。

然而鲧就不知道，他试图用人力去堵天道，结果把黄河堵得泛滥成灾。而大禹明白，黄河入海乃天道，只能让道，但黄河东流，容易放任自流，乃至泛滥变成灾难。这可不行！

大禹的使命是保护老百姓的利益。所以他就带领大家，开挖沟渠，沿着两岸修筑大坝，让黄河安全入海。

修建黄河大堤是人该做的事。这个方法是根据天道制定出来的，也就是说，方法建立在道理的基础之上。

总之，你不要问我用什么方法好，具体的方法要根据具体的情况。就如你在街上行走，或直行、或迂回、或停歇，采用哪种方法，要根据实际路况决定。

来访者：我的意思是，我原来那个允许是假允许吗？

咨询师：允许不允许，不要去纠结。真正的允许，不是叫你允许它对你的破坏，而是允许它的存在。就像我允许毒蛇醒来，但我不允许它咬伤我。

来访者：那老师，因为这段时间想"它"想得太多了，所以突然脑子里面又敏感了一下：哎呀，万一要是在下周复诊的时候，它又出来，那怎么办？这个时候，我就跟自己说："让它出来呗。"对吗？

咨询师：这是对未来的焦虑，谁也保证不了自己或别人将来会怎么样。你要做好思想准备，它迟早要出来的。

人活百年都会死。假如你因此感到焦虑，哪有办法消除啊！每个人都有焦虑，都有害怕的时候和害怕的东西，我们都要允许和接纳。

来访者：这个我知道，我有这个担心也是枉然，我只是害怕到时候"它"又出来了。

咨询师：既然没有办法预防它出来，那只有迎接它的到来。它想来就来，无须征求你的同意。

来访者：嗯，迎接它。

咨询师：你只有带着宽容去迎接它，但千万要小心，不要让它影响你的工作和生活。

来访者：嗯，是的。那它来了就不影响我啊。

咨询师：人的本能是趋利避害。灾难来临，你就赶快逃。大道至简，方法真的很简单。其实，"它"每一次出来，都会释放能量，等它的能量释放完了，就像一座没有能量的死火山，以后你就不再怕它了。

第三节　强迫思维咨询记录

来访者：老师，您好，我在网上了解了您。我有强迫思维十七年了，可以找您咨询吗？

我看了很多书，了解了很多理论，也懂很多道理，但还是一直在强迫思维里。我也知道要接纳，要放下，我的病才会好，但我就是做不到接纳和放下。

我以前都是关注症状，不停想办法克服，这样循环着。我每天都非常害怕，非常痛苦，希望得到老师的帮助。

咨询师：你可以预约。

经过90分钟的网络电话咨询，效果让对方满意。

来访者提出两点：

1.我也知道只有放下，我才会好起来，可我就是做不到放下。

2.我每天都感到非常恐惧和痛苦。

语音咨询中，咨询师从强迫症的两个认知展开论述。

1.其实来访者的病就是难以放下，因而总是情不自禁地穷思竭虑。咨询师从问题的因果关系下手，告诉对方，他现在的症状都是曾经种下的因导致的。

解决问题根源，一定要明因识果。也就是说，知道自己种下了因，才会接受现在的果。之所以不接受现在的果，是因为他不认可自己曾经种下了因。就如一个人，自己的大便会欣然处理，别人的大便就难以接受——不愿意去处理。

为什么他看不到自己种下的因？

例如，他当初把正常的现象（比如某些杂念）看成不正常的，继而加以排斥或打压。把正常现象当成异常，这就违背了自然规律——种下了恶因，必然会受到客观规律的惩罚——恶果显现（比如强迫观念）。

为了让他明白释家的因果思想，我就用儒家思想去诠释。比如，儒家说："世事洞明皆学问，人情练达即文章。"我让他观察周围，看看别人对待同样问题的态度，再反观自己，就找到了差距和问题根源。

还有，他过后总是伤心自责，怪自己没有自控能力，怪自己没有用，评价、讨论、回味、总结……发生强迫之前，他总是未雨绸缪，防患于未然，他自作聪明地去堵截，认为这样做就会避免强迫症的发生。他不知道自己不仅在做无用功，反而让自己强迫症的记忆得到强化，强迫预感更加强烈。

接着咨询师跟他讲了道家无为的思想，主要讲述大禹治水的哲理。

2.咨询师讲述了恐惧的性质：欲望决定恐惧，认知决定恐惧。

消除恐惧，就是淡化不切实际的欲望或者透彻认识恐惧对象的实质。

来访者：听了您的话，觉得内心真的放下了，虽然还有症状，内心却没了内抗，也无惧症状了，一切发生都是必然。强迫症真是个奇怪的东西，现在走出来就是走出了，你想进去也进不去。

咨询师：心理治疗成功，其实就是打开了眼睛——豁然开悟，你看到了眼前和未来的路，自然不会再陷进去。陷进去的人，都是眼睛迷茫，看不见路。

来访者：对。强迫症难走出来，就是在错误的路上。看得再清也是错。自己认为对的，原来全是错的。

咨询师：是的。就像屋里的小鸟，透过窗户玻璃看到外面就是真实的世界，以为穿过无形的玻璃墙就可以获得自由，结果它死撞南墙不回头。

人的眼睛有时候真的会骗自己。

来访者：您说我以前懂的道理大都是错的，面对症状，我只能接纳吗？

咨询师：不对！接纳只是结果，关键是剖析问题的根本原因，而不是讲什么大道理。

来访者：症状是正常的，我把它当成不正常的，结下错误的果，才去想解决它，现在的果是以前种下的因导致的。明白这里，所以我要欣然接受。

咨询师：你以前一直在违背因果关系。你为何接受不了现在的果，就是因为你不明白因是什么。

来访者：知道一切都是因果必然，也就没有什么接纳不接纳，顺其自然，我在这几个字里苦苦挣扎了十几年。

咨询师：人以前都会追求长生不老，寻找仙丹妙药，因为不懂科学。现在之所以放下了对生死的执念，是因为我们相信科学。你已经真的明白了，领悟了强迫思维的本质，看清了它的真相，它就什么都不是了。

来访者：是的，不知因果必然，是看不明白的。像人终究会死，这是因果必然。现在真正领悟到一切发生了都是合理的、必然的，再也不值得纠结了。还真应了孔子说的话："朝闻道夕可死。"

咨询师：恭喜你，终于走出了强迫思维的怪圈。虽然强迫症是科学难题，以前是我们认识不足，所以才会死撞南墙不回头。如今识破强迫症的真面目，它就无处藏身，强迫症不好才怪呢！

来访者：您是我见过对强迫思维解释最透彻的人。17年强迫思维，心在滴血，如今终于解脱了。我过段时间去江西看望您。

咨询师：不必客气。

来访者：虽然我的强迫症好了，但性格方面还是要修整，变得有弹性，不会就是黑白，还有多种可能。

咨询师：对的。洪水过后，灾难虽然已过去，但满目疮痍的景象，还需要我们重建家园，强迫症也是如此。强迫症的症状还会在一定时期内存在，就如火山一样，够你难受的，要有思想准备。不经过九九严寒，强迫症是不会康复的。

来访者：我最初是疑病开始的，个性特别敏感，追求完美。强迫症太难走出了。现在强迫症好了，别的问题也好调整。

在患强迫症的日子里，一切调整都是无力的。以前看不清本质，总是想改变自己，挑战潜意识和自己情感层面的东西，真是自找苦吃。

现在才知道一切症状都是正常的，你把它当成不正常的，结下错误果，才去想解决它。现在的果其实就是以前种下的因，你不接受它，它又会结果，如此恶性循环。这就是强迫症患者的愚痴。

第四节 穷思竭虑如何自救

来访者：我经常穷思竭虑，怎么办？

咨询师：穷思竭虑的根源是思维陷入了误区，其表现是意识和潜意识之间无休止地发生冲突导致的恐惧、焦虑和痛苦。你自以为能够控制自己的情绪，却不知，正是因为这种想法把自己推下了万劫不复的地狱。

你当初发觉或者被人提醒自己存在一些主观或客观上的所谓异常现象：客观方面，是指一些看得见、摸得着的客观物质，比如发现自己的笔记本液晶屏上有很多灰尘；主观方面，是指那些看不见、摸不着的主观意识层面的东西，比如，萌发某个离奇的杂念。

当你觉得这种异常现象不符合你的普世价值观，你难以接受，为防止其蔓延或者防患于未然，你就会对它进行打压，而结果却是越压制越厉害。当然，越发让你难以忍受。

接着，你就会更用力地进行打压，结果必然是打压力度越大反弹力越大，接着异常现象滚滚而来。

按常理，越努力结果会越好，但你的努力却让你的问题越来越重，这让你感到迷惑和恐惧。

这太不符合常理，实在难以接受！于是你念念不忘，纠结、痛苦、刻骨铭心，心里落下了阴影。这就是强迫症的种子。

种下了强迫症的"因"，遇到适宜的"条件"，再加上错误认知，"种子"就会发芽、开花、结果和重新播种。

此时，你会怎么办？是罢手退缩，还是勇往直前？

如果退缩，意味着前功尽弃，还要受其窝囊气：这点小事都摆它不平，今后我还能干什么大事！不！长痛不如短痛，继续自我打气和加油。

"只有想不到的，没有做不到的！我耶！勇往直前！"

你不断寻找攻克它的方法，可谓千方百计、穷思竭虑，到头来却还是竹篮打水——一场空。

真是惨不忍睹啊！明知山有虎，偏向虎山行。明知眼前就是悬崖绝壁，进一步就会粉身碎骨，但"我自岿然不回头！因为好马不吃回头草，我就要死撞南墙不回头"。

这时，我要恭喜你啊！当初所谓的异常现象，具有一过性特点，可现在，你的异常现象已今非昔比。经过你的精心培育，它具有病态性、持久性和必然性的特点。现在的症状更让你烦躁不安，让你胆战心惊，让你日思夜想，让你无心工作，让你的生活黯然无光，让你对前途感到渺茫，让你对未来失去希望，它让你痛不欲生。这就是可怕的强迫症。

你现在的问题不单是穷思竭虑，更有对它的恐惧和焦虑，以及对恐惧的恐惧，对焦虑的焦虑，对恐惧的焦虑，对焦虑的恐惧，重重叠叠的心理症状。

路在何方？从表面现象入手，顺藤摸瓜，找到它的根部。你会发现，原来你的病根，是因为你总把一些正常当成不正常现象（所谓的异常，其实都是正常现象）来打压。

换句话说，当客观规律和你的主观愿望发生冲突时，你总是企图消除客观规律，而不是改变自己的主观愿望。这样做，当然会被自然规律无情地惩罚。

或许你会说："我现在的症状可不是以前的正常性现象，而是病态性现象啊！"

是啊，你现在的症状的确不是当初的常态性现象，而是改头换面、穷凶极恶的病态性问题。但我想提醒你：虽然它面部狰狞可怕，也是合理化的结果，是你一步步培养来的"孩子"，同样属于正常合法的现象。你不想要，也得要。也就是说，你每次往死里打压的都是合理化的正常现象。

正确的态度是，对不良后果能改善就改善。如果尽力了还是改善不了，只有接受！只有正面接受，反不受其害。这就是古人说的"正受不受"。

万物都受因果关系控制，有果必有因。服从因果关系，顺应客观规律。你的病因就是对抗客观规律！

当主观态度与客观规律发生冲突的时候，该修正的是主观愿望，而不是客观规律！

你一定要了解自己问题的来龙去脉，彻底了解它是怎么形成、发展恶化的。带着正确认知，深刻反省和剖析僵化了的思想。做到这些，你会发自内心地释然和放下！从这一刻起，你真正迈上了康复轨道。

以前你是以"放下"作为强迫症疗愈的主攻方法和手段，因此会走走停停，回顾张望，来检查自己使用方法后的成效，常常评价自己的症状是好还是差。

其实，你的思想还是被你的强迫症的心结和由此衍生的各种症状牢牢地牵制。如果你的心结打开了，正确的思想会引领你义无反顾地投入生活，回归正常人的队伍。

第五节 如何控制胡思乱想

来访者：有时候脑袋总是会胡思乱想，想一些产生不了意义的事，我总是心里狠狠地说不要想了，但就是控制不了。比如我早上应该想今天要做什么事，但脑子会跑偏，比如有些事想起来会悲伤，不应该去想，但还是会不由自主地想。

请问：要怎么控制自己的思考，让自己只想某些重要的事？

咨询师：你能从正面阻止万马奔腾吗？螳臂当车，自取灭亡。能做的只有从两翼夹击，规范马跑的方向。这好比人的感情或想法，不能正面压制，只有从侧面管控使之不走偏。也就是说，人不能控制情感，只能控制由此导致的行为。

问题是人做不到不去控制自己的想法。习惯用右手拿筷子吃饭，如何才能改变这个习惯呢？

不要去改变，只需建立一个新习惯：用左手吃饭。你的老习惯自然会退去。

如果叫你忘了一幅八马奔腾图，恐怕死也忘不了，甚至画中的马儿愈加栩栩如生。但叫你改做别的，很快就会忘记它。

人需要学习，更需要忘记。海量信息迎面扑来，如果不去筛选和忘记，统统记在脑子里，脑子会被挤破。

每个人都有一些不愿意提起的伤心事，事业、爱情、家庭、婚姻、育儿、养老、健康、失眠和社会关系等问题弥漫在心际，挥之不去。过去的伤痛、当下的烦恼、未来的焦虑全都交织在一起。就像一张蛛网挂在窗口，只要扯一扯，就会抖三抖，牵一发而动全身。越想摆脱它，越会把你牢牢缠住。

能让一盆水不动，最好的方法就是不用方法，去做别的事情。过不了多久，你会发现盆里的水自然就会平静下来。

遇到挥之不去的某种想法，究竟是蛮干还是绕过？如果选择蛮干，你有过一次斗争胜利的记录吗？

要知道，敌人因为你进攻而强大，就如黄河水一样，越是对抗，水浪越高。

如果你迂回绕过它，不跟它一般见识，你绕过去了，就达到了自己的目的。一次次这样，这个敌人（杂念）就觉得自己没有存在的意义，就会知趣地离开，不再堵你的道，不再让你心烦。

而我们总以为，总是迂回绕过它，这个杂念不就永远在那吗？

要知道，杂念不是客观的。如果是客观、静止的物质，你不去搬它，它不会自动离开。杂念是主观的，时有时无的。既然如此，我们就不能用客观的东西去对付，而应该实际情况实际处理。

处理生活中的一些事情，我们一定要学会尊重自然，不要人为地添乱。但哪些事需要人为干预，哪些事不需掺和，需要拿捏好。

第六节　怎样转移注意力

来访者：我是多年强迫思维症患者，目前可以做到在侵入式思维发生时不去想它，但是长年的强迫使我对很多兴趣爱好失去了热情。除了工作时可以将注意力转移到工作上外，空闲时间完全手足无措，注意力无处安放。当我无视这个强迫思维，下一个强迫思维又会马上到来。我想知道有什么方法可以改善这种情况？

咨询师：为什么你会控制不住去想某些问题，并且一个接一个地想？因为你有强迫症的种子。种子埋在你的潜意识或记忆中，平时看起来很安静，但它在特定的场合、特定的时间，比如工作之余，会以条件反射的方式冒出来，让你防不胜防。

强迫症的种子或记忆，一旦溜出来后，必然会引起你的注意（表意识）。经验告诉你，这必然又是一个没完没了的纠结——让你痛苦不堪的强迫思维。怎么办？

人会坐以待毙吗？当然不会。你不会眼睁睁看着自己被伤害，肯定会奋起反击，拼命去阻击这个想法（强迫），而来自潜意识的一些原始想法也因为你的抗拒而变得更加疯狂（反强迫）。于是你必须继续发力去堵截一个个冒出来的新想法——推波助澜，火上浇油。

最后的结果，不说你也知道，要么发生强迫行为——惨不忍睹，伤痕累累；要么逃避，一走了之——虽然暂时保全了自己，但事后你会更加自责，更加纠结，这意味着你的强迫更严重了，强迫症的种子进一步得到强化。

强迫思维怎么处理？

首先要正确认识强迫思维的原理和真相。就像大禹治水，首先要了解黄河活动规律。

人都有趋利避害的本能，都会想到眼前的利益。大禹的父亲鲧的治水方案，是当时绝大多数人认为对的想法。但这个想法和那样去做，虽然会取得立竿见影的效果，比如你想用什么转移注意力的方法，所有的强迫症患者都用过，而且都在努力寻找这样的方法，但结果呢？短暂平静后，问题依旧，甚至被暂时堵截的强迫情绪（就如黄河），一旦找到突破的机会，就会以更加疯狂的力量去伤害你。

人类的悲哀，就在于总是行螳臂当车、不自量力、不讲策略的愚蠢之举。

要知道，人的理性（人力）怎么能堵得住滚滚而下的黄河天力呢？

治心之道，犹如治水之道。强迫思维来临时如滔滔黄河，汹涌澎湃，然而它是从天而降，从潜意识深处奔泻而出，无法阻拦。只有从保护自身利益出发做力所能及的事情，因为洪水无情，会泛滥成灾。面临强迫思维，如果任其发展，恣意妄为，就会发生强迫行为，伤害患者的自尊。所以，必须既顺从强迫预感和强迫意向的冲动，又要避免发生恶性后果。怎样才能避免发生恶性后果呢？为所当为，转移注意力。

具体怎么办?

第一,先了解强迫症形成和发展的原理,以及活动规律和它们之间的因果关系。人只有明白昨日种的因导致了今日之果,才会心悦诚服地接受现在的果。

千万不要以为自己患强迫症多年就成良医了。任何心理问题者尤其是强迫症患者,病得越久,必然与离康复大道越远,这意味着,你的认知错得越离谱。因此,我建议你多学点儒释道的思想文化。

在我患强迫症的日子里,我读了老子的《道德经》和庄子的白话文,看了《孙子兵法》,也学习了毛泽东的一些军事思想,受益匪浅。

第二,在解决认知后,即完全放下后,再顺其自然,做自己该做的事情。这可以采取一些转移注意力的做法,比如积极运动,交友活动。

但必须注意,识破强迫症的原理真相(即看破)是关键,也是强迫症治疗最难、最核心的"道"。这也是很多人虽然知道放下执着,顺其自然,但做不到的缘故。因为你没有识破它的规律和真相。

1981年,我就在大学图书馆阅读了当时能看到的几乎所有国内外的心理学名著,但我的问题依旧。要不是1988年我去上海找到张景晖老先生,接受他21天的心理治疗,可能至今我都还在和强迫对着干。

感谢扎根本土的中国文化,感谢根深叶茂的国学思想。

第七节　再次陷入强迫

来访者:我一直都觉得我的强迫症好了,暗地里沾沾自喜,其实还没好。这次我上网查阅防辐射的资料,结果又陷进去了。我也晓得不要理睬它,要顺其自然,但感觉这次来的势头有点猛,仿佛整个人都被电磁波覆盖吞噬了,简直让人头晕目眩,快崩溃了。

咨询师:叫自己接纳,去顺其自然,其实本身就是强迫,就是违反自然。真正的接纳，一定要事先识破强迫症的"诡计"，即强迫的真相，只有这样才能心悦诚服地放下。

为此，你要多学习中国传统文化，但没有必要系统学习，因为人生短暂，没有那么多精力。你只需学习网上一些有关改变人思想的儒释道思想，比如老子的《道德经》（白话文版）、孔子、孟子和列子的一些名言名句、释家的一些经典故事和警示语，等等。

记得以前，我听到别人谈电磁辐射的危害问题，突然也想到自己每天被电磁波覆盖：厨房里的微波炉和电磁灶，客厅里的冰箱和电视机，房间内的空调和各种小电器，身上的手机，无线电波从四面八方飘来……

一下子我就变得不敢去厨房，更不敢使用电磁灶和微波炉，即使用，也是先用一个金属锅盖遮挡下前胸，想屏蔽电磁波的辐射。

正想网购各种防辐射的设备和衣服，被妻子骂了回来。每天想到的都是辐射问题，每天都处于防不胜防，像惊弓之鸟一样胆战心惊地生活着。

后来我就想，即使自己不用这些能发出电磁辐射的电器，别人也会使用啊。我不用手机，但手机信号无处不在啊，我能屏蔽得了这些无所不在的无线信号和它们的辐射吗？

别人不也这样活着，不是都活得好好的？如果这样折腾，恐怕不是辐射把我害惨，而是每天这样心惊肉跳、神经过敏地防着辐射，好人也会崩溃啊！

想到这儿，我立即回过神来，回到了现实。不久后，再也不会对这些所谓的辐射问题感到敏感了。

第八节　强迫思维二十年

来访者：能帮帮我吗？强迫症好痛苦，我需要您的指点。

咨询师：请说下大致的经历吧。

来访者： 老师，我在网上看了您的经历和心路历程，感同身受。我曾经有过十年左右强迫，有过好多症状，那时网络还没怎么普及，我在网上看了森田疗法，觉得很有道理。但是大概年轻吧，反正只是觉得有道理，其实并没有什么帮助。直到有一天我偶然读到了一位老师写的一本书，我幡然醒悟。大概一两个月，我整个人改变非常大，对事物的认知几乎是天翻地覆，做事情不疾不徐，对很多曾经让我情绪反复的事件都能泰然处之。

大概是重生得太快了，太骄傲自负吧，去年我遇到一个症状以后，第一个想法就是：哎，不就是这样一个小小的问题吗？我一定能搞定它。就这样，不知不觉又开始陷入对抗，现在我已经无法自拔。因为我有过一段痊愈的体悟，所以我对您的理论深信不疑。

我现在的困扰是：因为是女生，我以前就对自己的体型比较在意。几年前，有次坐在我亲戚家床边，突然感觉自己的臀部肌肉被床沿压了下来，当时心里一惊，但是没有多留意，也没什么了。可是去年，不知道是不是压力大了，突然有一天我感觉自己臀部有点下垂，结果一坐在椅子上，脑海里就出现了几年前亲戚家的那幅画面，还伴有感受，心里一下子真慌了。然后上网，看网上好多说久坐会臀部下垂的理论，虽然我也知道，我其实并没有那么难看，但是那种害怕的感受却如此真切。我一面觉得自己好可笑，别人都在忙碌实际有意义的事情，而我却为这种无厘头的事情困扰。一面想让自己说明，就是下垂了又能怎么样呢？再说，那些只是想象。那些网上所谓的专家说的又不一定是真理，但是，不管怎么样，我的注意力都高度集中在臀部坐在椅子的感受上，好累、好急啊！

因为曾经痊愈过，那种感受太美好了，现在这种状态我一天都不想要，没有任何激情。在实际生活中，我是一个让大家非常羡慕的人。

咨询师： 如果你真正领悟了，你的病按理就不会再复发，除了在两到三年内强迫症的症状会正常性地出现反复现象，其实这是强迫症的负能量在释放。

当你的强迫症伴随的负能量释放完毕后，强迫症的种子，就会像一座死火山，永远静悄悄地躺在潜意识中，不再伤害你。

根据你的描述，你的强迫症之所以死灰复燃，是因为它的种子还有生命力，还没有死去。这说明什么？你的病根还在。你的病根在哪？在你的思想，而不是你的情感层面的东西。

如何解决强迫症的思想问题？

首先，必须弄清楚强迫症的本质，弄清楚强迫症的形成、发展或恶化，还有久治不愈的因果关系。

其次，就是观察周围，拜生活为师，多学习、多观察，细心体悟和思考，你就会有所发现。最后，通过生活这个老师，你一定能反观自己的思想和认知问题。这个问题，就是自己丑陋的灵魂——心胸狭窄，缺乏宽容。如果能发现这个，说明生活这个老师就是你的镜子，是照出你的思想深处肮脏灵魂的照妖镜。

之前你说的醍醐灌顶，可能只是一种假象，是一个泡影，是因为你被其中的道理所征服，所以才会心服口服。但大道理对强迫症患者而言，就像心灵鸡汤，只能暂时起到安抚定心的作用，真正意义上的根治，一定要走上面的路子。

来访者：是的，是的。

咨询师：古人说，看破事实真相，才能放下执念。只有放下你的纠缠，才能走顺其自然的道路。

来访者：怎么放下啊？

咨询师：这是问题的关键。

来访者：我已经放下了很多，我感觉除了现在这个症状，其他我都能理解，放下。

咨询师：任何说服性的大道理都没有用，必须捋清关系。

来访者：但那种感受好真实，尽管我知道是假的。

咨询师：多看看我的文章。

来访者：我看了，我觉得我就是找不到。你的思想好像跟我以前解决问题的思维不一样了。

我那次看书，看到书中的很多症状，感觉就像观棋一样，突然发现了自己问题的来龙去脉。一下子明白那些所谓的强迫症只是我脑海中的想象，绝对不是真的，自然就什么都不怕了。而这次它是有那种下垂的感受，我不能把心全放下，没有以前那么坦然。

以前那些症状即使再出现，我也不会慌乱，能理解，因为明白那是正常的想法。但是这个症状，我知道从道理上理解也是正常的，但我就是无法真正接纳它。

我想，第一，我能接受那种难受的感觉存在，然后它自然没了；第二，我对臀部下垂完全不在意，就是下垂一点又能怎么样呢？但是这两种我好像都不能真正做到。

我小的时候也有过强迫，但是没有在意，后来自己就没了。那是几岁的时候了，我也觉得没有正确的见解。我那么多症状的消失都是因为我其实了解了大脑的运作机制。

老师，我举个例子解释一下我的解决模式。有一天在单位，我突然感觉整个人被抽离了，没有意识，没有思维，整个人突然茫茫然，我是谁啊？在做什么啊？然后我一阵慌张。我在想：这以后万一在路上发生怎么办啊？出车祸咋办啊？因为没有思维了。但是就两三分钟，我就冷静下来了，我明白了，人的大脑不是被严格操控的电脑，无时无刻不在进行有效的运行，人的大脑有的时候疲惫了，也会偷点懒偶尔抑制一下，你不用慌忙，自然的力量会起作用。果然，头脑慢慢好了，以后这种情况再怎么出现，我都不会害怕它，反而一次都没有出现。如果我不懂这个道理，我想可能又是一个痛苦的症状出现了。

我想我应该叙述清楚了，老师应该明白我的困扰了，这次的症状我不知道如何理解它了，如何理解它是一个正常自然的心理现象。希望老师能点化我，让我重生。

咨询师：你的问题不是几句话就能解决的。

来访者：老师，我想尽快解决心结。要不，你给我指导吧，不能再浪费生命了，我觉得我只差临门一脚了。为什么越是善良的人越容易受伤害？

来访者：老师，我听了一遍微信里你关于讲解强迫症的音频，感觉真是太妙了，丝丝入扣，你对强迫症所有的心理感受、分析让人落泪，你真是有大爱、大智慧的老师，强迫症患者有福了，我先自己体悟一下，如果体悟不到，希望老师一定救我。

虽然我逻辑上明白理性是无法战胜欲望的，但是听了你说的，真的彻底感受到了这句话的实意——顺应天道。

……

来访者：老师，又打搅你了，你看一下我的一个体悟改变。以前我每次坐在椅子上，身体与椅子的那种胶着感，让我感觉臀部下垂的感受就是真的了，我想起来走走会缓解很多，但是我以前的认知是，我为什么要逃避啊？这本来就不是真的，怕啥啊，别人坐这么长时间又没有这种心理，我应该继续坐着直到恐惧消失。

现在我的体会是，如果那样，我也可以起来走走啊，这本来就是正常的，感觉难受，人都会选择让自己舒服的方式，有什么不可以呢？这不是所谓的逃避。老师，这样的理解可以吗？老师，我知道你好忙，如果2006年就遇到你，我的人生该有多大的不同，人生永远是选择大于努力。

我今天早上就感觉坐在椅子上有点难受，但是我心里已经明白了，这就是我内心一种追求完美身材的欲望，它也是正常的，我试图用理性说明怎么坐其实对臀部下垂都没有影响，我不应该有这种感受，这其实就是理性与欲望的对抗，这是一场永远无法战胜的战争，所以我今天不会再分析反刍了，我就允许这种感受存在，同时我该干啥就干啥，对吗？

老师，您从强迫抑郁的过程经过，所以不要嫌我烦，您就指导我一下。我在网上搜索您的时候，看到了两个"秋水心理"，我开始以为是同一个，后来我看了那个是别的地方。我仔细阅读了你们的解答，觉得老师的见解独到，真的不希望强迫症患者们误入他途。

……

经过近两个小时的心理咨询后……

来访者：您说选择大于努力，但是选择本身这件事情就非常需要智慧和高度，善于去伪存真，善于甄别，能选择老师给我解惑授道，我已经赢啦。

咨询师：选择是方向，努力是方法。方向对，四两拨千斤；方向错，千斤拨四两，再努力也白费。

来访者：那天你说我的心太抠了，我还不明白，我其实对钱对人很大方啊，今天看了您书（《情绪心理学》.袁运录.2019.江西教育出版社）中同样的话，才明白老师说的是这个意思，我心里确实不能存事。

老师，我就喜欢你挑战权威的疑问精神，太帅啦。万事万物，不解其理，虚受辛苦。你的《情绪心理学》逻辑性和推理性非常强，我也明白了正确认知，明白了强迫症来来回回的所有机理，这才是走出去的关键，可是怎么样才是正确的认知和放下呢？抑或是我太愚笨，我已经经过老师的指点了，怎么还是抓不到重点？

我刚看了书中说的体验式恐惧大于认知式恐惧体验，我觉得是的，以前那些我认为是想法，根本不害怕，这次有身体感受。懂了，老师，我太急了，又评价了。

3天后……

来访者：老师，谢谢你的指导，我能给你的书——《情绪心理学》最好、最短的书评，就是我的强迫症的死结终于解开了，我的强迫症终于痊愈了，老师辛苦了。

咨询师：这么快就解脱了？

来访者：是的，昨天下午顿悟的。

咨询师：是凭我这本《情绪心理学》的书，还是那天近2个小时的语音咨询？

来访者：不好意思，我真的分不清。

咨询师：昨天顿悟前，你在干什么？睡觉、思考或者看书？

来访者：思考吧。就是当我突然真正明白了我的担忧恐惧是真的可以存在的，就好了。

咨询师：书看了多少？一半还是全部？

来访者：老师的书真的解决了我很多的迷惑，但我是跳着看的。因为我是学医的，前面的基础心理课，我太熟悉，所以看起来就快。我只关心强迫症的部分，而且一点就通。不过，我觉得老师的书更关心人生境界的提升，这是我最欠缺的，也是最关键的，所以我会常复习的。

咨询师：说明你有基础。其实，很多东西之所以不通，并非什么都不懂，而是某个地方堵住了，暂时被困住了。一旦你找到了疏通的办法，你就过去了，问题就解决了。

来访者：其实跟我以前的体会是一样的，貌似症状不一样。"秋水理论"的逆向思维是完全正确的，向老师学习。虽然我顿悟了，但我的强迫症的症状，还有我的很多生活状态真的需要调整。精神上过度内倾，我以前还认为是个好习惯。

4个月后……

来访者：初看难如登天，回望易如反掌。接受了老师的指点后，才觉得强迫症其实只是一个小小的心理和生理现象，却燃烧吞噬了那么多优秀的少年。青春梦想热望，消逝在强迫症的深渊中。对才华、对时间的浪费才是这世间最昂贵的浪费。再多的知识、再大的道理、再热忱的指点，其实都抵不过一次小小的领悟。

佛与禅再缪远，其实核心都是一种觉悟。人人都可以清醒，人人都可以成佛。我们被过多的知识欺骗，所有的教义典化将人真正的天性和感知蒙蔽，如果我们一直能以孩子的眼光看待世界，我们其实早就非同凡响。

咨询师：写得好啊！

来访者：都是血的领悟。

第九节　如何面对洁癖的妈妈

来访者：最近真的很烦，我包容妈妈已经很多年了，自从我记事起，她就一直有这种奇怪的行为思想。她特别爱干净，床上掉了一粒米饭，她就会骂我打我，然后拼命地洗床单，每次都把自己累得要死。每个星期她都要拖地，每个月都要洗床洗沙发，起早贪黑就为了搞家务。

我如果做了任何她不满意的事，就会被骂，她累我也累。

我们一家四口，三个人怎么劝都没用。她太极端了，我们以最合理的方式说也没有用，她说她一辈子都改不了，连我外婆劝她几年都没有用。

我在家什么都得听她的，穿什么衣服，什么时候睡觉，什么时候吃饭都要听她安排。我真的很怕她，我被从小打到大。

我是一个女孩，我害怕她发狂的样子，对我吼叫，心急如焚的样子很吓人，我不知道该怎么去做。

就在刚刚，她准备洗沙发套，我刚刚洗完头发，她提醒我不要靠在沙发上，但是我太困不小心靠上去了，她看到了，就开始发狂。

我感觉她那个样子真的吓人，像不知所措的狮子，我怎么安慰、怎么劝阻都没用。

她骂了我一个小时，让我去洗三遍头发。她喉咙都喊出血的感觉了，到现在还在骂。

她真的很累吧，衣服被子什么的从来都是手洗，本来腰就不好，身体也不好，偏偏这么折腾自己，真的好累，我也很累。我不知道该怎么办……

咨询师：你妈妈现在已经是孙悟空的火眼金睛了。在她眼里，任何细小的东西或者事情都有可能成为她的眼中钉、肉中刺，非得除之为快！这就是可怕的洁癖症。

她的眼睛不是一朝一夕变成火眼金睛的，而是经过漫长的叠加演变而来。"三打白骨精"暂时得到的快感，一次次的伤心、自责落下的阴影，导致强迫症的种子越来越强大。

强迫症是一种记忆，这种记忆既是一种肌肉的记忆，更是创伤性记忆。

强迫种子的内核就像一部功能日益强大的收发报机。它能接收（或敏感到）内外环境中与之相关的信息，同时也能发出强大的脉冲信号——强迫冲动。

比如你母亲只要看到你洗头，就会立即联想到你的头皮屑会玷污沙发，继而感到非常不舒服，就像悟空见到有人送来斋饭，就会联想到有人想谋害他的师傅而非常警惕一样。

其实，你母亲也不想这样。每当如此，她的心里立即会产生两种心理冲动：

一是看到你刚洗完头靠在沙发上，就十分难受（就像悟空疾恶如仇）的情感波动；

二是她想理解你，劝自己不要这样，让女儿睡一会儿，不然女儿会非常疲劳的理性力量。

这两股心理冲动刚好相反，就像一个人站在滔滔黄河的正面，企图拦截黄河东去。

结果可想而知，螳臂当车，自取灭亡。你妈妈每次这样——用理性去压制抗拒自己的情感（想骂你），必然会掀起更大的情感波澜。

最后导致感情泛滥成灾，理性失控的行为——对你破口大骂。

你肯定会伤心，但你母亲比你更伤心。正因为她每次事发后都在伤心自责，导致她的强迫种子越发壮大，内心的那台"收发报机"接收信号和发出脉冲信息的功率也将随之更加强大起来。

这就是强迫症的原理。

你要做的，就是要看懂强迫症的真相，只有这样才会理解包容你母亲的所作所为和所思所想。

第十节 强迫症调适

来访者：老师，我有严重的强迫心理问题，15年了，起因是和我婆家的关系，我的丈夫现在也得了肿瘤。

我的问题是强迫、焦虑、恐惧、抑郁和失眠等，有强迫思维，一直担心害怕，穷思竭虑。

我的职业是小学教师，信佛。

咨询师：以前我也有和你一样的心理问题，我的强迫、口吃、焦虑和抑郁问题是从12岁之前开始的，主要是受到了政治打击造成的。

12岁的我在学校大会上被批斗，被武装民兵押着游街，对我心灵的摧残挺严重的。

其实那个时候，我的心理问题也跟我单亲家庭有关，因为从小失去父亲，胆小怕事，经常被人欺负。

来访者：我也是。

咨询师：就是胆小，又不敢跟人打架，又怕别人爸爸会打我，总是怕啊！在这种状态下痛苦了很久，一直到大学。

在大学期间，每次绝望、崩溃的时候，我都会坐在井边。想着妈妈含辛茹苦把我养大并送我上了大学，最后却连一句话都说不出来，感觉活在世上毫无意义，一次次想结束自己的生命。

一天到晚出现强迫思维。当时唯一能够切断我强迫和焦虑的手段就是通过自慰。

记得第一次自慰，是在16岁。自慰后意识到对自己是一种伤害，更是不道德，尤其担心以后自己会阳痿，心里因此背上沉重的包袱。

其实我是害怕自慰的。高中的时候自慰，我是为了转移强迫思维，因为强迫导致我无法集中注意上课，只有通过自慰让自己疲劳，就像吃药一样，迷迷糊糊，就没有精力去想……

现在我知道，这种转移注意力的方式其实就是逃避，代价实在太大。

以前有人夸我是"天才"少年，其实别人不知道我有多勤奋，我看书一般看到半夜两点到三点。那个时候没有电灯，都是用油灯照明。早上六点多我就醒来看书。那时非常瘦，一米七的身高，还不到100斤。

以为到大学里，进入一个新的环境，开始新的生活，可能会改变自己，妈妈也对我抱有很大的希望。谁知道，上大学的开始感觉春风得意，后来没多久，我的问题还是爆发了：强迫、抑郁、焦虑、口吃、社恐全部来了，我就崩溃，绝望了。

除了偶尔和几个老乡一起玩玩，从来不跟同学搭伴。不像别的同学，有说有笑，一起打饭、一起散步、一起打球、一起参加课外活动。我一个人就像夜游神，深更半夜还在校园里游荡。

得了这种病的人都习惯胡思乱想，喜欢躲在一个没人发现的地方暗自舐伤，认为通过思考能想出一个头绪和办法来。现在我才知道，这样的思考只会把自己推向火坑。

心理问题都是在现实生活中受到打击，留下了心理创伤。每个人都会受到不同打击，比如股票下跌、夫妻关系闹僵、婆媳关系不好、兄弟情感破裂，等等，都会让人很难过。

当现实问题迟迟得不到解决，人就会产生抑郁倾向，精神苦恼，甚至崩溃。

2019年年初，我开始撰写《情绪心理学》，因为遇到一些棘手的家庭问题，导致我很苦恼。

9月初，《情绪心理学》书稿接近尾声，我利用在北京出差一个月的机会，静下心来去想，把稿子全部写完，并修改一遍。与此同时，我把自己的问题重新梳理了一下，问题其实并不是别人，而是我自己的思想出现了偏差。

当一个人觉得某个问题像久久解不了的数学题一样，就会感到郁闷，对未来就会感到迷茫和焦虑。

其实你现在的焦虑，应该是对焦虑的焦虑；你的抑郁应该是对抑郁的抑郁；你的强迫也是对强迫的强迫。

开始是你因为一点点不好的想法感到烦恼，比如和你公公相处不好，老是蹦出"巴不得他早点走"的想法。

其实这都是正常的想法。但你是老师，有信仰，心底很善良，自然就会为自己有这样的想法而感到惭愧。

你连小叔子的子女都很关心，处处当成自己的事情来牵挂。

小叔子离婚了，你都为他考虑。按理应该是你老公管的事，不是你做嫂嫂管的事，但是你也管了，因为你是他们家的大儿媳、大嫂。也就说，你把婆家的事当成自己的事来操心。

其实这事你完全可以推卸，因为公公婆婆健在，但是你都把它扛了下来，说明你是一个非常负责的好儿媳。

一般来说，管娘家事的女人很多，但管小叔子一家事的大嫂或大妈太少见！

所以你操心太多了，你想做一个天下最好的妻子，也要做天下最好的儿媳妇和大妈，但人家不会这样想。

越是理想化的东西，现实越会把你打得落花流水，因为现实不是你想象得那么简单。

你好心对别人，别人不一定好心对你。就像种植庄稼，你天天浇水、施肥，庄稼反而可能会被你浇死，被肥料烧死。

很多家长以为育儿很简单，以为只要给孩子吃的用的，为孩子提供最好的条件就可以了。但你的好心好意，不一定得到好的回报，因为你对别人好，别人不一定领情。

网上有个故事，说一个女人认为自己很善良，却活得很痛苦。因此，她跑到庙里找师父问个究竟：为什么善良的人反而更痛苦？

师父说：你怎么善良？

她说：我叫我儿子不要去上网，怕他堕落了，可他偏跑去上网。

我说错了吗？我是为他好啊。

孩子开始叛逆了，他不理我，干脆泡在网吧里，夜不归家。

我老公在外面经常跟一些不三不四的女人喝酒、打牌，甚至夜不归家。我就说了几句，他也不理我，后来干脆在外面跟别的女人鬼混。

好歹我也是个大学毕业生，我的那些闺蜜虽然只有初中文化，却活得比我好，老公又争气，很顾家，儿女也都很听话。

为什么我对我儿子、老公这么好，他们却一个个离我而去？

师父说：你认为你对他们好，其实，你不是好，而是恶。

女人瞪大眼睛望着师父说：我怎么是恶人呢？我这么善良。

师父说：你对丈夫和儿子好，但他们并不这样认为。

要知道，人与人之间最大的差别就是思想。你老公有你老公的想法，你儿子也有你儿子的想法，你不能把他们看成是自己私人的东西，更不能把他们像裤腰带一样绑在自己的身上，你应该允许他们有不同的想法、不同的思想。

而你总想改变别人。事实上，世界上除了你自己没有人需要你改变。他们是一个个独立的人，你这么要求你的老公和你的儿子，叫他们这样，不要那样，你认为是为了他们好，你是一心一意为了这个家，可在他们看来，这是道德绑架。

正因为知道你是为他们好，所以他们无法反驳你；虽然你讲的都是大道理，但他们就是受不了，觉得你不理解他，所以感到很痛苦。

在他们看来，别人的妈妈或妻子不会这样管他，别人的老婆会允许老公到外面喝酒、唱歌、跳舞、打麻将，因为这是现代生活很常见的事。而你为什么就管得那么紧呢？他们情愿落在寻常百姓家，多幸福！

你没有包容心。没有包容心的女人，是世界上最恶的女人。

看一个人，并不是看他做好事、心地善良就是好人。善良不善良，要看他有没有包容心。

你的心是不是比针尖还小？你管得越宽、越多，说明你心胸越狭窄，容不得半点差错。这样的人怎么能算好人呢？

你现在的痛苦，其实是上天对你心胸狭窄的惩罚。

听罢师父的一番话，女人泪如泉涌，方才明白什么叫善良。善良并不是单指把钱给穷人，善良的人拥有一颗宽容的心。

你经常帮有困难的老师讲课，以为那是善良。我的文章你应该看了很多吧？我们要从思想上包容别人，当然也包容自己。

如何才能让自己快乐？2018年我儿子考上大学，喜宴上，亲朋好友除了一个老同事没来，其他人都来了。按常理，礼尚往来，天经地义，可他就是没有来。

太太很生气，好像被人家打了一个耳光。

我就说：老婆呀，他没有礼尚往来，物质上我们是受了点损失，而你再这样生气，是不是精神上又受到了损失？

物质上受的损失，那是别人给你的，是客观上的损失，没办法。精神上的损失不是别人给的，是你自己给自己的。别人没有让你不吃饭，没有叫你不睡觉吧？

"那应该怎么办呢？"太太说。

我说：咱应感到高兴才是！

"这怎么能高兴呢？你发烧烧糊涂了吧？儿子考上大学请客，人家不来，人家就是瞧不起你！"

圣贤说，人家瞧不起我，说明我没有才；如果我瞧不起别人，说明我没有德。所以，不管见到怎样的一个人，哪怕是乞丐，我都会尊重他。这是我的人生价值观。

至于别人对我有没有表示尊敬，那是别人的事。别人对我尊敬，我很高兴；别人对我不尊敬，虽然会有点难过，但我能马上理解别人，化解自己的负面情绪。

人的情绪有两种，一种是情感脑情绪，一种是思维脑情绪。情感脑情绪就是动物脑产生，人人都会的。别人骂我，我肯定会难过，但我的思维脑会分析，这个人为什么不理我？为什么不跟我打招呼？为什么会骂我？我曾经有恩于他，以前也帮过他不少忙，为什么这个人如此忘恩负义呢？

接着我就会站在别人的角度想：人家不跟我打招呼，可能有他的理由，这个理由只有站在别人的角度去想才能发现。

事实上，任何一个人，他不跟你打招呼，不尊重你，或者骂你，肯定有他的原因。

你公公一天到晚板着脸肯定有他的道理。至少，他没有受过跟你一样的高等教育。或许他有生理上的问题，有什么疾病；或许他有别的问题；或许有人欠他的东西不还而生气；或许他认为你不是他心目中的好儿媳；

或许他认为你在哪方面不怎么样……

所有这些看法，都是他的权利。他怎么想，都是他的事。

那个同事不参加我儿子的喜宴，我要理解，他不来肯定有他不来的理由。我就告诉我爱人，我们要允许生活中有形形色色的人，有君子也有小人。世界上不可能人人都是君子，不可能每个人都能通情达理，都懂得礼尚往来。也就是说，你尊重他，人家不一定都会反过来尊重你。你明白这道理吧？

你对别人好，但不要指望别人也对你一样好。如果你有这样的要求，说明你另有所图，你就不算一个好女人。

宽厚的人，就是尽管去付出而不图回报。

人的痛苦往往不是来自别人，而是自己。就像我太太，别人不来喝喜酒，只是物质和面子上受点损失，别人又没叫你痛苦，你怪谁啊？要怪，就怪你自己不明白道理，怪自己缺乏容人的肚量。

每天都有许多人平白无故地离开了世界。特别是疫情期间，那么多人被病毒剥夺了生命。

至少你还健康，你还活着。活着的人一定要感恩，感恩我们健康活着。

我也常常宽慰自己：人的一生不可能总是遇到好人。遇到多少好人，肯定就会遇到多少坏人或坏事。我们巴不得天天晴天，可是会久久艳阳天吗？久晴必有久雨啊！

你说经常会感到害怕。人在缺乏正能量的时候都会害怕，慢性病人、身体虚弱的人、躺在医院里的人、无助的人，都会感到害怕，都会对关乎自己切身利益的人或事很敏感。

如果内心正能量很强大，你怎么会害怕呢？古人说：心底无私天地宽。

你害怕，因为你心里有魔。身体很虚弱，也是一个魔，说明心里有鬼。这个"鬼"就是杂念、怨恨、怨气，很多东西聚集在一起，成为你的心魔。

世上没有鬼，心里有鬼，才会活见鬼。

事实上，人人都有心魔。害怕的心魔有两个因素决定。

一个是由欲望决定。欲望越多，害怕越多。

古人讲无欲则刚。如果心无牵挂，自然就无忧无虑，不会害怕。如果你没有任何欲望，或者少点欲望，也不会害怕。

还有一个决定恐惧的力量，就是认知，即人对事物的看法与态度。

你总是对某些人或事感到害怕。你不知道有些人看起来凶巴巴的，其实内心不堪一击；某些事情令人望而却步，但只要你面对和接触它，就会发现它并没有你认为得那么可怕。

现实中，人总是佩戴多种面具，不同的场合换上不同的面具，不可能总是一种表情。

总之，害怕不一定是坏事。

来访者：我经常处于恐惧状态，担心自己会死，像惊弓之鸟一样生活。

咨询师：你想消除害怕，请认真阅读我的著作——《情绪心理学》，里面有大量关于恐惧心理的解析，它会教给你如何对待恐惧。

你的恐惧肯定有原因。不要妄图消除曾经种下的因，因为你没办法消除它。

例如，我曾经偷过你的东西，只要我听到你说话的声音，听到你的脚步声，看到你过来，我就像惊弓之鸟，生怕你举报我，生怕你把我送到派出所，生怕去坐牢。因为我做了亏心事，偷了你的东西。

做贼心虚。如何消除这种害怕，让我见到你不再害怕？

这种害怕是不能消除的，因为它是合理化的结果。

古人说，相由心生。你看到的都是你心里想出来的，并非自我暗示不要害怕，就不会怕。

做过的亏心事无法消除，曾经犯下的错已成了历史，历史是无法改变的。重要的是现在放下屠刀，改过自新，从现在起不要再种下恶因（干坏事），而要种下好因（遵纪守法做好事）。

从现在起，我再也不去偷你家的东西，甚至我还会偷偷帮你家里做点好事。比如，看到你家门口有很多垃圾，我就拿扫把偷偷地帮你扫干净。通过做些好事，可以让我亏欠的心得到弥补，让我心虚的心得到安详。

人的精神痛苦不是别人造成的，人最大的敌人也不是别人，而是自己的内心。

有些事你瞒得过别人，却瞒不过自己，所以古人说：为人不做亏心事，不怕半夜鬼敲门。也许别人不知道你做了亏心事，但你自己知道，这就够了。它（自己）会让你自责，会让你感到心虚和不安。

其实这个"自己"就是老天。

求老天放过你，其实就是求自己原谅你。老天在我们的俗语中指的就是各种神灵。

我们通常说的求菩萨、求上帝、求神灵，其实就是求自己救赎自己、放过自己。这个自己也就是你心中的"魔"。

你为什么害怕？就是你心里有个魔。如果你现在消除它，就得跟这个"魔"商量一下，祈求它的原谅。

消除心魔的最好办法就是建立爱心，只要心中有爱，就不会害怕。

就像上面说的，我曾经做过对不起你的事，偷你家东西，伤害过你家的人，现在我害怕你们会惩罚我……对我来说，最好的办法就是献爱心，比如偷偷地帮你家做些好事，救济一些穷人，我心里的魔才会放过我。

一句话：从现在开始我就要洗心革面，行善积德，多做好事，为社会奉送正能量。

曾经形成的因果关系，我们无法改变，连万能的上帝也不能，因为这是不以人的意志为转移的客观规律。

来访者：为什么许多做坏事的人没有受到应有的惩处？

咨询师：是因为时机未到。坏事做多了，迟早会受到惩罚。

如果曾经做了坏事，害怕自己会遭到打击，说明心里有个魔在折磨你。

来访者：怎么办？

咨询师：从现在起，改邪归正，建立一颗爱心，只有爱心和宽容才是化解心魔的最好办法。

当然，献爱心不是忍着去做，而是发自内心的悦纳。

只有多做善事，才能得到自己的原谅。但做好事不要做给别人看，应该做给老天（即自己的良心）看。否则，别人说你是好人，自己反而觉得在作秀，看不起自己。如此，老天不仅不肯放过你，反倒更加折磨你。

来访者：让自己的心知道?

咨询师：对！自己的心就是"老天"，就是主持公平正义的天道或者良心。

你应该有这样的体验：当你帮助了别人，吃饭都会吃得香，觉也会睡得香。

你尽管做好事，天天做好事，闲时到办公室帮大家擦擦桌子，扫扫地。千万不要觉得自己吃了亏，吃亏是福，一定要做给自己看，做给自己的心看，做给老天看。

人要学会吃暗亏，而不是吃明亏。吃了暗亏，别人不会感激你，但"老天"会眷顾你。吃明亏，让别人感激你，但"老天"不会看好你。

有时候，我故意让别人误解我，对我有不好的看法，但我心里跟明镜似的，因为老天会理解我。

来访者：我知道我为什么焦虑了，因为我是怕吃亏，然后就想着保护自己，就开始焦虑了。

咨询师：人的心理异常无非是自我防御的结果。

上面我们已经讲到，不管做什么事，如果吃了暗亏，就是好事。按照古人说的，人欺天不欺。尽管去吃亏，那样对你最好。

我母亲92岁的时候跟我在城里居住。我每天拉着她的手在街上散步，不管多忙我都陪着她，而且跟她在一张床上睡，我太太因此很生气。

我就告诉我太太，她是我娘，这么好的孝顺机会，等我娘百年以后，我每天都拉着你的手在街上走。太太听后很受感动，以后再也没有说什么。

兄弟姐妹之间难免会有一些误会和恩怨，这都是正常合理的，家家有本难念的经。

家人不理解，不要紧，只要自己理解自己就行。

以前我总是问：天在哪？现在我知道，天就在自己的内心。

人都奈何不了自己的良心。很多人等父母死后才感到后悔，怪自己生前没有好好对父母。其实别人并不怪你，是你自己怪自己，自己惩罚自己。

所以说，不管你跟爸妈，还是跟姑嫂，还是跟自己的公婆或者老公，不管他们理解与否，你只要做到问心无愧就可以。

你老公现在生了病，说句难听的话，遭遇的一切都是最好的安排。任何病你都不要把它当成病，癌症也是如此。

钟南山钟老也说了，每个人身上都有癌细胞，只要有个好心态，癌症也不可怕！

以前我不明白这个道理，现在什么都明白了。你把它当癌症，一天到晚背着沉重的思想包袱，能治好病吗？即使病魔压不倒你，沉重的心理包袱也会把你压垮。

背着沉重的思想包袱，世界上再好的药也救不了你。

只有轻装上阵，使用药物加适当的调养，病才会好得更快。

你稍微把自己的心态调整一下，就在得与失之间进行调节。

塞翁失马，焉知非福。没有高山就没有峡谷，没有舍哪有得？失与得都是平衡的。

一定要明白，你现在过得生活美满、幸福安康，不要以为自己有能力，有本事，这其中包括天道在帮助你。因为你的心好，你总是善待别人，你长期孝敬父母，这才感天动地。

这就是古人说的"量大福大"。

宰相肚里能撑方船。因为经历过大风大浪，才会波澜不惊；只有见过许多世面，才不会大惊小怪。

为何小人之心长戚戚？有些事情，没有经历过，没有解决问题的能力或有效方案，即使理论学到了家，也会心虚胆怯，遇到实际问题，仍会惊慌错乱；遇到一点点曲折和麻烦，就会把它看成天大的事，就会自乱阵脚，忐忑不安，就会折腾来折腾去地受不了。

为何君子之心坦荡荡？只有经历过，解决过，心里才有底，胸有成竹，就不会慌神，就不会躁动不安和焦虑，心自然就会平静下来。

来访者：当强迫思维袭来，我怎么就不能放下呢？我该怎么办？

咨询师：知己知彼，百战不殆。战略上藐视敌人，战术上重视敌人。

卧榻之旁，岂容他人酣睡。此时躺在床上，再转移注意力也无济于事，只有起身运动。

当一个人正在感受威胁，心里必然难以平静，最好的办法就是出去运动，远离是非之地。

当你站在高山之巅，就会一览众山小。以前高不可攀的东西，此时在你眼里都算不上什么。你眼下的世俗烦恼就会视而不见，你的心胸顿时变得旷达起来，因为你看到的都是远方，自然就不会被世俗羁绊，这叫领悟。

《西游记》里的孙悟空，名字也有来头。一个人只有悟出来后，才能心空，就像房子一样空荡荡的，才能容纳客人。

你的心房空余，才能包容别人的不是。反之，如果心房挤满了杂物，里面还能容人吗？多一个人你都觉得很烦，很难受，对吧？

现在买的房子大了，多住进几个客人都不觉得拥挤。以前你的房子只有八九平方米，家里来一个客人，你都觉得很难过。

如果你家是一栋别墅，很大的庄园，你爸妈、公婆都住在里面，即使他们以前很难沟通，很难相处，但由于房子大，里面的人彼此看不见或难得一见，心里怎么会生气呢？

反之，住在一个很小的房子里面，每天进进出出不是你撞到我，就是我碰到你，肯定会难受了！

所以说，人的精神痛苦取决于胸怀是否广，格局是否大。

只有见多才能识广，多见才能不怪。

你来找我，是因为你觉得我的格局比你高，看得比你远，所以你想站在我的肩膀上看得更高、更远。

来访者： 我找你太晚了，要是十年前来找你，我就没有这么多痛苦，我把最宝贵的时间浪费了。

我现在满脑子都是强迫思维，每天都在恐惧紧张中度过，一直在穷思竭虑，过得很不幸福。

咨询师： 等你领悟以后格局就大了，胸怀就宽广了，那些世俗的东西你就会视而不见，也就不会痛苦了。

现在城市里高楼林立，在高楼下生活，仿佛在市井中。此时你能听到什么？都是一些你欠我的钱不还，你不讲道理，你缺斤少两，你坑蒙拐骗，你不知好歹，你背信弃义，你不理解我，你怎么又在玩手机，等等，肮脏、世俗、婆婆妈妈的生活琐事。

天天在市井中见面，不是你碰到我，就是我撞到你，人怎么能不心烦呢？

如果你来到高楼顶端，就可以看到全景天窗，360度的角度扫描，你就能看到远方。

这么多年，我专心研究心理学，几乎不会关注俗事。我听到外面的生活琐事就会心烦，就难以沉下心思考和创作，所以潜意识帮我把耳朵屏蔽了，让我耳朵很背，这其实就是为了让我安心研究。

假如我的耳朵像六耳猕猴一样敏感，能听到外面说我的坏话，能听到窗外乱七八糟的声音，我哪能一门心思地创作？

我不想听窗外的琐事，所以我关闭了部分听觉功能。

嘴上喊着宽容，其实心里还是忍。为什么你与公婆的关系让你这么难过？因为你一直在忍耐。

"忍"字头上一把刀，说明你的心房已经塞满了杂物，再也容不下他人。但公婆要住到你家来，合情合理，你只能忍耐，让他们"挤"进来。

忍的日子多难过！自己的"心房"那么小，八九平方米，原本一家三口，现在又加了两个人进来，多难受啊！崩溃啊！

　　抬头不见低头见，上厕所都被堵在一起，这日子怎么过啊？日子久了，肯定会闹出矛盾来。

　　旧上海三代同堂挤在一个小房子里，难怪家人之间经常会发生矛盾。

　　现在的人为什么不大会吵架？因为房子空荡荡的，媳妇没跟公婆住在一起，这在客观上减少了互相指责的机会。人只要挤在一块就容易碰出火花啊！

　　现实生活中，我们很难把房子的空间弄大，除非很有钱，但我们可以把自己的心房弄大。

　　怎么弄呢？多多学习儒释道文化和当今有思想内涵的文艺经典作品，多观察社会和生活。

　　如果再经历许多世事变化和人世沧桑，你就会明白：失去的越多，得到的也会越多。这个时候，你的胸怀和格局自然就会变大。

　　然而，儒释道文化瀚如烟海，我们没有精力去一一研读，只需精挑细选与自己有关的知识营养。

　　很多人以为我看了不少书，其实我只是在网上看了一些古人格言和经典白话文，比如老子的"道法自然"、孔子的"过则无惮改"、释家的"智者怕因，愚者畏果""无欲则刚"等，我只看与我有关的东西。通过学习古文化思想，潜移默化地扩大人生格局，深化我们的思想。

　　你问下乞丐和做苦力的，他们的精神会痛苦吗？

　　我听闻非洲土著人，即使家里穷地揭不开锅，也照常载歌载舞。街头卖艺的，你问一下有几个家庭过得好的，但他们为什么这么快乐呢？他们享受当下！

　　那些患有失眠症的人有几个是做苦力或家里贫困的？我研究了多年失眠问题，我就没听说过有几个干重活的体力劳动者有睡眠障碍。

　　我曾经做过一些调查，我问一个正在干重活的农民工："兄弟，你晚上睡得着吗？"

　　"啥？睡不着觉？怎么睡不着觉？除非老板不让我睡，我躺下就能睡着，保证能睡着。"

我说：我也想睡，但怎么也睡不着。

他说：你们是吃饱饭没事干的人，撑得难受。

说到这里，你应该明白，失眠症大多其实就是富贵病。

或许现在发生的事，是上天给你一个暗示，提醒你要有一个好的心态，要有正确的认知和人生态度。如果你正确地对待自己，你的病就不是病，它很快就好了。

人生道路都有一些沟坎，这是上天对人类的考验或惩罚，说明我们在某些方面做错了事。比如，我的眼睛不好使，是老天对我的惩罚；我用脑过度，写作太多了，我使用眼睛的时间太长了；我有颈椎病是老天给我的惩罚，所以我要锻炼身体，每天坚持打球和游泳，不管春夏还是秋冬。

亡羊补牢，犹未晚矣。老天给了你警告，让你有焦虑，让你失眠，让你这样那样，都不要紧，现在醒悟也不迟，也无妨。

从现在开始你就好好去学习，不管发生什么事情，一切都是合理的，一切都是正常的。就算得了癌症不也这样吗？我们还能怎样？还不是要继续生活。

你只要保持好的心态，不该吃的不乱吃，不该做的不做，该锻炼就锻炼，天天保持好心态，还有什么坎不能跨越？

根据能量守恒定律，人的付出没有白付出，肯定会成全别的东西。为了将来好，你还有什么舍不得啊？

老天是公平的，你要多做好事。只有多做好事，多献爱心，才会得到上天的眷顾。

当然做好事并不是叫你饿着肚子把钱给别人，在经济条件允许的情况下，施舍一点，吃一点亏有什么不可？

我以前就是太抠了，心态不好，所以生了很多病。现在我什么病都没有，身体太棒了，因为我的心态太好了，全身充满着正能量，不管再受多大的气，我的心态都能保持年轻。

来访者：我还有一个问题，学校领导叫我教小学二年级英语，我一想还挺好的，也没有压力，后来我就想很多。有一名老师教二年级，生了病，我一直在照顾她，后来她还是去世了，他们让我教二年级，我心里有阴影，怕步她的后尘。老师，像我这种迷信的想法该怎么克服？

咨询师：不要迷信！这是缺乏正能量所致。心里有爱，有正能量，就不会迷信了。佛教不是提倡大爱吗？你不是说自己信佛吗？

其实，佛就在你心里，求神不如求己。

不要跟神灵说：保佑我不要生病，让我的病好起来……否则，你真的会生病，而且会越来越严重。

你一直在神灵面前祈祷：保佑我身体好啊，保佑我不要生病啊，保佑我不要得癌症啊！

此时，神灵或许正在下棋，看到地球某人说她想得癌症，还想发疯了，你猜，神灵会怎么办？

那就让她得个癌症吧！

跪倒在神灵面前祈祷的地球某人说：不要啊！我不是说要得癌症，我是说求您保佑我不要得癌症！

神灵大发慈悲地说：那个人还在磕头，祈求我们让她得癌症，那就满足她的心愿，让她的癌症加重点，早点见上帝吧！

不久后，她真的"如愿以偿"见上帝了。

其实，神灵就是你的潜意识，潜意识听不懂你说的否定词。

"不要得癌症"，在潜意识听来，就变成了"要得癌症"。

"不要生病"，在潜意识听来，就变成了"要生病"。

如果你要跟自己的潜意识对话，可以这样说：请保佑我的孩子、我的爱人、我的公婆，保佑我的家人身体健康，平平安安！

神灵听后会说：这个女老师，真的是好人，老是帮别人祈福，从不为自己考虑。咱们不让好人吃亏，让她的病赶快好起来！让她健康吧！

你发现这样的祈祷会让一切都变得好起来。

学校里不管教几年级，只要力所能及，不要让别人难过，尽量适应别人，领导叫你干什么就干什么，先答应下来，实在不行，跟领导再说，那是另外一回事。

能做就做，这叫积德。你弄得领导为难，等于把自己的能量弄走了。你只有让别人好过，人家才会让你好过。

不管是谁，都要尊重别人，包括清洁工。有空就到留守儿童家做做家访，用爱心关心别人，会感天动地，自己都会觉得自己是正能量的化身。

我从过去一个病恹恹的人，到现在冬天不穿棉袄，也不穿毛衣，即使下雪，我也是只穿两件单衣，盖一床超薄的被子，而且还坚持冬泳，因为我拥有正确的思想和健康的心态。

我以前非常怕冷，但这几年我"突然"变得不怕冷。除了科学养生，我想，更重要的原因是我浑身充满着正能量。

邪不压正，也许就是这个道理。

当你做了坏事，你会感到一股寒气沿着脊梁骨往下走，这其实就是人的正能量在流失。

做了亏心事，需要用正能量和爱心去冲刷。尽管去做好事，越多越好，自己也会被自己感动，自己都会说棒棒哒！胸膛自然也就挺直了。如果你继续做坏事，自己都瞧不起自己，头都抬不起来。

"举头三尺有神明。"所谓"神明"就是你内心的"天眼"，它时刻都监督着你的一举一动。

你只要把这个监督你的"神明"搞定后，就没有人能伤害你，没有人能让你害怕。

来访者：刚才我还在纠结，到底教什么课轻松呢？其实这是我自私的想法，就是怕吃亏，其实身体好了干什么都好。

咨询师：你现在不要把自己当成病人，尽管去做，而且还要多进行家访，主动承担班主任的责任，你这就是积德。

一个家庭就是一个系统，系统中只要一个人好了，别人都会好，一个人坏了，别人也会坏掉。

你好了，你老公身体也会好，你家人好了，你公公婆婆也会好，所以你一定要好起来。

从哪开始？现在不要把自己当成病人啊。从明天开始，你还是跟学校说，你继续做班主任。因为做班主任可以做家访。当然，你现在教美术，也可以跟学校说，主动做留守儿童的家访工作。

你可以看下我的《情绪心理学》。这本书很系统，也很全面，它教你如何与人沟通，管理情绪和实现自我人生价值。

多关心身边的穷苦人。当你用爱温暖了别人，你自己也会感到温暖。

人之所以害怕，无非害怕自己的名和利受损。我害怕老板，不就是害怕老板把我的名利给剥夺了吗？

既然我能把大量的金钱施舍给别人，我还害怕失去利益吗？

来访者：如果我有爱心，就不再害怕在公共场合出丑？

咨询师：对！如果你已经明白吃亏是福，尤其让自己吃暗亏，你内心的"神灵"都会庇佑你，你还有什么害怕的呢？

做好你自己，问心无愧就可以。多做好事，多做善事，日积月累，你的正能量会越来越强大。

很多曾经患过重病或命运多舛的人知道这个道理，他们加入当地的爱心协会，行善积德，帮助别人，因此个个身心健康。

来访者：我一直在考虑和纠结，要不要吃药。

咨询师：要不要吃药，你要问专科医生，我不能代表医生。

很多人通过药物使情绪稳定下来后，就从思想认识下手，解开心结，放下心理包袱，再回到生活中慢慢调适，身心就会越来越健康。

第十一节　如何与洁癖症的老公相处

作者按语：来访者是一名在日本生活二十多年的华人，她老公是一个有着十年以上的抑郁和强迫症的日本人。那天她请我为她老公做心理咨询。因为文化差异，语言不通，我与他无法正常交流，只有通过他妻子在中间翻译，但她老公怪她的翻译不到位，而妻子则说自己尽力了，但总是不能让她老公满意，这让她感到非常痛苦。现在她每天都在纠结中。今早她给我发来微信：袁老师，您是一位真正的好老师，您的真诚与善良让我感到惭愧。我就是一个人感到力不从心，孩子小，大人又这样，活得没希望。我已经很努力了，但还是达不到他要的高度，我又能如何？逼自己吗？我很害怕我活不到可以回国看爸爸妈妈的日子。

下文是我与他的妻子对话的聊天记录，稍做整理。

来访者： 经过几次咨询，我老公（日本人）说完全明白老师的意思，没有反对意见，但就是做不到，无从下手。请您帮我们再分析下问题原因。

咨询师： 你老公现在非常害怕，因为他见到的东西，只要不合他的意，他统统都不能接受，他每天都活在紧张不安的氛围中。

强迫症患者都有一个"习惯性"审美，只能按照他的要求布局，否则他就很难受，比如有人坐了他的床，坐了他的椅子，他就会感到非常难受，非常愤怒，接着他就要拼命恢复原样。

我曾经给你发过一篇关于烦恼的文章，你得把这篇文章准确地翻译给他看。

人的烦恼并不是想排除就能排除，而是越排除越多、越厉害。

我不知道你有没有准确翻译给他听，比如某人想戒烟，他只说：就抽最后一根，以后再也不抽了。你会发现，当他的欲望得到了满足，又抽了一支烟后，烟瘾更大了。

看到店里有一件时装想买，但又没钱，于是叫自己不要买，但最后决定还是买，自我安慰说：就最后一次，以后再也不买了。

可当你的欲望得到满足后，就会出现更大的欲望。这就是欲望和烦恼的规律。

这种人总是重复一句话：只吸最后一口！再做最后一次！

其实，成瘾问题都是这样强化的。

你老公的洁癖，就是要求所有事情都按他的思路，稍有不顺眼，就很难受。他想把被破坏的物件重新摆放，按原样恢复秩序。

所以，你每次进入他的房间，他就会敏感、不安，因为这意味着等你走后，他要花很长时间去清洗你留下的痕迹。

这种心情，正常人是很难理解的，所以你会感到不可思议，很痛苦，其实他比你更痛苦。

他清洗的目的就是想把烦恼（碍眼的东西）消除，但他不知道，越消除所谓的烦恼，烦恼就越强烈。烦恼越强烈，想消灭烦恼的欲望和害怕这种烦恼再来的恐惧将会越厉害。

所以要治好他的病，一定要让他明白这个原理。

你说我的文章他全部懂，我不知道你翻译得是否准确。

一般来说，他所谓的懂也只是浮于表面，没有深化到里面的原理，没有更深层地去领悟。

事实上，几乎所有的强迫症患者都认为自己道理都懂，认为别人说的都明白，但就是做不到。

你老公也不例外，要不他就不是强迫症患者。

他从来没有思考"懂"的背后还有什么。他缺乏一种逆向思维：全部懂，其实就是自以为是——一知半解。

为何明白道理却做不到呢？

你叫一个盲人往东走，他也知道往东走，但他就是不敢走，因为眼睛看不见。

虽然知道路怎么走，可眼睛看不见，不知从哪开始，如何走。

其实，你老公就是一个睁着眼睛的"盲人"，你教他再好的方法，他还是盲人摸象。

眼睛看不见，肯定不敢走啊。人都会对黑暗的世界感到害怕和莫名的恐惧。

"秋水理论"，不只是跟强迫症患者讲道理，关键还要让患者看到具体方向和掌握操作性方法。

像你老公，一定要教他慢慢地允许打乱生活秩序，让他明白"烦恼越排除越多"的自然规律。

他每天都胆战心惊地活着，生怕被你们打乱了固定的顺序。

其实，他很爱你们，很想和你们一块儿生活。看到你们不敢使用厨房做饭，不敢使用卫生间，看到你们一直叫外卖吃，他心如刀割。

他非常想过正常人的生活，但他与正常人之间隔着一道看似只有几厘米厚却无法穿越的铜墙铁壁。

别人（比如你）以为他懦弱无为，不肯努力，却不知，为了破墙而出，他已撞得头破血流，仍然死撞南墙不回头。他每时每刻，比任何人都想走出去，但无能为力！无比无奈！无比痛苦！

不是说"世上无难事，只怕有心人""世上无难事，只怕肯登攀"吗？

可是他每天都在用心、用情、用力，但屡战屡败，努力和汗水总是付之东流。这种不成正比的结果，让他感到无比沮丧。

他一次次叩问苍天：为什么要折磨一个勤奋努力的人？为什么我的努力得不到回报？

他因此怨天尤人，恨老天不公平！恨自己这么倒霉和不幸！

其实，老天是公平的，只不过你老公不知道，他付出的努力其实都是无用功，因为他的方向错了！

也就是说，他的思维还是顺向的，而不是逆向的。他认为，只有努力了，才能有好结果。他不知道，强迫症不吃这一套。你越努力，强迫症越会搞死你。这就是强迫症的脾气和规律。

遗憾的是，他不懂强迫症的原理啊！

客观事物，比如路上有一个障碍物，你只要努力去清理它，它就不在了，人车就可通行了；主观事物，比如强迫症患者视觉下的脏东西或残缺（如认为房间内不干净），则是越清理越多。虽然清扫后暂时满意了，但过不了多久脏东西又来了，而且来得更多、更猛。

他总是错误地认为，这一切都是客观的、外来的，比如都是因为你不守规则，擅自闯入他的房间，不按规定戴手套碰他的东西，等等。

他受不了眼前的脏乱，必须花长时间去清洗或清理。

为了让你长记性，不再犯相同的错误（如不按规定戴手套，触碰他的东西），他必须让你赔礼道歉。

他以为这样做，就可以排除客观存在的脏乱，只要你守规则，尊重他的习惯或隐私，不乱碰他的东西，他就不会难受，他的病就会好起来。

这种如意算盘，每个强迫症患者都会打。我以前就是这样。

我们举个例子：有个人严重失眠，总是怪外面的噪音，所以就拼命排除噪音，房间内的窗户都做了两道隔音玻璃。

还不够，妻子的呼噜声导致他睡不了，分开睡了。

还不够，墙上的挂钟也有滴嗒声，导致他睡不了，移走了。

还不够，手表的滴嗒声导致他睡不了，移走了。

还不够，自己心脏跳动发出的"噗突"声，也导致他睡不了，怎么办？

他就是这样，越是想灭掉影响他睡觉的噪音，这种噪音越会源源不断地冒出来，而且打掉了一批，又会来更大一批。

虽然房间内的脏乱，站在客观上（旁人的角度）看非常干净，但站在主观上（自己的角度）看却非常糟糕。

就像孙悟空，看到的村姑和村姑的母亲、父亲，认为他们都是妖精变的，就要抢起金箍棒打，但唐僧、八戒和沙和尚看到的却都是善良的好人。唐僧师徒之间因此发生矛盾。

孙悟空怪唐僧糊涂，看不出妖怪，唐僧则怪悟空滥杀无辜，念起紧箍咒。

你老公就是那个悟空，他的眼睛已经变成了火眼金睛，看到的都是妖怪。

我们就是要让他明白，世界上根本没有妖怪。所有看到的妖魔，都是他的心魔生成的幻觉或者一种假象。就如悟空看到的村姑，竟然成了妖精。

精神分裂的人常常会产生这样的幻觉：无中生有地说有人在说他坏话，在偷看他，在害他……

其实这都是想象出来的子虚乌有的事情，就如看到水里的月亮，还真以为月亮在水里呢。

患神经症的人，一定要相信自己看到的都是假象，是自己长期在心里留下的阴影造成的。

成语故事"杯弓蛇影"，也是当事人误以为茶碗里有一条幼蛇被他喝下去了，不久就病倒了。后来才发现那是挂在墙上的一把弓在碗里的倒影，其病一下就好了。

如果不让患者看清其病的因果关系——病的真相，他就很难走出来。

你要理解你老公，他所做的一切都不是出于自己的本心。

来访者：袁老师，其实我也想不生气，我也想控制自己，每天都很难过，一直在想，他要是好了，我就解脱了，可以安心回国了！我的使命完成了！不过，您不用担心我，我会尽力而为。

咨询师：承受要有胸襟和智慧。

来访者：谢谢袁老师一直在身边叫醒我，现在的我就是在半梦半醒之间游走。

咨询师：你请他换个角度去理解我的文章和发的语音，他现在也是在半梦半醒之间游走。

只有当他突然醒悟了，看清了强迫症的真相，康复之道自然就会在他眼前展现。遗憾的是，现在还没到时候，因为他还没有吸收多少养料。

语言和距离，成为我们之间沟通的障碍。如果在国内，一般只需10~20天，就会恍然大悟，就会让他看到强迫的实相，自然就会放下执着。

来访者：是的，所以咨询就一直延误，但是他说家里人给他的压力大，每天都没有一个好心情去听我说。

咨询师：这都是他内心的强迫症种子在作怪。它是心魔，不要理会它。

其实你老公心地很善良，但心魔附体，常常折磨你和他，吸走他和你身上的能量，不然它就无法寄生在他身上。

你现在是同时与两个人周旋：一个是你的老公，他早已被心魔控制了，很多时候不能开口说话；另一个是附在他身上的心魔，它借你老公的躯壳来诱惑你，惹怒你，这样它才能获得更多的能量壮大自己。

来访者：是呀！怪不得他在心情好的时候，经常说老师了不起，像老师这样的人必然会出人头地，因为袁老师在打交道的不只是人还有魔。

来访者：他说我不是心大，其实就是记性不好，感觉心大，他说我也是心胸狭窄的。

咨询师：心魔是小人，所以您应该懂得与小人如何周旋。

其实，你老公非常委屈，看到自己的妻子被他身上的心魔折磨得这么凄惨，他也伤心欲绝，可是他完全被心魔控制了灵魂，无能为力。

咨询师：你说你被它气倒了，不正中下怀吗？心魔就是要折磨你啊。

你不理解他身上的心魔，以为那个跟你老公一样躯壳的人就是你老公。错了，它不是！它是心魔的化身。

明白这点，对你非常重要！你一定要理解我的意思。

来访者：是呀，最近身体也是特别不好，老是感觉很疲倦、头痛，原来我在跟他的心魔打交道，难怪我会这样。

咨询师：是的。你真正的老公，此时正在某个角落暗自流泪呢，他时时刻刻都在等待你去救援。

来访者：我们是不是应该采用"敌进我退"的迂回战术，避免正面冲突？

咨询师：对，就是采用游击战术。心魔不动，你就去干扰它，惹它生气，逼它出来，之后你就撤退，因为你的目的达到了。对心魔就得这样，让它无处安身。

咨询师：强迫症比新冠病毒还要狡猾，但只要我们识别它的本来面目，揭穿它的伪装，它就不能再生存下去，不得不灰溜溜地逃走。到那时，你老公就解放了，他的病很快就好了，剩下的就是恢复体力和元气。

这就是奇葩的强迫症。

来访者：最近我们天天都有摩擦，是不是心魔知道我们要来了，就故意让我反感他好远离他？然后它可以安心地待在他心里？

咨询师：是的是的。这就是心魔的真实意图。

古代神话小说《西游记》里，为了阻止唐僧到达西方取经，金钱美女、高官厚禄、妖魔鬼怪都来诱惑或恐吓唐僧，但唐僧早已识破了他们的阴谋诡计，软硬不吃，终于抵达目的地。

现在心魔已经出来了，正向我们发起猛烈攻击，我们应及时退让，等心魔把愤怒的子弹射完后，就会停息下来。这时候，我们不能让它安心驻扎下来，要时不时去刺激它，激怒它，目的就是要消耗它的能量，不能让它养精蓄锐，坐大成势。

来访者：原来如此！我明白了，袁老师。

咨询师：你终于明白了！非常好！

来访者：可事到如今，我还没见过我真正的老公是什么样子呢，因为我嫁给他的时候，他就已经是抑郁和强迫症患者了。

咨询师：那个流着眼泪，心地善良的人就是你真正的老公。只有当恶魔困了的时候，他才敢出来和你说下话。而那个对你粗鲁、恶语相加的人，不是你老公，而是心魔。

它太狡猾了，总是借你爱人的躯壳来欺骗你，攻击你，让那你投鼠忌器，让你无从下手，从而让它一次次得逞。

可是你全然不知真相，以为每次攻击你的人就是你老公，所以你一次次冤枉你老公，越来越恨你老公。

你老公眼睁睁地看到自己的妻子被恶魔欺骗和伤害，而自己却无力反抗（因为他被恶魔控制了躯体和灵魂），你说他有多伤心、多难过？

请你把我的话翻译给他，他会非常感激你。因为你已经明白了，他再也不用担心自己的妻子被恶魔欺骗。他自己身陷囹圄不要紧，关键是他的家人！只有你才能救他出去！

他想说：亲爱的妻，你不要以为眼前像我的人就是我，不！它是恶魔的化身！它是吸血的魔鬼！你老公已中它的魔法，暂时无法脱身，你们不要乱来，不要再中它的圈套，你们要识别它的真面目。

知己知彼，百战不殆，魔高一尺，道高一丈。袁老师一定能识破心魔的面目，所以心魔害怕了，它想阻止你去翻译袁老师的文章。

来访者：难怪我老公对"魔"字特别敏感。我要去把他的心魔赶出去！

咨询师：对的。

来访者：谢谢老师的指点。

第十二节　强迫症实战咨询之道

有对夫妇带着孩子上门找我，妈妈介绍说：孩子这几天心里一直忐忑不安，就像丢了魂似的。无论白天还是夜晚，都不敢一个人待在房间，巴不得有几个人一起陪伴他。

我看了下孩子，应该有20岁了，按理应该参加高考了。孩子摇摇头，带着苦笑。

爸爸说：因为孩子考前1个月生病了，故没有参加高考，准备下半年复读，参加明年的高考。

我看孩子身强力壮，青春年少。

我就笑了笑说：考前生病？哪有那么巧？

妈妈随即为孩子作证：孩子确实是生病了，而且病得不轻。因为生病耽误了高考，他感到非常难过。

作为一个有经验的咨询师，不用多问，一看二问三听，即察其言，观其行，听其声，根据对方微表情，提几个小问题，就能猜出七八分。

于是咨询师（对孩子）单刀直入：你现在心里有"魔"。此时此刻在我面前的你，其实有两个人：你和你的心魔。

你的心魔是什么？从小你被娇生惯养，好吃懒做，极端自我，自卑、爱面子，遭遇过失败和打击，也遭遇过羞耻、嘲笑、冷漠、孤立等，在内心深处落下了阴影和不良记忆。除此之外，你心比天高，期望太大，只想一步登天，不愿付出辛劳；你遇到挫折，不敢迎难而上；没有实际本领，只会望洋兴叹。

不如意事常八九，家家都有难念的经。世上的人，遇到烦恼后，通常会出现两种生活态度或处理方式：

1.大多数人带着烦恼去面对，在学习和生活中，烦恼自然会排除。

2.少数人等排除烦恼后再去面对，最后被烦恼牢牢缠住，陷于其中不可自拔。

举个例子：

初学游泳的人，如果这样想：等我不怕（被淹死）的时候再下去游泳，这种态度，你永远等不到不害怕，你永远不敢下去游泳。

开车的人，如果也这样想：等我不害怕（发生交通事故）时，再去学开车，这种态度，你永远不会开车。

正确的态度是，带着害怕去开车，当你一次次驾驶，安全抵达目的地，开车的恐惧才会慢慢消除。

这就是人生规律，但你不懂。这两种生活态度，会导致迥然不同的人生轨迹。

孩子：之前我有强迫症，但这两年好像又没有了。我最近几天老是出现莫名的恐惧和心慌，这是为何？我该怎么办？

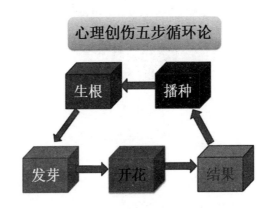

咨询师：你有强迫症的阴影和"种子"，种子的最高使命就是繁衍后

代，为此，它必须吸收有助于它成长的营养，比如春天里的种子，需要阳光、水分和温度，才能破土而出，发芽、开花、结果、播种。

你现在的害怕、紧张和不安，说明你内心埋下的种子（或心魔）已经在蠢蠢欲动，发芽了，释放负能量了。

它此刻的目的就在诱惑你去跟它斗，就像泼妇骂街，引诱你妈妈跟她对骂，结果会如何呢？

看了看孩子的妈妈，进而说：是不是泼妇越骂越起劲？对吧！

这是因为你妈妈给了泼妇能量，或者说泼妇已经吸走了你妈妈的能量，所以你妈妈越吵越累，泼妇越叫越猖狂。

同样的道理，如果你跟自己身上释放的负能量去斗争对抗，也会被它吸走正能量，你有多少正能量都会被它吸走。

这就是魔力，所以人们把它比喻为心魔。

如图所示，我用M表示这个"心魔"。

M既是"记忆"的英文Memory的首字母，也是"魔"的汉语拼音Mo的第一个字母。

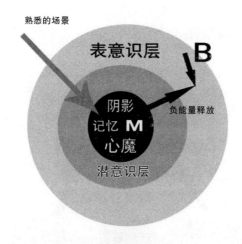

接着我拿起桌上的一杯水，再放在桌子上说：这杯水如果不动它，它就会平静地待着，日子久了，它就会发臭，对吧？

人心，若是很久都没有动一下，就会心如止水，就会出问题。如今你的心理已经出了问题，里面有不好的负性记忆M，怎么办呢？

继续不动，捂着它吗？它就会继续发酵，问题越发严重。

我再次拿着杯子，摇晃几下，水在波动。我盯着孩子说：如何驱散内心的那个不良记忆或心魔（M）？

"秋水理论"提出了情绪搅动概念（参阅作者的著作《情绪心理学》，江西教育出版社.2019年），利用熟悉的生活环境，触动或唤醒了沉睡的记忆，从而让里面的负情绪释放出来。

然而，在这个过程中，当事者是非常痛苦的。因为负情绪被搅动了，心魔被触动了，它会跑出去，就像冬眠的蛇到了春天醒来后，张牙舞爪，非常吓人，所以会让你感到非常不适。

你现在就处于这个状态。你那沉睡的不良记忆（学校里落下的各种不愉快的记忆，尤其强迫症的创伤记忆），被现实环境唤醒了，这个现实环境让你感觉到很快就要补课了，将要为明年的高考助力了，但是这对你来说，不是一个好消息，而是一件让你感到非常可怕的事情。

为了不让自己又倒回到从前那种不堪回首的情境中，你的潜意识想退缩，不想去学校复习补课了。所以你现在感到非常孤单、非常无助、非常恐惧，莫名其妙地恐惧！

孩子：对对对！就是这种感觉，您分析得太对了！

咨询师：你有一个错误的思维："如果让我不痛苦，我的病就能痊愈，那我接受你的建议。否则我不能接受。"

不愿付出任何代价（比如你现在的恐惧不安），就能轻松得到自己想要的东西（比如让你的强迫症获得痊愈），这种思想是非常糟糕的。

我们都是经过母亲千辛万苦地怀胎十月、撕裂一般痛苦的一朝分娩而来的。我们降生后，也不是一帆风顺，是我们的父辈含辛茹苦把我们养大，绝非一口饭就能吃成大胖子。

西方文化，包括心理咨询的理念，都是从客观存在下手，就跟西医治病一样，都是治人的病。所以，西方文化的本质其实就是外求。

外求总是从客观下手，比如，你常常以客观理由（躯体不适）为借口，而想方设法消除客观存在的问题（比如你的颈椎病）。

结果你发现，你的问题越来越多，尿频、呼吸暂停、尿酸偏高、血压和血糖偏高、腰痛、腿痛、腰酸背痛……源源不断冒出来。

孩子父母：是啊，这孩子就是这样。

咨询师：真正本土的心理咨询的理念，都是从主观思想下手，中医治病是治生病的人。中国文化的本质其实就是内求。

内求从改变自身，从自己的思想观念和人生态度下手。

如果一心索取资源，只会让人的贪欲膨胀，最终把自己葬送。

中国儒家告诫我们：只有修身齐家才能治国平天下。

人类只有内求，才能终成正果。微小的原子裂变后竟然产生巨大威力，令人惊骇！

大自然启示人类：物质的能量并不是由体积大小决定的。要不，大象就不会害怕老鼠。

内心世界广袤无边，那里的资源取之不尽，用之不竭。

每日三省吾身，向内挖掘思想宝库，不断完善自身人格，人就会明心见性，无限提升自我价值。

人类只要做好自己分内的事，规范自己的言行，家庭和所处的环境也会变得和谐。

人类只有先改变自己的内心，才能改变家庭，改良社会，才能让世界变得更美好。

社会上有不少人认为：只要别人对我好，我才会对别人好。却不知，你只有先尊重别人，别人才会尊重你。

为什么你老生病？不是这病，就是那病，头晕、颈椎病、牙痛、脚痛……

客观地说，你现在和以前冒出来的病，不能说它们不是病，但这些病的背后根源是什么呢？

就是你根深蒂固的思想问题。如果不把这个强迫症的心魔——思想病根铲除，你的问题和生理性疾病就会源源不断地冒出来。

换言之，如果你的主观思想问题不解决，就会导致各种心理问题，而心理问题又会诱发各种生理问题。更重要的是，你将永远这个病、那个病地不断，而你只能头痛医头，脚痛医脚地忙着去求医。

孩子的父母连连点头称是。

父亲：这几年，我陪同儿子天南地北去治病，对此深有体会。虽然其病不假，但据我了解和观察，其实都是由他类似于"强迫症的人格"引起的。因为他一天到晚都把注意力放在"身体不适"上，发现哪里不适，就要爸妈带着去医院做各种检查，而且县级人民医院做了不够，还要到省级大医院再复诊，孩子每年都因躯体不适去省市县医院来回检查。我现在越来越觉得，这些生理问题都是孩子自己的思想或心魔弄出来的。看书导致颈椎痛，就开始恐慌，继而高度关注，继而出现焦虑，继而颈椎部位的肌肉出现高度紧张和痉挛。长期下去，不出问题才怪呢！

咨询师：其实，人都是这样。只要你注意那里，那里必然会出现紧张和不安。如果这种感觉强烈的话，还会出现抽搐性痉挛。总是关注自己的颈椎问题，颈椎部分的肌肉组织自然就会紧张和痉挛，久而久之颈椎问题就会越来越重。

父母以前总是相信孩子的病是真的，也没有去多想。后来才渐渐发现孩子有些疑病的症状。如果不解决主观思想这个根本问题，其客观上的病永远断不了根。

要解决思想问题，就必须正确认识自己遭遇到的客观问题的因果关系。

就如成语故事"杯弓蛇影"里的病人一样，以为自己喝进了一条幼蛇，感觉自己的肚子里有蛇在蠕动，随着自己的关注，这种感觉越来越强烈，最后病倒在床。

其病——肚子痛，是客观真实的，它是由心魔——怀疑自己吃了一条蛇而耿耿于怀形成的创伤记忆。

如何降妖除魔？

古人说：朝闻道夕可死。早上让当事者（患者）明白其病的真相后，晚上他就会死心塌地不再折腾（四处寻医问药），不再纠结（肚子里有蛇）。

这个真相，就是问题形成、恶化和久治不愈的全部事实、原因。

明白真相，就是悟道。

所以不管"心魔"如何逞凶，只要当事者悟道后，它就会显出原形。

这正是：魔高一尺，道高一丈。因此，心理疗愈的宗旨，就是让来访者找到真正的病因，并消除之。

听完我的讲解后，一家人非常满意，开开心心地回家了。

第十三节　强迫症：攻心为上

来访者：老师，我上课注意力不能集中，就像"坐飞机"，听得云里雾里。晚上睡不了觉，吃饭也没有胃口。我现在只能请假待在家里，等好过点，再去学校读书。

咨询师：建议你先去专科医院开药，缓解症状，稳定情绪后再接受心理疏导。

来访者：我正在用药，但久了效果不大好。何况我现在并非特别痛苦，只是睡眠不好。我知道自己有心理问题，需要心理疏导。

你可否从心理角度帮我分析下，让我明白自己的主观问题在哪。

咨询师：你现在的状况，很大程度上是因为遇到了熟悉的环境导致的，这个环境曾经让你留下太多的伤心回忆。

所以你伤心的记忆被唤醒了，它就像冬眠的蛇苏醒了，吐出信子，张牙舞爪。你当然害怕、紧张，吓得睡不了，让你一副落魄的囧样。

为了自卫，避免受伤，你通常采用的是正面对抗，不让这个可怕的心魔出来，想凭自己的努力把它压回去。

结果它愈挫愈勇，你的脑海中一场接一场上演着没有硝烟的战争，这必然导致你无法集中听课。

因此你不想去读书，请假在家。即使人在教室，也心不在焉。

你认为这样读书，还不如不去。这是你的想法。

接着我跟来访者讲了孔子过渭河见老子的故事。

孔子一直被尊为学问天下第一，但当孔子见了老子后，自叹不如。

老子跟他讲了许多浅显易懂却又高深莫测的道，孔子本来也想跟老子讲讲他的理论，但根本插不上话，因为他觉得老子太厉害了。

在中国几千年文化长廊中，老子开创了无为而治的道家学派，孔子创立了儒家理学。

老子讲道，孔子讲理，成为中国传统文化里的"道理"。

孔子回去时，老子送孔子过渭河，看到浩浩荡荡奔流而去的渭河水，孔子有感而发："逝者如斯夫，不舍昼夜。"

意思是说，人生像水一样日日夜夜往下流，一去不复返。时光不能倒流，任何事情发生就发生了，不可能重返。

孔子这句话，抒发了人生哲理。

孔子讲得虽好，但老子笑了笑说："上善若水。"

细细体悟，它折射出来的意境远比孔子的"逝者如斯夫"高出万千倍。

像水一样的品质，是人的最高境界，是存于天地之间的道。

为了描述水的至善，我拿了几个不同形状的杯子，装满水。杯子是何形状，水就是什么形状，而且无缝连接。

除了适应他物，水还有一个忠贞不渝的品质，就是流向低洼，永远照顾弱势群体。所以水太善良了！

水虽柔弱，但无坚不摧，以柔克刚；水能载舟，也能覆舟，水太厉害了！

回到家里后，孔子几天也说不出一句话，最后感叹："朝闻道夕可死。"意思是说，只要把事物的真相弄明白了，就会茅塞顿开，什么都不纠结了。

就像这位来访者，他身上所有的病痛，包括注意力不集中，其实都是果，其因是什么？他不明白，因此才悟不出道。

明白果是什么，因又是什么，一切顺理成章，才能悟出其道。

明因识果了，原来是这样，干吗还纠结呢？为何还执迷不悟呢？

古人对生死很纠结。因为愚昧无知，所以寻仙访道，欲找长生不老的仙丹妙药。现代人因为懂科学，死了折腾的心。

"心魔"（强迫症的种子）从里面出来了，就像一把利剑，很是吓人。

按理我们应该允许"心魔"出来，否则就会伤害我们。

事实上，你根本捂不住它，只要遇到特定的环境，它必须要出来。就像妈妈肚子里的胎儿到了预产期，你能叫它不动吗？你能捂得住它吗？你只有让着它，就像泼妇骂街，应该要允许它，否则它就会越骂越起劲。

再看看强迫的"前、中、后"三个阶段。你到学校去，又回到了那个熟悉的环境，这个环境唤醒了你的可怕记忆，它像一把嗜血的魔剑，出鞘了，准备见血了。所以它让你忐忑不安，让你集中不了注意力，让你睡不着觉。

明白这个道理，你就不会跟它斗了，因为心魔的目的就是要吸引你跟它斗，然后才会停下来，想好好静养，修炼自己。

如果你能识破它的诡计，就能不让它静养，不让它发展壮大自己。

而你过去总是蛮干，总想消灭它，企图把它杀死在萌芽状态。

你一直跟它对抗，你这样去斗它，有几分胜算？

俗话说，君子斗不过小人。而你总是与看不见的"小人"斗争，肯定会屡战屡败。你在学校斗不过它，也奈何不了它，于是你干脆撤退躲到家里来。因为你觉得，只要躲到家里，离开了学校，心魔就不会跑出来。

来访者：我在学校，那个心魔（M）就出来变成了可怕的东西（A）。为了避开小人，不与它正面对抗，我就回到家里，不去上学，这样做不对吗？

咨询师：当然不对。你在逃跑，叫你不跟心魔作斗，并非就要逃跑，而是大大方方让着它。

你选择正面与它对抗（坐在教室发生强迫思维，导致注意力不能集中），目的就想排除它，不让它在你面前挡路，让你难受。

你选择逃避（离开学校，不去读书），目的就是不愿意看到它，这样就省得它碍你眼了。其实，你就是不允许它出现。你打不过它，只有躲着它，是吧。

你不去上学，躲在家里瑟瑟发抖，这不正是心魔想要的结果吗？它出来的目的就是要阻挠你去上学。

如果你看清了心魔的真实意图，从现在起，你应该允许它挡你的路，允许它碍你的眼，不跟它正面对抗，不逃避在家。

难道在那里僵持着就像两只鸡公那样对峙？或者戴个面具，再或者服用镇静剂后蒙混过去吗？

当然不是，这样都不妥。就像丑媳妇见公婆，始终戴着面具或口罩骗公婆？这样虽然面对了，也没有意义，因为你还是蒙骗。

何况，你瞒得过今日，瞒不过明日。你心里还是提心吊胆，还是心虚胆怯。

你该怎么办呢？允许它存在啊，就像对待骂街的泼妇，就让她在那里骂街。你到学校听课，能听就听，听不下去就"坐飞机"，重在参与。

然而，心魔看着你不理它，它比什么都难受，比谁都要着急。它绝不会善罢甘休，会想方设法引诱你去关注它，去跟它斗，去为它做出让步。

你就坐在教室不走，我自岿然不动，看它能怎的。它没辙了，自然就会灰溜溜地逃走。

我再用一张"我军"跨过长江攻打"敌军"总部图，来说明我的道。

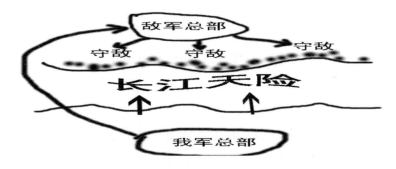

我军跨越长江的真实目的是什么？不是消灭沿江的守敌，因为他们不

是我军真正的敌人。这些穷凶极恶的守敌，其实都是敌军总部的替死鬼。我军的真实目的是消灭守敌背后的敌人。

比如，你的头晕、颈椎病、注意力不集中、失眠、厌食、情绪低落、恐惧、心慌……这些生理现象都是幕后敌人故意安排的。真正的敌人是敌军总部，是我们看不见的幕后操纵者。

如果你跟这些守敌去消耗，你想消灭看得见的敌人，正好中了人家的圈套。结果跟割韭菜一样，越割越长，层出不穷。

你越是消灭看得见的守敌，后面的敌军总部又会源源不断派出兵员来补缺，让你应接不暇，因为其目的就是阻止你过江。

如果你能识破敌人的诡计，就不会被它利用，就会从另一端绕过去（迂回），这样敌人就奈何不了你。

擒贼先擒王。只要我们把敌军总部拿下了，守敌就变成自己人。

这个跟你的问题是一样的。你现在呈现的问题看似很严重，但都是幕后敌人的布局。不把真正的敌人消灭，你的问题永远都在。

长江沿岸的敌人，是为了阻止我军跨过长江攻打敌军总部。你的目的就是去读书，而敌人就是不让你去读书，所以它就派很多心魔阻击你。

当你识破敌人的诡计后，不跟它去纠缠，尽管读你的书，不管它怎样折磨你，始终朝着心中的方向前进，哪怕从泥泞中爬过去。

不管什么结果，不管有没有领悟我讲的道理，你先这样做，过段时间再看情况。

第十四节　强迫性焦虑

一名企业高管因身体问题导致焦虑情绪，而且越来越严重。

那天他在朋友陪伴下到心理研究中心找我。

"只要我不头晕，腹部不疼，我就不会感到焦虑。"来访者一开口，就接连重复了几遍这句话。意思就是他的焦虑不是子虚乌有，而是有客观实际情况——头晕和腹部疼痛导致的。

来访者说他多次到医院查病，最后都没有发现器质性病变，医生只是告诉他这些所谓的躯体问题都是神经症引起的。

来访者说几年前坐飞机，一个女人在他耳边发出尖叫声，刺破了他的耳膜。之后，他经常有心跳、心堵、心慌的感觉。

另外，他在打麻将的时候，加班加点工作的时候，也曾突然感觉到肋骨区域疼痛，头有些发晕。他怀疑自己可能是血管或大脑出现问题，继而开始恐慌。

尽管医生都说他没病，但他的问题依然存在。

他一次次寻医问药，想探究自己的躯体问题是什么原因造成的。

他说："如果说是神经症，那就是我以前的工作压力造成的。可是我现在的工作环境很舒适，人也很轻松，为何我的躯体问题还在呢？我想不通，医生的解释也无法自圆其说。"

由于身体不适引起了焦虑，焦虑又导致睡眠不好，所以看起来很憔悴。

来访者说自己曾是公务员，毕业于名牌大学，后来下海经商创业了。由于压力太大，工作又拼命，就出现了一系列躯体化问题，医生诊断的结果都是焦虑。

他准备明天启程去上海检查。

一位曾得到过我帮助的朋友，获悉他的情况后，就动员他来找我，希望我帮他找找问题的原因。

针对来访者的焦虑问题，我引用了我的著作《情绪心理学》（江西教育出版社.袁运录.2019）里的观点。首先我在黑板上画了一个左右脑功能结构图（如右图所示）。

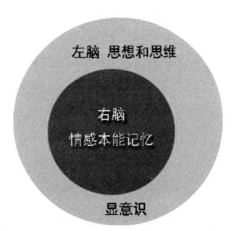

左脑 思想和思维

右脑
情感本能记忆

显意识

一是司掌情感、本能、记忆等的脑，我们称之为右脑；

二是司掌思维、逻辑、分析、判断和语言的脑，我们称之为左脑。

咨询师：伤害性刺激（P_o），就是当初引起你头晕、肋骨痛，让你感到恐怖的尖叫声等，这些伤害性刺激在你的右脑记忆层里留下一个原始的撞痕（M_o）。

如果再加上一个错误认知（R-），也就是你对这件事情和问题的看法，比如当初你可能是对它耿耿于怀，生怕自己得了什么严重的病，加上你缺乏基本的生理卫生常识，所以引起了你的恐慌和高度注意。也就是说，在你的大脑里面形成了创伤记忆（M）。

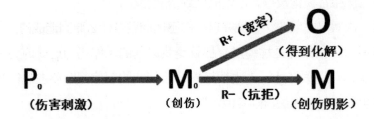

这个创伤记忆（M）是一颗生了根的种子。有了生了根的种子或记忆后，只要遇到适当的条件刺激，就会唤醒记忆。

这种能唤醒当年记忆的条件刺激，就是和你曾经遇到的伤害性刺激相似或相关联的刺激，包括伤害刺激出现的时间、地点、人物、语言、环境、心境等等主客观因素。

比如几年前一个雨天的下午五点钟，你遭到某某的人格侮辱，让你感到非常愤怒和痛苦，这件事一直让你耿耿于怀。

以后所有跟这事有关的时间、地点、在场人、天气，包括当时骂人的语气、表情，还有你当时的心理和生理感受，都刻录在你的大脑里面，形成一个创伤记忆（M）。

以后只要你遇到一个跟以前骂你的某某相似的人，或者到了下午五点钟，或者下雨天，你就会情不自禁地产生一种心悸或者心慌的感觉，这种感觉跟几年前你受到侮辱的感受是一样的。

也就是说，只要某种刺激信号（P）出现，或者说，只要跟那个原始刺激（P。）相似的刺激出现，你就会出现这种情绪反应。

这种情绪反应，我们把它叫发芽（A）（如右图所示）。

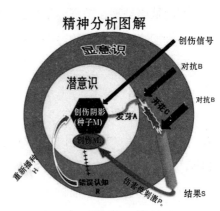

它又让你想起了以前的事，让你感到痛苦和害怕。

我之所以用箭头A表示，是因为它就像一条从冬眠中醒来的毒蛇，正在张牙舞爪，想咬人，所以它开始很吓人。

所以你担心，生怕自己重蹈覆辙，又回到从前糟糕的状态。

这种情绪，就像波涛汹涌的黄河，你害怕它会淹没你的家乡，影响你的利益。

此情此景，你不会坐以待毙，肯定会去防御，去努力堵截，拼命挣扎。

于是你的注意力高度集中，全神贯注盯着"敌人"的一举一动。

这时，你的心跳加快、呼吸紊乱、血压升高、肢体收缩，显然这是人的本能防御性反应，也叫应激反应。

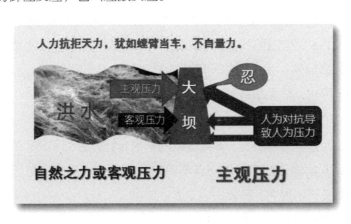

黄河越堵越高，越高你越堵，根本无法控制。

我们把这无法自控的过程，称为"开花"。

开花以后，它就结果了，形成某种异常生理现象，比如头晕、肋骨痛、腹痛等。

结果以后，你并没有停止，而是继续纠缠，进行打压，继续耿耿于怀，念念不忘："怎么回事？我这么努力防范都不行，还是失败，我真倒霉啊，上天不公啊……"

就这样，它又重新播种了。

也就是说，你每次头昏脑涨，这疼那疼，过后纠结和拼命折腾，到这个医院看，去那个医院检查，查来查去，问题依旧，甚至更严重了。

对自己的病情不断检查和总结，必然会加深或加固病情。因为你问题的核心，就是创伤阴影（M）。

它既是种子，又是心魔，也是不良记忆。它的使命就是繁衍后代，让你的问题不断循环和加重，而且在某个点上，比如头晕、肋骨痛，让你更加执着。

就跟人走路一样，如果你高度关注自己的手怎么摆动，脚怎么迈步，你发现你根本走不好路。

你越是关注自己身体的某个部位，那个部位越会紧张和不安。反过来，越是紧张，越容易引起你的关注和敏感。

由此可见，所谓躯体化问题，其实就是你高度关注和聚焦的结果。

你可能喜欢追求完美，认为自己的事业一帆风顺，身体突然出现了状况，让你感到惊骇，生怕这些问题成为你美好生活的拦路虎，所以你迫不及待地想干掉它，结果却是事与愿违，适得其反。

当你用心、用情乃至全力以赴对付这个"敌人"的时候，你的对手却越挫越勇，而你越来越灰心。屡战屡败的结果，让你感到非常恐慌。

如果说开始你是因为身体一点不适感到不爽，那后来你是因为千方百计想干掉却又干不掉它，导致伤痕累累。

如今，你已经心力交瘁，你也想放下它，可它却不放过你。

正如你所说："现在没有任何压力，生活环境都好了，可我身上的症状却还在。"这让你感到无法理解。

你要明白，虽然你放过了它，可是它背后的那个"它"（M）还在你的内心深处，"它"有许多负能量亟待释放。就像火山一样，必须频频喷发火焰，才能慢慢平静下来，最终变成死火山，变成没有负性能量的记忆（M。），到那个时候，你的神经质症状，因为没有心魔（M）支持，就会变成单纯的生理问题。相信稍加运动锻炼，它就会消失。

你的焦虑症其实就是强迫关注引起的躯体化问题而导致的焦虑情绪。

一旦躯体化症状消失，焦虑随之消失。这意味着，你的问题只是焦虑情绪，而不是什么焦虑症。

如何解决你的强迫性关注（强迫症）？

一是认知疗法，搞清楚问题的来龙去脉、因果关系，建立正确的认知系统。

二是四不要：不评价、不讨论、不骚动、不批判。

第十五节　我这是强迫症吗？

来访者：我有这种思维已经好多年了，现在越来越严重。

大致描述就是，我现在走在街上，手稍微一握就幻想手里有把刀，从我旁边走过的人我会捅他一刀。

每当出现这样的想法我都会赶紧看看手里，什么也没有，回头反复确认刚才路过的人安然无恙才能缓解。

看到刀等尖锐物品时脑子里总会出现害人的想法，看到一个人就不由自主地把他代进去，脑子里想象自己已经害了他，还是需要通过反复确认他没事才行。

有时在拐角的时候出现这种情况，别人下一秒消失，找不到他了，心里就非常害怕，就感觉自己已经害了他，从而害怕警察找上门。

今天在十字路口等红绿灯的时候旁边停了一辆小轿车，脑子里忽然又想：往油箱里扔个打火机会不会爆炸？然后脑子就一直重复这个可怕的想法。我明明知道身上根本没有打火机，也不会做这种事，但离开了以后却还是认定自己已经干了这件坏事，并且没法通过上面的方法确认自己没干（总不能无缘无故找到车主让人家把油箱打开，把油全倒出来看看吧），总之心里非常害怕，生怕哪一天他的车爆炸，然后警察找上门……

类似的想法还有很多很多，就不一一列举了。我现在每天几乎都不愿意出门，因为出门必定出现这种可怕的想法，强迫洗手什么的对我来说还真都是好事了……

我为啥想的都是这种害人的事啊？

我就怕有一天自己会真的失控，在完全意识不到的情况下干出这种坏事，害人害己。

我现在这种情况还有救吗？

咨询师：你的问题应该属于强迫性怀疑和强迫性检查，当然最终还要以精神专科医院的检查为准。下面我仅仅从你出现的一些心理现象做出解释。

突出冒出的某种想法，比如"我手稍微一握，就幻想手里有把刀，从我旁边走过的人我会捅他一刀"，由于这种想法或情景如海市蜃楼般逼真，让你半信半疑，接着你就会检查和确认是否是真的。

于是"每当出现这样的想法我都会赶紧看看手里，看到什么也没有，回头反复确认刚才路过的人安然无恙后才能缓解"，否则，你就会提心吊胆，惶惶不可终日，正如你写的"有时在拐角的时候出现这种情况，别人下一秒消失，找不到他了，心里就非常害怕，就感觉自己已经害了他，从而害怕警察找上门"。

为什么会这样？下面我们一起来分析它的过程。

最初你冒出的这种想法可能是童年或过往有过某种不好的记忆或阴影。

比如小学遭受过校园暴力，一直得不到疏泄，心里憋着一腔仇恨。

看到那些伤害过你的"仇人"走过来，你就想提一把刀冲上去，捅死他们。

但是你是一个善良的人，知道杀人要偿命，所以一次次看到"仇人"从你身边扬长而过，虽然你很愤怒，握紧拳头，却无可奈何，导致你心中的仇恨更进一步。

心里没有鬼，世上哪能见到鬼。

你感觉手稍微一握，就幻想手里有把刀，从你旁边走过的人你会捅他一刀……这个幻想或感觉，绝不是无缘无故产生的，说明你的潜意识曾经有过相似的记忆或创伤阴影。

这个阴影由来已久，开始它只是像冬眠的蛇一样静静地蛰伏，只要春天到了，它就会苏醒过来，蠢蠢欲动。

也就是说，你心里潜藏的负性情绪或仇恨的种子或创伤阴影，只要遇到适当的环境条件（特定的时间、地点、人物、天气或特定的对象等条件刺激），它就会"破土发芽"。

当你置身于某种情景，比如，当你"现在走在街上"，就是你强迫症发作的诱因或条件刺激。

后面的"手稍微一握，就幻想手里有把刀，从我旁边走过的人我会捅他一刀"，这些都是在条件刺激作用下的心理或生理反应。意味着那条"冬眠的毒蛇"已经苏醒了，正在打出一套组合拳。

你生怕自己伤及无辜，更害怕警察找上门来。

为了降低焦虑，你想彻底检查和确认这条"毒蛇"是否伤到了人。

此时你脑子里立即蹦出另一个声音："不用查了，我手里明明什么都没有，我怎么会杀人呢？"

原先那个想检查确认的声音，更加振振有词："不，眼见为实，想象为虚。说不定，你杀人后把刀扔了呢？说不定你现在是幻觉呢？没看到新闻报道说某某精神病人也是在幻觉中杀了人吗？是真是假，查验确认下，不就知道结果了吗？"

两个声音在脑子里你争我夺，针锋相对，结果必然是原先的声音——想检查和确认的想法——苏醒的"毒蛇"，占了上风，并且付诸实施了——变成了失控的行为（理性不想去做，但感性偏要去做的行为），这样让你暂时得到心安，正如你回头反复确认刚才路过的人安然无恙后才能缓解。

否则，就会提心吊胆，惶惶不可终日。正如"有时在拐角的时候出现这种情况，别人下一秒消失，找不到他了，心里就非常害怕，就感觉自己已经害了他，从而害怕警察找上门"。

其实，即便你检查确认了自己没有伤害人，虽然让你得到片刻放心或消停，但不久后，更大的灾难出现了。

因为你不可能置身于真空或净土环境中，更不能每天躲在家里不出门。现实生活中存在许多客观刺激，会让你触景生情，让你想起以前不好的事，那条蛰伏的"毒蛇"又会从你的内心深处冒出来，张牙舞爪……打出一套让你害怕的"组合拳"。

接着你的大脑里面又会出现两个声音，它们在紧张对话，在打架，结果必然又是那个想检查和确认的欲望完胜。

也就是说，怀疑自己伤害了别人，接着想查证自己是否真的伤害了别人的欲望占了上风，并且付诸实施，变成了失控的行为。

当你一次次想说服自己不要怀疑自己，当你一次次控制不住自己的欲望或情不自禁地去做那些毫无意义的事——一次次去检查确认，必然会浪费你的时间和心力，给你的生活和工作、学习造成很大影响。

一开始，你的烦恼仅仅是自己总是无中生有的幻想和怀疑自己用刀杀人或用其他手段伤害别人。

到后来，你的烦恼是，当你想方设法说服自己不要去怀疑自己，阻止自己不要去检查确认，却又说服不了，阻止不了，以至于严重影响了你的正常生活，这让你感到非常恐惧。

显然这是对烦恼的烦恼，在原先烦恼的基础上"更上一层楼"。

原先的烦恼是简单的，是每个正常人都会有的，现在的烦恼是复杂的、严重的心理问题。

都说世上无难事，只怕有心人。可任凭你千方百计，任凭你怎样刻苦努力和尽心尽力克服它，它反而越来越猖狂，而自己越来越心衰力竭。

你觉得这不符合天理，认为这是上天故意折磨你。加上周围的人对你不理解，所以你开始怨天尤人。

你现在心力交瘁，也想放下不管它，也想顺其自然，但你无法放下，你做不到顺其自然。因为你已经感觉到，虽然自己放过了它（那条"毒蛇"），但它却不放过你，于是你感到欲罢不能、欲哭无泪的痛苦和无奈。

看到这里，你应该明白了自己问题的因果关系。

问题的关键在哪里？

你对强迫症的深层因果关系还是茫然一片，或者一知半解。

强迫症之所以成为世界性难题，是因为主流心理治疗的方向走偏了。我们千万不能盯在强迫症的客观分析上，而应放在主观思想的剖析和认知上。

比如童年时期，原生家庭给你带来的最初伤害，虽然这是客观存在，但它们都是过去的事情。你现在的问题是：为何还揪着过去不放？

因为你看不懂"毒蛇"的真面目，看不懂它背后的创伤阴影的真实面目，更看不到创伤阴影背后的敌人——你的真实自我。

你应该认识到问题的因果关系，不仅是浅显的因果关系，更应该洞识其最深层的因果关系——你的自我，才是问题的幕后操盘手。

强迫症绝不是任何方法都可以治本，必须从思想根源下手。方法只能解决一时之急，思想才能拯救人的灵魂。只有完全了解强迫症的本相，你的强迫症才会不治自愈。

当然，如果问题很严重，就需要使用精神药物稳定情绪。

第三十章　作者寄语

锈迹斑斑的铁门开启了，温暖的阳光照进了冰酷的心灵。春回大地，一片生机盎然，新的旅途开始了……

没有一个强迫症康复者能说明白他用了什么方法而好的，他记不得自己的病是怎么好的，具体什么时候好的。因为强迫症患者的康复都是不治自愈的，都是在不知不觉中完成的。就如第二天醒来，没有人记得自己昨晚是怎么入眠、何时入眠的。

患者对强迫症持有的固执己见的错误态度被粉碎后，才会放弃对强迫症的奢望和不切实际的梦想。这对强迫症患者的康复无疑具有里程碑的意义。

封闭的心房重见天日，患者有如释重负的感觉。至此，还不能说强迫症患者真正康复，还需要进行放松训练和系统脱敏，更需要在现实生活中整体转移注意力，让时间来消除强迫症给你造成的创伤性阴影。

第一节　固本强身是根本

患者刚从强迫症的魔窟中侥幸逃了出来，好似大病初愈，身体还是十分虚弱的。百废待兴，一切从头开始。

　　长期与强迫症斗争，身心早已被摧残得千疮百孔，人格也被严重扭曲。这一切都有待于恢复元气，抚平心灵的创伤，但康复需要调养，康复更需要时间，而且它的过程又非常漫长。

　　病来如山倒，病去如抽丝，强迫症患者康复的进程比树木生长还要慢，只有经过相当长的时期，你回顾走过的路，才会发现取得的变化。所谓一年内的短期康复法是不现实的。

　　冰冻三尺，非一日之寒。强迫症不是一朝一夕得来的，与强迫症长期不懈地斗争，导致了强迫症的病情逐年加重，强迫意向日渐强化，恐惧心理与时俱进，患者只要见到"强迫"二字，如同见到猛虎。

　　一朝被蛇咬，十年怕井绳。更何况患者有着几年、十几年甚至几十年的强迫症的病历。一提到"强迫"，就会心惊肉跳。这种强迫意向所带来的心理体验是歇斯底里的，是无法抗拒的。

　　患者都知道，如果没有强迫记忆，没有强迫意向，没有恐惧心理，就不大会强迫了。是的，它们都是强迫症患者心中的"烙印"，伴随着强迫症的始终。强迫症所致创伤已是积重难返，强迫症的阴影已是根深蒂固，需要漫长的时间疗伤。

　　以往经验的痕迹是永远忘不了的，只有在生活中一点一滴地化解消淤才能渐渐淡化。所以，那种短期淡忘法是不现实的。就如失去了一场刻骨铭心的恋爱之后，不是说忘就能忘了。但时间是最好的淡忘剂，1年、3年、5年甚至10年，我们受伤的心灵才会渐渐地被抚平，烙印才能消退。

第二节　评价强迫为祸手

　　为什么强迫症久治不愈？因为强迫症不是单一的病灶，而是一串盘根错节、恶性循环的病态链。

　　评价强迫是它的润滑剂和动力源。不评价强迫，意味着病态性强迫失去了润滑剂，失去了"动力源"，恶性循环病态链就会慢慢失去活性。

不管发生强迫与否，适当评价乃人之常情，但是过度评价就是折腾和纠缠。

由于康复遥遥无期，患者往往会失去等候根治到来的耐心。在中途会出现犹豫不决、徘徊不定的情况，甚至会出现回头倒退的现象。这是因为强迫的症状总是和人的心情一样呈周期性的发展变化，在症状较重或心情陷入低谷的时候，强迫的症状会在很大程度上刺激患者受伤的心灵，滋生消极情绪。加之病人都有急切康复和急功近利的思想，导致康复途中频频发生回首顾盼、徘徊、倒退的现象，就像电饭煲煮饭一样，时时揭开锅盖，就会影响煮饭的速度。

康复过程的前期，我也走过一些弯路，也会时而评价自己的症状好坏，时而回顾自己走过的路，更会遐想未来的路还有多长，但我会朝着正确的总方向不断调整或修正自己的轨迹。

那么在康复中出现强迫预感怎么办？出现恐惧感怎么办？发生了强迫，丢人现眼，影响了工作和生活怎么办？这一系列问题足以让患者在康复途中充满疑虑，甚至对"秋水理论"产生动摇，失去信心。

第三节　"迫前"转移显奇效

日常生活中，几乎每个强迫症患者在"迫前"都会借用一些方法和技巧来辅助。正常人遇到难为情的时候也会迂回，或借助肢体语言掩饰尴尬。

我过去也经常使用一些方法和技巧来"偷梁换柱""蒙混过关"。当我产生强烈的强迫预感时，我会习惯性地躲闪或采取转移注意的方法来分散对预感的注意。

当患者置身于紧张或人为制造的紧张场面之中，过去的经验痕迹和心理阴影就会像电影一样一幕幕地涌现，无法控制。这种非理性的条件反射来自潜意识空间，它冲破潜意识层，犹如脱缰之马往外狂奔，它就是强迫预感和随之而来的强迫思维。

当"迫前"萌发强迫预感的时候，无论你用什么方法都排斥不了它，满脑子都是"我要"和"我不能"思想与情感的搏斗，导致患者无法正常工作和生活。

怎么才能打破潜意识和显意识的僵持态势？唯一的办法就是互不干涉！显意识不去干涉潜意识，显意识要理智地避开来自潜意识的冲动。一句话，我们对强迫预感敬而远之！对强迫预感的萌发，采取视而不见，一个字——躲！怎么躲？有意识地改做别的事情，分散注意力。根据一心不能二用的原理，当我们突然改做别的事情时，人脑就暂时失去了对强迫预感的监控。我们忽视了强迫预感的存在，全神贯注地做新的事情。这时候，见缝插针，把我们要干的活完成了，就轻松自如了。这就是转移注意力的可行性原理。

我们知道，人的情感是不以人的意志为转移的。失眠的时候，你依靠想这想那来转移注意力的效果不大。同样，当强迫预感袭来时，企图用思想意志来分散注意力也是徒劳的。

"迫前"发觉了强迫预感，你若指望想别的东西或者转移视线的方法来转移注意力往往是徒劳的，除非你想到或看到的东西足以引起足够的兴趣。

我们常见一些人到了老板的办公室，初登朋友的家门或者路上碰到熟人，因为拘谨，常常会说些天气情况，问些孩子学习情况等不着边际的话，会这瞧瞧那看看，搓搓手指，摸摸后脑，不知所措。其真实目的就是找过渡的办法，考虑怎样打破谈话拘谨、僵持的局面，这都是人之常情，都属于转移注意法。

过去，我总是在去领导办公室的路上就开始琢磨怎样才能应对即将到来的紧张、尴尬场面。接受张景晖疗法后，我明白了这些都是折腾。

后来，当我被告知领导要我去他办公室汇报时，我不再琢磨如何应对了，而是到了领导办公室机智灵活发挥，每次运用转移注意力的方法都会顺顺利利。

我们发现，使用同一种方法时，每次的力量和强度都要比前一次大。这和服用安眠药一样，开始1粒，过几天2粒、3粒……逐渐加大剂量，其实这是人的神经刺激产生疲劳机制的缘故。

比如你有出门强迫的问题——想出门又害怕出门，出现强迫性僵持，导致无法出门。

当你准备出门时，强迫预感强烈，怎样切断强迫注意？利用一心不能二用的原理，突然间，你有意识地咳嗽两声，你的大脑会在一瞬间被咳嗽声转移了注意目标。这时候，你就可以轻易跨出大门，这个方法叫主动转移法。

任何方法用久了都不灵。一两次尚且奏效，用久了，大脑会习以为常，不听使唤，除非每一次都加大刺激的强度。因此用久了也就不用了。好在天无绝人之路，每次进场后，临时都会有"克敌制胜"的办法。

第四节　"迫后"允许更重要

假如你的眼睛被逼迫或无意中灌进了沙子后，你会接受（允许）这种情况的存在吗？

万一发生了这种不幸的事，你能怎么样？你只有允许这个事实，怨天尤人能解决问题吗？你难过，你后悔，就能改变现实吗？

叫你"迫前"和"迫中"暴露强迫，你做不到，但让你"迫后"原谅自己，开导自己，安慰自己，你还做不到吗？

我们说，"迫后"允许强迫，比"迫前"允许更可贵。

我害怕强迫，你能叫我不怕强迫吗？因为我害怕强迫，我才会本能地迂回、掩饰、抑制强迫，甚至慌不择路逃避现场，这些其实都很正常。虽然过后我会难过，也会情绪低落一阵，甚至还会自责一番，也可能自己模拟演练刚才的一幕场景，但当我懂得原来这些心情和内心活动都是人之常情时，我不能去遏制它们，我只能顺从它们，让它们尽情地发泄。

我最多只能从侧面去劝导自己，宽慰自己：既然发生了这种尴尬事件，再难过也是枉然啊！再责怪自己也无法挽回影响！再后悔也追悔莫及！尽快让自己的心情恢复平静。

如果反行其道，即从正面暗示、疏导、劝解等，则会推波助澜，激起心海的翻腾，掀起更大的波澜！你的强迫症不就是这样与日俱增的吗？

要接受无法改变的一切！发生了的事情不能让它不发生，历史不可能倒转，世上没有后悔药。既然如此，我何不劝解自己，让心情尽快恢复平静？允许强迫带来的一切心理波动和情感冲动。但是，我们不能让情感像洪水那样自由泛滥，应采取疏而不堵、顺其自然的办法，即给自己留一条安全通道，发泄自己的一切情感。

第五节　无中创有定乾坤

在康复途中会遇到各种各样的问题。

一、萌发了强迫预感怎么办?

能转移注意力就转移，转移不了就接受它，不要试图从正面压制排斥意识。强迫预感不能消灭，只能淡化，因为它伴随着强迫症的始终，直到彻底康复为止。

我们知道，强迫预感的强弱与做事欲望成正比，与要做的事的内容重要性成反比。一般地说，如果做的事很重要，到了非做不可的程度，患者就会不顾一切地冲过去，强迫预感就会被这"要做的事很重要"的心理压制下去，并非被其"冲过去"的勇敢精神所压制，这时患者都能顺顺利利通过。

如果要做的事无关紧要，强迫预感就不会那么容易消失。这时候，如果患者鼓励自己还要去做事，那么他只有"死路"一条。越想去做，强迫的预感越强烈，越是想冲过去，越会担心万一冲不过去的后果。越是这样担心，就越会不甘心，非要去做不可！为此，拼命地酝酿感情，反复折腾，最后强迫的恐惧心理会在瞬间极度膨胀，这种膨胀跟患者想冲过去的欲望成正比。它让患者万分恐惧，胆战心惊！

这时患者如果想突破做事，无异于以卵击石，势必头破血流，把自己害得黯然神伤，事实上他是无法冲越这道瞬间堆积起来的无形的铜墙铁壁的！

正确的态度是，想做你就做，实在做不了就别做！我不反对患者此时使用一些独门的技巧把事情做好。实在不行，改用其他方式，或干脆走为上计。千万不可犹豫不决，更不能暗示、鼓励自己，妄图克服这种恐惧心理。

总之，一切情感产生后，不要去压制它，更不要去纵容它，你只能从侧面劝解它，让心情尽快归于平静。虽然情感不能抑制，但是由情感引起的行动完全可以控制。对行动控制的程度，就是人的修养性。

二、出现了强迫拐点怎么办？

面对强迫拐点，千万不能正面对抗，一定要敬而远之，采取转移注意力的方法迂回绕过。你可以使用一些独门技巧迂回绕过它，或者干脆走为上计。

三、强迫恐惧袭来怎么办？

俗话说，人不求人一样高，水不流动一样平。距离导致神秘，神秘产生恐惧。无论是何人、何物，只有认清它的本质，摸清它的脾性，才会不怕它，甚至可以驾驭它。

请记住，真正让人感到害怕的不是来自客观世界，而是内心世界。人总是对自己的内心世界充满着无限的好奇和敬畏。

临场前，你能做到不在意发生强迫引起的丢人现眼，不在乎强迫影响你的学习、工作、生活吗？相信没有几个人能够做得到。

"迫前"，你可以抑制自己不想过去难堪的场景吗？触景生情，乃人之常情！相信没有人可以做到。

我们应该允许这些恐惧心理的存在，而不是鼓励自己去克服恐惧感，冲破恐惧感。

既然我们不敢正面对抗恐惧心理，总可以敬而远之，从它身后绕过去吧？

恐惧感好比挡在我们面前的悬崖峭壁，我们对它望而生畏，无法突破，怎么办？多花点时间绕到它侧面或背后。当你最终以胜利者的姿态站立在山峰之巅，你还会觉得已被你踩在脚下的悬崖绝壁高不可攀吗？你还会望而却步吗？再瞧瞧山崖下你当初的位置，你会是什么样的心情？当初的处境、逝去的感觉，你会通通不屑一顾，因为你完全融入了天地万物，壮怀激烈，豪情冲天。

四、发生了强迫，受到打击和丢人现眼怎么办？

不评价是关键。过后，我不评价发生的一切。即使难过，情绪低落，我也不抑制，不去正面堵截这种心情的发泄。不能反复模拟演练发生过的场景，更不能责怪自己，甚至想打自己。退一万步，如果以上这些事全都情不自禁地发生了：我反复模拟演练发生过的场景，我责怪了自己，甚至想打了自己，等等，我也不抑制它们的发生，我要让这些情感充分发泄，我最多只能从侧面劝解自己，宽慰自己，让不平的心尽快恢复平静。

第六节　不如意事常八九

人为什么会有各种各样的烦恼？世人每天都要感知形形色色、花花绿绿的世界，因而每个人的心就会被客观世界影响，就会因环境的变化而变化，情绪就会发生波动，心就会萌生烦恼。

既然烦恼之心人皆有之，为何绝大多数人相安无事，只有少数人却被其束缚？关键在于态度。你可以把眼前的烦恼看成天大的事，努力去排除，结果很容易被烦恼牢牢束缚，这就叫作茧自缚，自寻烦恼；你也可以把它看成一分钱，视而不见，超然大度，你将无忧无虑。因此有烦恼并不可怕，可怕的是被烦恼所困惑，因烦恼而烦恼。所以古人才说："心随境转，境随心转。"

鱼和熊掌不可兼得。无论是谁，要么有精神上的烦恼，要么有物质上的烦恼，诸如房屋问题、管道问题、饮食问题、环境问题、贫穷问题、身体问题、工作问题、子女就学、就业问题、父母养老问题，等等，都充满着未知的变数，哪一件不让人牵挂和心烦？而且此起彼伏，永不消停。

一个连烦恼都扛不住的人，一定是没有经过命运历练的人。命运在劫难中转折，也在劫难中跌宕生姿。一个经历了人生大风大浪和命运大起大落、大荣大辱的人，就能从容、冷静地看世界，遇到烦恼只会拈花一笑，因为烦恼实在算不上劫难。

人若是扛不住烦恼，才更像是人生的一场劫难。在生命的旅途中，烦恼不过是一个个过客，狰狞也好，凶恶也罢，它侵入你，却不占有你，虽然影响你的心情，却不左右你的人生轨迹。也许它会让你迷惘一阵子，纠结一阵子，甚至恶心一阵子，然后烟消云散，最终过尽千帆，沧海无痕。

一个人的强大，就看他从烦恼中解脱的能力。

我的老年朋友告诉我，与烦恼纠缠一辈子，最终才发现，卓然挺立的地方，恰恰就是烦恼地，而不是温柔乡。所以，烦恼来的时候，不要怨，也无须烦。它扰乱你，其实也是在成全你。

烦恼更像人的影子，有时候了然全无，是因为你的心沐浴在阳光下。而有时候痛苦，也只因为你的影子叠合在了他人的影子里，形影不离。了却一段烦恼丝，可以快刀斩乱麻，却难免抽刀断水水更流。

烦恼绵延，有时是它难缠，有时是你抓住它不放。时间和距离可以了结缠绵，因为再难缠的烦恼，也有熬不过的时光。隔着远远的距离看烦恼，烦恼什么都不是。

木秀于林风必摧之。水总是恩泽洼地，所以低洼之地能得到水的充盈和滋润，太完美的人因得不到上天的垂怜而变成孤家寡人。

有烦恼的人生才是健康而平凡的人生。强迫症患者对自己的未来总是寄予很高的期望，总以为只有强迫症才是最大的烦恼，总以为强迫症好了就能万事大吉。

却不知，生活的烦恼无时不在。强迫症的烦恼消失后，工作和生活的烦恼接踵而来，其实它们早就摆在了你的面前，只不过被强迫症的烦恼遮挡了，让你看不见，这就是一叶障目的道理。

从某种意义上来说，生活需要诸多烦恼，要是没有烦恼，你就很悲哀了。你的眼前将豁然开朗，好似一马平川，胸怀有"放眼中原，唯我独尊"的豪情，但一堵巨大的高山横亘在你的面前，它就是死亡之山——对死亡的极度恐惧。

"死亡之山"是人类的终极恐惧，宇宙中没有任何生命体能够翻越它。"死亡之山"总是若隐若现地浮现在人的脑海，但正常人却对它视而不见。因为工作和生活的忙碌，因为烦恼的事情太多，让人无暇顾及。

当你拥有了一切，没有了生活的烦恼，"死亡之山"就会凸显在你的面前，你为之寝食难安，感到万分恐惧，甚至做出许多荒唐之事。

烦恼就像兴奋剂，让你的生命细胞兴奋起来。生活如果没有烦恼，将如一团死水，没有激情，没有活力，百无聊赖，醉生梦死。

一些物质富有的人，想吃的吃了，想玩的玩了，再也没有什么能刺激他们的神经，引起他们的兴趣。他们要么出家，要么寻找更大的刺激，沉醉于黄赌毒，如行尸走肉般走完一生。

这真是：世间万物般般有，岂能尽如我的意；不如意十常八九，家家都有难念的经。

第七节　胸怀坦荡天地宽

有道是：和为贵，忍为高。进一步万丈深渊，退一步海阔天空。人生在世，淡泊平和，豁达乐观，应该坦诚对待朋友。

遇到别人求助时，要谦虚且乐于助人。如果你总喜欢帮助别人，你一定是一个与人为善的人，你一定会受到他人的爱戴和尊敬；如果你心怀敬畏，常思己过，心存感恩，你一定是个善良宽厚的人。有了宽广的胸怀，就不会鼠目寸光，见利忘义，不会心胸狭窄，自私自利，不会自命不凡，恃才傲物，不会施恩图报，口是心非，不会斤斤计较，以牙还牙，也不会捕风捉影，小题大做。

胸怀坦荡的人，做任何事情都不会站在自己的立场去考虑；胸怀坦荡的人，当别人在背后中伤他的时候，只会淡然一笑，更不会因为别人的污蔑和冤枉而怀恨在心；胸怀坦荡的人始终坚信的一句话——"清者自清，浊者自浊"；胸怀坦荡的人，总是保持一颗平常心。

"相由心生，境随心转，有容乃大。"这原本是佛学的一句偈语，却生动地阐述了人的面相随环境、心态而变的历程，即心态决定一切！

每个人来到这个世界上时，命运都掌握在自己的手中，命运是好是坏，都由自己决定。我们所呈现出的相，却和自己的心理有关。这里所说的"相"其实包括两个方面。

一是"本相"，即人的相貌，所以有时候我们会看到心胸狭窄或奸诈凶残之人，本相呈现出来的也和其心理一样。

二是"外相"，即人看到的世界，所以有时候你的心什么样，你看到的也就是什么样。就如成语"疑邻偷斧"，当人以主观成见去观察世界时，必然歪曲客观事物的原貌。

"境随心转，有容乃大。"一个人的心有多大，其格局就有多大，事业也就有多大。

容积决定发展空间，只有广袤的土地才能长出参天大树，我们绝不能指望小花盆长出大树。这就是"厚德载物"的道理。

虽然我们不能改变环境，但可以改变自己对环境的看法，即是以抱怨的心态来看环境，还是以负责任的态度和一颗感恩的心来接受环境。

虚心能包容一切，所以广大无边；大地能承载一切，所以生机勃勃！

人活在世上，要尊重外在的人和事，用感恩和包容的心对待别人，不要贪图或强求什么，顺其自然，就像水一样，滋润万物却不与万物相争。

痛苦源于自私。人生中的每一份成功与自在，背后都有别人的付出，千万不要认为你所拥有的一切是理所当然的，当你享受生活的时候，你一定要知道感恩。

当你学会站在别人的角度思考问题，做事考虑别人的感受，就会妥善处理各种问题。而当你事事围绕自己，以自己为出发点考虑问题时，就会处处招惹是非，并深陷其中看不到希望与光明，烦恼与痛苦也将伴随一生。

问心无愧，做事自然坦荡；心怀鬼胎，举止自然猥琐。

第八节　大智若愚

郑板桥的"难得糊涂"告诉人们，一些细小的事情不必斤斤计较，视而不见、充耳不闻最明智，利益得失有公道。

老子说："君子盛德，容貌若愚。"

那些才华横溢的人，外表看与愚鲁笨拙的普通人毫无差别，必要时收其锐气，不随意将自己的才能让人一览无余，如同被他人看到你手中的牌一样，很容易被人操纵。

所以，凡事不要太张狂，要谦虚让人，得饶人处且饶人。功成当知感恩，名就当知敬畏，权力伴随担当，且不可趾高气扬，目空一切，不可一世。

无论你有怎样出众的才智，千万不要把自己看成救世主，夹起尾巴，低调做人吧。低调做人并不是叫你逃避，更不是隐匿山林，正如鲁迅先生所说："真正的猛士，敢于直面惨淡的人生。"

世界不会因你而增加什么，也不会因你而减少什么，天地万物都在维持某种平衡。一个人的能量也总是维持着平衡，此消彼长。有收获，必然有失去。人类的进化意味着动物本能在退化，人类的文明以牺牲自然生态为代价。

吃一堑，长一智，很多事情要靠自己去经历才能参透。有舍才有得，没有失去的人生将是残缺的人生。

任何事物都符合扔硬币原理，有正面必然有负面。得失有先后，时间久了，机会皆均等。你现在得到都是正面，意味着下一次反面的可能性更大。

你现在浪费的是未来的财富，现在纵情享受的却是未来的幸福。

第九节　一进一退乃人生

在强迫症的康复过程中，强迫的症状会经常出现反复的现象。康复途中有许多"岔路口"，使患者徘徊不定、犹豫不决。特别是对强迫的恐惧心理还会在相当长的时期内占据着心灵，在一定程度上会挫伤患者的自信。

"我不斗争怎么还会有恐惧？我不评价怎么还会强迫？"

我也曾经有过这样的思想徘徊。

"走向康复都快一年了，为何我的强迫预感和恐惧感还是消除不了？难道强迫症真是绝症？"怀着一连串的疑问，我给老师写了一封信，把我的疑虑告诉他。

老师的回信简单扼要：你是不是还在评价和讨论你的症状？你还在追求它的根治？还在翘首以盼康复的到来？生活中遇到压力，发生一些异常不是很正常吗？一进一退乃人生也。放弃！只有放弃才能迎来灿烂的明天！

老师的话语如同冬天里的阳光驱散了我心头的疑云，寥寥几句话语如同抽鞭子一样把我抽醒！

强迫的症状本来就不在一条水平线上，而是上下跳跃，时多时少，随环境和心境的变化而变化。

我的强迫心理和心理阴影，遇到曾经发生过强迫的场合自然就会活跃，这些都是我无法改变的客观规律。

原来我一直都在清醒地追求症状的根治，对抗着客观规律，我的强迫怎能不加重？

我扪心自问：我还在等待什么？等待更好的疗法出现？不！我已知道根治强迫的正确途径。

如果国外有人发明了克服强迫的方法、仪器或药物，你相信吗？绝不可能！因为我已经完全明白了强迫症康复的全部原理。

人生短短数十载，难道我要跟强迫症斗一辈子吗？

不！强迫的症状不再是我迈向新生活的理由！

活在当下，好好地活下去！从此一头扎进了生活的洪流。

许多强迫症朋友问我：你在上海治好了以后，强迫症有没有反复过？

我回答说：你说的反复指的是什么？如果你指的是强迫现象，开始几年我的强迫症状确实反反复复，而且这也给我的工作和生活带来了一定的压力。其实正常人的强迫现象也是时多时少，但他们绝不会因强迫现象多了一点就认为"反复"了。正常人也面临着各种压力，但绝不会怨天尤人。

如果你指的是强迫症（这里指心理障碍）的反复，我没有。我已完全领悟了强迫症的康复原理和人生的道理，接受了强迫现象或症状一进一退的自然规律，就不存在反复的问题，也不再为强迫现象烦恼。

不管强迫症状多还是少，不管有还是没有，我只管顺其自然，为所当为。因为我真心放过了强迫症状，它们才真正放过了我。

第十节　淡泊名利乐逍遥

无数次地努力与挣扎，斗来斗去，一无所获，心已破碎。强迫症若隐若现，反复无常。稍有小胜，自鸣得意，却不知天外有天，翻来覆去翻不过佛的五指山。

如今，强迫已看破，我心已灭，情已了，再无后顾之忧。天行健，君子以自强不息；地势坤，君子以厚德载物。

人生苦短，岁月易老。淡泊名利，克己制欲。不必虚伪，无须奉承。认真做事，踏实做人，闲看花开花落，静看云卷云舒。红尘滚滚，卷起千层浪，欲壑难填，平常心是道。

以一颗平常心去面对未来的人生；以一颗游戏心去应对各种挑战；以一颗宽厚心去接纳失败；以一颗博爱心去关爱需要关心的人。

树不问结果，却无声无息地开花结果；钟不问结果，却一分一秒地走到钟点。生命就这么简单，从开始到结果，重新回到开始。

劝君只管耕耘，不问收获。付出越多，收获就越多。真情付出越多，收获越会坦然。正能量付出得越多，收获的正能量将会越多。扔硬币失去的正面越多，得到正面的概率将越大。平时不努力，急时慌了神。这就是人无远虑，必有近忧的道理。只要默默耕耘，就一定能收获壮丽的人生！

幸福是什么？痛苦又是什么？人生是梦，似游戏，把握今天，快乐每一天。

强迫症，其实就是人生问题。没有正确的人生观，很难走出强迫症的迷宫。贪婪、纵欲、浮躁、狂妄是强迫症走向康复的天敌。提得起、放得下、从容不迫、胸怀宽广、富有爱心，保持良好的人际往来，等等，都是康复者具备的优良品行。

修炼至此，我要恭喜你，你的强迫症完全康复了。长期伴随你的病态性强迫、强迫预感、强迫恐惧消失得无影无踪，周期性的强迫症状也荡然无存！但我不敢保证，你在任何场合都能做到举止坦然自若。

另外，我还要敬告你，不要对康复后的人生寄予厚望。强迫症康复后，你不会有任何快感，就像大病痊愈后，不会有任何舒适的感觉，一切平淡无奇。

当你回过头来看自己走过的路，就会发觉过去与强迫症拼搏得来的一切想法和体验是多么幼稚，你可能不屑一顾，从此与强迫症分道扬镳，离开强迫症的圈子。

　　强迫症康复后，并不意味着你已获得心灵上的解脱，这仅仅是频道切换，从一个游戏切换到另一个游戏，从一个轨道转入另一个轨道，人生的烦恼和困惑依旧接踵而来。当然，这与你过去深受强迫症煎熬时的感受有着本质区别。

　　过去，你的烦恼就是强迫症和由它带来的痛苦、困惑。那时的你就像一只井底之蛙，只能看到一小块天空，只能看到强迫给你带来的负面影响。你的心灵之窗——眼睛被一文不值的强迫遮住了，让你看不到外面的世界。

　　当你跳出了强迫魔窟后，你会发现外面的世界很精彩，外面的世界更无奈！

第十一节　"迫"海无边，回头是岸

　　当你读到这里，可能会与我的思想产生共鸣，对强迫症也有了一定的认知。如果本书能给你一些有益启示，也不枉费我多年的心力。

　　本书目的不是让你学会对付强迫的具体方法和技巧，而是向你传递一种思想：如果运用传统思维与强迫症正面对抗，强迫症将永远无法战胜，只有通过逆向思维，与强迫症迂回相处，强迫症才可不战而愈。

　　强迫症之所以久治不愈，绝不是偶然的，更不是你的初衷，而是你长期违反规律——与正常现象做斗争的必然结果。

　　这个道理，文字上虽然浅显易懂，但千千万万的强迫症患者却耗用了几年、十几年，甚至一辈子才体悟到。

　　曾经身患强迫症的我，也和你一样，绝不相信强迫是消灭不了的！我也认为，如果连弱小的强迫都对付不了，还能指望自己成大事吗？

　　一直坚信：勇者无惧！世上无难事，只怕有心人！坚持就是胜利……正是这些豪言壮语，一直激励着我与强迫症斗争了那么多年，越斗越挫！

遍体鳞伤!

与强迫症的斗争，摧毁了我的童年! 埋葬了我的青春年少!

何曾想过，有多少幸福与我们擦肩而过? 有多少岁月被我们蹉跎? 我们给自己，也给我们的家人和身边人造成了多大的伤害? 这一切都因我们的认知，是我们僵化了的思维扭曲了我们的人生。

祛除贪婪，珍爱健康。身心健康是金钱无法买到的财富，金山万座又如何? 家财万贯，每天不过三餐; 广厦万间，夜眠不过三尺，不要等到失去才知道后悔; 不要等到走投无路时才知道回头; 不要等到白发苍苍万事看淡时才懂得放下。

黄帝内经曰: "通则不痛，痛则不通。" 当你深刻认识到强迫症的本质之后，当你对自己的错误思想有了深刻反省和无情批判的时候，当你不再对强迫症做出过高评价的时候，当你对强迫症和现实生活拥有一颗平常心的时候，当你领悟了强迫症的全部道理后，一句话: 当你完全看透了强迫症后，你就会发自内心地放过强迫症，这时，强迫症才会真正放过你! 那一刻，你会感觉身心无比地轻盈自在，你会发现过去对强迫症所做的一切都是白费。

啊! 迷路的你，历经千辛万苦，绕了无数个360度，终于回到了原地——回到了康复之家。

这真是众里寻他千百度，蓦然回首，那人却在灯火阑珊处。

《大学》曰: "知止而后有定，定而后能静，静而后能安，安而后能虑，虑而后能得。"

古之欲明明德于天下者,先治其国; 欲治其国者,先齐其家; 欲齐其家者,先修其身; 欲修其身者,先正其心; 欲正其心者,先诚其意; 欲诚其意者,先致其知,致知在格物。物格而后知至, 知至而后意诚, 意诚而后心正, 心正而后身修, 身修而后家齐, 家齐而后国治, 国治而后天下平。

只有树立崇高的理想，才能学好知识，才能明白事理，才能端正思想，才能提高自己的修养，才能治好家庭，才能治理好国家，才能以德服天下，这就是 "修身、齐家、治国、平天下" 的道理。

出版后记

　　本书经历了一年多的出版编审阶段，终于与读者见面。此刻我的心情感慨万千，任何语言都是苍白的，只是希望它能够给身陷强迫泥潭的患者们带来信心与希望。

　　感谢所有给予我关心和支持的老师和同仁们。

　　值得说明的是，在本书的"案例展示"章节中，读者也许会有些纳闷，为何只有强迫思维而没有强迫行为的案例展示？

　　这是因为我的前一本书《情绪心理学》里已经列举了大量强迫行为的案例，为了减少重复，才做了这样的处理，敬请读者谅解。

　　在本书创作中，我主要参考了以下文献资料：

　　张景晖、张长江《口吃的矫治》、史占彪《心理教练术》、姜乾金《心身医学》、彭聃龄《普通心理学》、叶浩生《心理学理论精粹》、袁运录《情绪心理学》、袁运录和袁媛《口吃原理与康复》、［美］詹姆斯《心理学原理》、［美］墨菲《潜意识的力量》、［奥］弗洛伊德《精神分析引论》、［美］马斯洛《人的潜能与价值》。

　　谨向以上文献资料的原创者致以深深的谢意！

袁运录

2022年6月17日于江西余干